BREASTING FEEDING BOOK

Everything You Need To Know About Nursing Your Child From Birth Through Weaning

Arianna's mama

西尔斯母乳喂养全书

从出生到断奶关于母乳你要知道的一切

(美)玛莎·西尔斯 威廉·西尔斯
赵家荣 译

凤凰出版传媒集团
江苏文艺出版社
JIANGSU LITERATURE AND ART PUBLISHING HOUSE

图书在版编目（CIP）数据

西尔斯母乳喂养全书 / （美）玛莎·西尔斯（Sears,R.N.M.），（美）威廉·西尔斯（Sears,M.D.W.）著；赵家荣译. —南京：江苏文艺出版社，2011.1
ISBN 978-7-5399-3848-6

Ⅰ.①西… Ⅱ.①玛…②威…③赵… Ⅲ.①母乳喂养—基本知识 Ⅳ.①R174

中国版本图书馆 CIP 数据核字（2010）第 108881 号
著作权合同登记号　图字：10-2010-034

书　　名　西尔斯母乳喂养全书
著　　者　（美）玛莎·西尔斯（Sears,R.N.M.）（美）威廉·西尔斯（Sears,M.D.W.）
译　　者　赵家荣
责任编辑　丁小卉
责任校对　朱鼎宇
责任监制　卞宁坚　江伟明
出版发行　凤凰出版传媒集团
　　　　　江苏文艺出版社　http://www.jswenyi.com
集团网址　凤凰出版传媒网　http://www.ppm.cn
照　　排　江苏凤凰制版有限公司
印　　刷　江苏凤凰通达印刷有限公司
经　　销　江苏省新华发行集团有限公司
开　　本　718×1000 毫米　1/16
字　　数　300 千
印　　张　20
版　　次　2011 年 1 月第 1 版，2015 年 9 月第 15 次印刷
标准书号　ISBN 978-7-5399-3848-6
定　　价　29.00 元
（江苏文艺版图书凡印刷、装订错误可随时向承印厂调换）

谨以此书献给我们用母乳喂养大的孩子们：

詹姆斯

罗伯特

彼得

海登

艾琳

马修

史蒂芬

萝伦

目　录

致谢

我们要感谢那些直接或间接对本书做出贡献的母乳喂养家庭。特别要感谢的是国际母乳会（La Lech League International）中那些明智的母亲成员们，她们为世界各地的母亲提供母乳喂养的支持和相关资讯，致力于纠正导致许多母亲难以进行母乳喂养的错误说法和建议。通过国际母乳会的努力倡导，人们开始更加关注来自母亲和新生儿的需求。在此我们还要特别感谢两位恩师：一位是南加州大学医学院的母乳喂养诊所主任凯蒂·弗朗兹，威廉有幸与弗朗兹老师共事四年；另一位是玛莎的老师，加州哺乳学院的雪莉·玛美特院长。本书能出版，还要多谢我们的研究助理丽莎·玛拉丝寇和崔西·赞尼投注的许多心力。另外，感谢编辑珍妮弗·乔瑟菲和责任校对潘蜜拉·马歇尔为本书所做的最后润色。最后要感谢我们的八个孩子，是他们教会了我们母乳喂养这门艺术，让我们了解到母乳喂养可以帮助我们建立并体验最温柔的亲子关系。没有这些孩子，就没有本书的成功面世。

威廉医生和玛莎护士写在前面的话

在做小儿科医生的三十年里，我注意到凡是母乳喂养的宝宝比起其他宝宝来有着更加奇妙的特性。母乳喂养的宝宝更健康，即使生病了，他们也比非母乳喂养的宝宝康复得快。观察了这么多来我诊所就诊的宝宝，我了解到，母乳喂养不单单是一种传输养分的途径，它更是建立良好母婴关系的纽带。母乳喂养要求妈妈和宝宝进行交流和沟通，妈妈要适应宝宝，宝宝也要适应妈妈，他们彼此熟悉对方的表情，了解对方的习性。更重要的是，通过母乳喂养，他们彼此信任，相亲相爱。可以说，母子之情是宝宝来到世上的第一份感情，它会影响到宝宝将来的世界观。

母乳喂养对于哺乳的妈妈来说，是一种生化刺激，有助于她们度过照顾小宝宝的艰难时期。妈妈体内制造奶水的荷尔蒙也能让妈妈对宝宝更有直觉、更加心灵相通，因此，哺乳使妈妈更了解自己的宝宝。哺乳是为人父母要学的第一课，母乳喂养的经验和教训能够让父母今后更轻松、有效地引导和管教孩子。

本书的内容大多来源于工作过程中的研究心得。三十多年来，我们一直为哺乳妈妈提供咨询服务。经验告诉我们，哪些方法是切实可行的，哪些方法是行不通的。威廉主要帮助产妇在生产后立即正确地开始母乳喂养，而玛莎则在我们开设的母乳喂养中心为哺乳妈妈们提供咨询服务。在工作过程中，我们收集了很多对哺乳妈妈来说非常实用有效的秘诀。对于妈妈们在哺乳过程中遇到的问题，我们也尝试验证各种解决办法。我们把所学到的知识都写进这本书里，希望能够帮助更多的妈妈享受母乳喂养的美好过程。

事实上，越了解母乳喂养的好处，我就越热情鼓励妈妈们用母乳来喂养宝宝，并尽可能长期进行母乳喂养。要知道，当妈妈给她新生的宝宝喂奶时，她实际上给予了宝宝最好的人生开端，不论是在智力上、身体上，还是情感上，这都是宝宝最好的开始。

玛莎自己用母乳喂养了我们的八个孩子，前后一共十八年。虽然遇见过各种困难情形，但我很享受这个过程。喂养前三个孩子的时候，我是一边工作一边哺乳的。詹姆斯和罗伯特都是吃了八个月的母乳——那是很久以前的事了。一晃三十多年过去了，现在他们俩自己也都当上了儿科医生。老三彼得是我们所有孩子里第一个在幼儿期还喝母乳的，小家伙很有口福，十七个月大的时候才断奶。我们第四个孩子是个女孩，名叫海登，她的需求较大，享用了四年的母乳。是她教会了我们很多东西，也为她后面的两个孩子，艾琳和马修，同样延长母乳期创造了条件。老七史蒂芬患有唐氏综合征，但我通过三年半的母乳喂养，大大地促进了他的智力发展和成长。我们想锦上添花，再要一个孩子，于是领养了一个新生儿，我们的第八个孩子萝伦。我对这个孩子很用心，给她喂了十个月的奶，这使得我们的关系更为亲密。我非常珍惜孩子们在我怀里吃奶的美好时光，我知道那是只有我才能送给他们的珍贵礼物。现在，我可以轻松享受母乳喂养给我和孩子们带来的好处了。因为这八个孩子，我个人对哺乳积累了丰富的心得体会，此外，从 1980 年起我开始担任国际母乳会的哺乳辅导员，并且在 1984 年到 1985 年间就读加州的哺乳学院，这些经历让我学到了很多母乳喂养的知识，可以与更多的妈妈们一起分享。在母乳喂养这个领域里的工作，是我职业生涯中最有意义的一部分。

这本书的撰写不单单基于我们的自身经验，也基于我们在工作中与数以千计的母乳喂养家庭交往的丰富经历。我们希望这本书里分享的知识能够带动最伟大的自然资源——妈妈的奶水——源源不绝地造福后代，也衷心地希望你们享受这个给予宝宝美好事物的过程，并且在未来的日子里，有一份永久的美好回忆。

第一部分

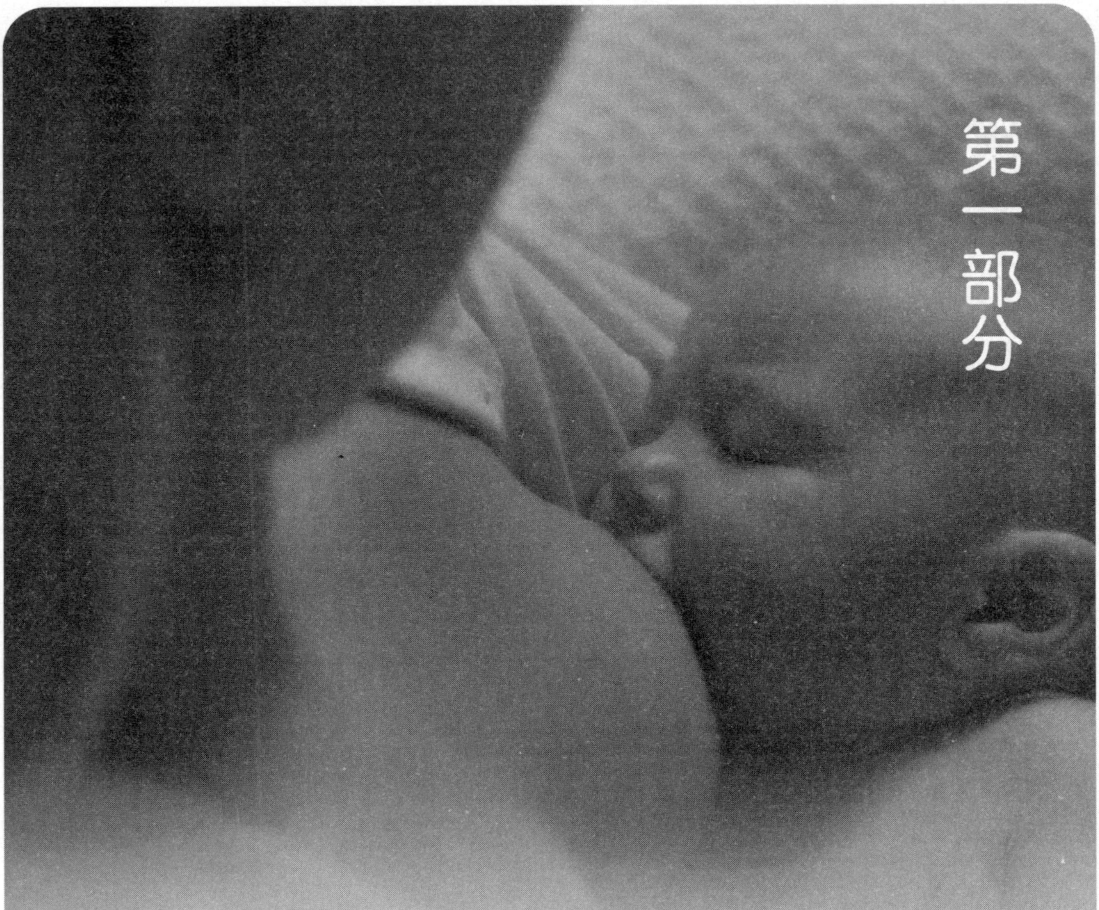

母乳喂养的科学：说不尽的母乳好处

我们常常想不通，为什么有些妈妈不愿意用母乳去喂养宝宝。在我们看来，母乳喂养将从子宫里开始培养起来的母婴亲情自然地延续下去。也许有些妈妈还不是很了解母乳喂养的重要意义。通过阅读第一章，你们可以了解到母乳喂养意义重大，了解到母乳喂养不仅惠及宝宝，哺乳妈妈也能受益良多。我们相信，一旦了解了这些好处，你就会尽力尝试用母乳喂养自己的宝宝。很多当代美国人认为配方奶近似于人奶，我们认为事实并非如此。从我们的文字中，你可以感受到我们对母乳喂养所倾注的热情，这种热情来自于我们多年从事临床儿科和哺乳咨询工作的经验，这些经验使我们看到，母乳较之配方奶对母婴有着更多的好处。母乳是你能给宝宝最最重要的强身健脑的礼物，下面我们就来告诉你这是为什么！

第一章

为什么母乳最好

在刚开始学习用母乳喂养宝宝时，你可能会产生想扔掉哺乳胸罩、直接拿起奶瓶喂奶粉的冲动，你也可能愿意相信某些人的说法，认为配方奶要方便得多，而且不比母乳差，你或许还担心自己是个不适合或做不到母乳喂养的妈妈。但是，只要想到母乳喂养给宝宝、给家庭、也给你自己带来的好处，你就会下定决心、排除万难，掌握母乳喂养的各种技巧。在这一章里，我们会列举母乳喂养诸多好处中的几样，谈谈母乳喂养是如何让宝宝头脑更发达、身体更健康，又是如何让家庭更和睦的。

宝宝最珍贵的礼物

你想不想送这样一件礼物给你的宝宝？它可以让宝宝的 IQ 智商提高 10 分，可以减少宝宝的医药费，可以让宝宝的眼睛、心脏、肠道等几乎所有的器官都更好地工作，可以降低宝宝夭折的风险，可以预防宝宝得糖尿病之类的重症，还可以帮助宝宝避免很多婴儿期常见的小毛小病，比如耳朵发炎、闹肚子，甚至还有尿布疹。是什么礼物这么神奇呀？就是母乳！一句话，只要你选择母乳喂养，你的宝宝就可以生活得更好。

宝宝头脑更聪明

宝宝的大脑发育在婴儿期是最快的，短短一年内，宝宝的脑容量可以翻倍，达到成年人脑容量的百分之六十左右。和身体的各个系统一样，你给大脑补充的养分越好，它长得也就越好。母乳是让大脑发育的最佳食品，如今，大量有关母乳的研究结果证实了哺乳妈妈一直以来的猜测：母乳喂养的宝宝确实更聪明。1992 年，《今日美国报》在头版头条赞颂过“母乳：聪明小孩的食物”，这则报道让人们重拾对母乳的重视，意识到以往被人忽略的事实——母乳可以让孩子的智力发展领先一步。关于母乳对智力发展影响的研究有以下结论：

* 母乳喂养的孩子比配方奶喂养的孩子IQ智商平均高出7—10分。

* 母乳给孩子带来智力发展上的优势，母乳喂养越持久，这种优势就越显著。

* 造成这种智力差别的原因，人们早前认为是由于母乳喂养的孩子被抱时间比较多，因而母子互动比较多的缘故，还有人认为是因为哺乳妈妈普遍受教育程度比较高并且更以孩子为中心的缘故，另一种解释就是母乳里的营养成分的的确确增强了孩子的大脑发育。

长期以来，医生会告诉那些给孩子喂配方奶的父母：喂奶时抱着孩子，与孩子产生互动，模拟母乳喂养，孩子因此得到母乳喂养所带来的在智力发展和社交能力培养上的好处。这样的说法有一定的正确性（你如果一边喂奶一边和宝宝说话，比起只是托着奶瓶、一声不吭、喂完就走要好得多），但是现在的调查研究结果表明，孩子聪明不仅仅是因为吃奶时得到了母亲的呵护，让人聪明的物质就来自于奶水本身。

母乳是宝宝的良药

被尊为“医学之父”的古希腊名医希波克拉底提出“以食为药”，这并不是针对母乳说的，但是用来形容母乳却是再恰当不过了。母乳是良药，可以预防各种疾病，还有助于治疗病症。最显著的例子就是母乳对腹泻的治疗效果，母乳中含量较低的矿物质可以帮助有炎症的肠道有效地吸收母乳中的水分。同时，母乳中含有消炎以及免疫物质，可以帮助肠道恢复，而配方奶只会更加刺激肠道。这就解释了为什么母乳喂养的婴儿很少拉肚子，即使拉肚子，也不易脱水，恢复起来也更快。

母乳的其他疗效都得益于每一滴母乳中含有的一百万个白血球，所以称母乳为“白色的血液”恰如其分。很久以前人们就发现母乳能够帮助治愈结膜炎（俗称红眼病）之类的浅表感染。如果宝宝得了红眼病，你可以试着在宝宝眼里挤几滴母乳，效果是很好的。

肠—乳腺免疫系统是母乳保护并滋养婴儿的另一种方式。当宝宝受到病菌侵袭时，妈妈往往也接触到同样的病菌。六到九个月大的婴儿，自身产生抗体、抵制病菌的能力非常有限，要靠妈妈产生抗体，再通过母乳传给宝宝。这个系统对战胜肠道病菌特别有效。而且，即使宝宝在托儿所这些地方感染了病菌，通过吸吮妈妈的乳房，会让妈妈也接触到病菌，八小时之内，妈妈就能够产生抗体，并将抗体通过母乳传给宝宝。

让人聪明的脂肪 母乳里有什么样的营养物质让人更聪明？而且它只存在于母乳中，在牛奶或者店里卖的人工奶里都没有。其实，这里起关键作用的母乳成分是一种叫 DHA（二十二碳六烯酸）的脂肪，这是一种 Ω－3 脂肪酸，能够促进大脑的发育。DHA 近年来倍受关注，被认为是真正健康食品的几种脂肪之一，对脑组织的发育、成长和维持正常功能起到至关重要的作用。研究人员对母乳喂养的孩子和配方奶喂养的孩子的脑组织进行了比较分析，结果表明，母乳喂养的孩子，大脑中的 DHA 浓度更高，而 DHA 浓度水平最高的孩子，是那些母乳喂养时间最长的孩子。这项发现让美国的配方奶制造商不得不重新考虑配方，因为到本书出版的 2000 年为止，美国生产的婴儿配方奶是不含 DHA 的。

母乳里的 DHA 和其他脂肪直接作用于大脑的发育，它们为大脑提供制造髓磷脂所必需的物质，髓磷脂是包裹在神经纤维外面的脂肪鞘，它使神经纤维与外部隔离，以便传递信息（第四章中会提到妈妈应该多吃富含 DHA 的食物，例如三文鱼和金枪鱼，或者每天服用补充 DHA 的胶囊。)。

母乳对高质量脂肪鞘以及脑细胞的生长发育起到重要的作用，也有助于预防孩子长大后患多发性硬化疾病。研究结果表明，母乳喂养对扼制多发性硬化疾病有效，也就是说，母乳喂养持续的时间越久，患多发性硬化疾病的风险就越低。多发性硬化疾病是因为髓磷脂脱失而产生的症状，研究人员推断髓磷脂会因为缺乏 Ω－3 脂肪酸而造成脂肪鞘更容易过早退化。母乳对这类退化性神经系统疾病的预防作用还有一种解释：配方奶喂养的孩子脑细胞膜的 DHA 浓度偏低，长期如此会造成脑细胞膜有缺陷，使有传染性或有毒性的物质更容易侵入脑细胞。

另外，母乳里富含胆固醇，而配方奶中没有。胆固醇为大脑发育、荷尔蒙以及维生素 D 的生成提供所需的基本物质（在大脑发育最快的时候，摄入更多食物胆固醇——这是多妙的主意啊！）。研究表明，在第一年里，完全母乳喂养的婴儿比配方奶喂养的婴儿血液中胆固醇含量高。在婴儿成长的关键阶段，喂配方奶，不喂母乳，婴儿因此不能获得让大脑发育的足够营养物质，这似乎不是聪明的做法。

大脑脂肪与人体脂肪

迈克尔·施密特博士在《聪明的脂肪》一书中提出：组成身体所需的脂肪与组成大脑所需的脂肪不是同一类型的脂肪。比如说牛奶里含有大量的饱和脂肪，小牛喝了以后，身体就会快速成长，而牛奶里促进大脑快速成长的脂肪含量就很少。每一个物种的乳汁都适合该物种的生存机制：小牛要奔跑逃生，所以在小牛出生的六个月内，身体就飞速成长，大脑发育则非常缓慢。而人类的生存必须依靠智慧，所以人类宝宝大脑发育非常快。为了促进大脑的快速发育，母乳中富含特殊的多元不饱和脂肪酸（LC-PUFAs），而饱和脂肪含量则很低。因此，人类宝宝大脑的大小在第一年里能够翻三番，但身体的发育比起小牛来就相对缓慢。

让人聪明的糖分　母乳里的主要糖分是乳糖，乳糖在人体内分解成两种单糖：葡萄糖和半乳糖。半乳糖对脑组织的成长来说，是一种宝贵的营养物质。人类学家证明，哺乳动物中智力水平越高的动物，其乳汁中的乳糖含量也越高，所以毋庸置疑，人奶中的乳糖含量是所有哺乳动物当中最高的。牛奶和“某些”配方奶里虽然也含有乳糖，但是含量不及人奶。大豆基质的配方奶和其他不含乳糖的配方奶里是根本不含乳糖的，里面只有蔗糖和玉米糖浆。我们在后面的章节中会讨论到，乳糖还能促进肠道健康。

让人聪明的网络连接　脑细胞，又称神经元，就像错综复杂的电网一样。在婴儿出生后的前两年，大脑发育得很快，这些神经元迅速繁殖，互相连接，形成大脑神经元网络。婴儿的大脑产生的网络越多，网络的质量越好，婴儿就越聪明。婴儿和养育者间的每一次互动，都使大脑产生新的网络连接。母乳喂养的婴儿相对来说吃奶更频繁，被妈妈抱得更贴近，有更多的肌肤之亲。所以，每次哺乳，都为正处于发育中的婴儿大脑提供了建立正确连接的机会，每次都会产生更多的神经元网络。

宝宝长大后更健美苗条

母乳喂养的宝宝长大后更健美苗条。最新的研究发现，健美苗条是与总体健康联系在一起的，健美苗条的人患心脏病、中风以及糖尿病等疾病的几率比较低。研究还表明，母乳喂养的宝宝在青少年期不易过度肥胖。如果母乳喂养持续时间长，青少年期过重的可能性也会大大降低。因为过重的孩子在成人后体重往往也会过重，所以小时候预防肥胖是很重要的。健美苗条，意味着人体内的脂肪含量就个人体型来说正正好。1992 年，加利福尼亚大学戴维斯分校的 DARLING（“戴维斯地区哺乳、婴儿营养及生长发育研究”）项目的研究人员比较了健康的母乳喂养婴儿和配方奶喂养婴儿后，发现他们的生长发育模式有所不同：在 1 岁的时候，母乳喂养的婴儿要比同岁的配方奶喂养的婴儿苗条，即便是胖嘟嘟的母乳喂养的婴儿也会逐渐甩掉可爱的奶膘，最终还是比那些配方奶喂养的婴儿来得健美苗条。

为什么会有这样的不同呢？配方奶中脂肪和卡路里含量和母乳是一样的，造成两者不同的是脂肪的种类以及喂养方法的本身。正如我们之前所说，母乳里的脂肪因为富含 Ω－3 脂肪酸，所以是更健康的脂肪。此外，母乳喂养使婴儿可以自己控制脂肪的摄入量。母乳里的脂肪成分在喂奶过程中会根据婴儿的需求而调整：如果宝宝只是感到口渴，或者只是想被抱起来舒服地吮吸几口，他就会简单地吸吮前奶——储存在你乳头后面的“低脂奶”。如果宝宝特别饿，他就会吸吮得比较久，刺激你的泌乳反射，由此得到含脂高的后奶。比较一下喝配方奶的宝宝吧，无论宝宝是饿了渴了，还是只想要吮吸的舒适感，他得到的是同样多的脂肪，根本没有选择的余地。

此外，母乳中的脂肪含量随着婴儿长大也会发生变化。大一点的婴儿每磅体重所需的卡路里要比小婴儿少，所以，神奇的造物主就让母乳中的脂肪含量在婴儿 6 至 12 个月里逐渐降低。

饱感因子　母乳喂养的婴儿每顿吃得少些，吃的速度也慢很多。在婴儿期建立起来的良好饮食模式降低了日后暴饮暴食的可能。并且，婴儿在吃母乳最后获得的高脂奶水也给他一种饱腹感，这种感觉，连同婴儿体内一种叫 CCK（胆囊收缩素）的荷尔蒙发出的饱食信号，使得吃饱了的婴儿不会再继续吃下去，所以，母乳喂养的婴儿自己控制食量。拿奶瓶喂奶的妈妈可以督促宝宝喝光奶瓶里剩下的最后二分之一盎司的奶，哺乳妈妈是做不到的——母乳喂养时，都是由宝宝学会信任自己的信号，自己决定需要吃多少、什么时候吃。

宝宝视力会更好

母乳不但强身健脑，而且让宝宝视力更好。研究结果表明，母乳喂养的婴儿比配方奶喂养的婴儿视力（尤其是视力敏锐度）发展得更好。这种差距在早产儿中尤为突出。造成视力发展差距的原因还是让人聪明的脂肪——DHA，DHA 是视网膜的主要结构组成部分。和其他身体组织一样，你给它的养分越好，它就发展得越好、运作得越好。所以，你给视网膜的营养越好，视力也会越好——这也是为什么母乳喂养的婴儿“世界观”更健康的原因。

宝宝听觉会更好

母乳喂养的婴儿不但会更好地思考、更快地成长、有更好的视力，而且他们还会有更好的听觉。能够很好地倾听，是语言能力发展的基础，所以这个母乳喂养带来的好处相当重要。母乳喂养之所以能促进听觉健康，是因为母乳喂养的婴儿耳朵不容易受到感染。母乳是人体产生的物质，婴儿不会对它过敏（但他们有可能会对牛奶里的蛋白质过敏。有时，哺乳妈妈从饮食中摄入的蛋白质进入母乳中，也可能造成婴儿过敏）。对豆类或牛奶里蛋白质的过敏可能会造成液体在婴儿的中耳后堆积，这种积液不但会弄湿鼓膜，降低听力，还为细菌繁殖提供了条件，因而成为中耳炎症的滋生地。很多语言发展迟缓的孩子都有耳朵频繁发炎的经历。

宝宝笑得更漂亮

儿科牙医声称母乳喂养的婴儿下巴对得更齐，也较少需要做畸齿矫正。婴儿吮吸母乳需要复杂的面部肌肉和舌头的运动，这就促进了面肌、下腭骨和上腭的发育成长，使得下巴对得更齐，也给牙齿留有更多的空间。而用奶瓶喂养的婴儿，用舌头外吐的方法来控制流量，这容易导致牙齿咬合不正。经验丰富的儿科牙医往往通过观察婴儿嘴巴和硬腭的形状，就能知道这个婴儿是不是母乳喂养的。由此可见，婴儿喝母乳的努力会在他的脸上反映出来。

宝宝呼吸得更好

儿科医生还注意到另一个母乳喂养的好处：吃母乳的婴儿鼻腔更大。这会减少日后打呼噜和睡眠呼吸暂停的问题。母乳喂养的婴儿，齿弓很圆，像个“U”形。吃奶瓶的婴儿齿弓要窄一点，高一点，更像“V”的形状，这样不仅会造成牙齿不齐整，而且还会侵犯到硬腭上面的鼻道。

宝宝心脏更强健

配方奶不含胆固醇。在配方奶生产过程中，牛奶中的胆固醇被去掉了，取而代之的是植物脂肪。尽管你可能认为低胆固醇的饮食对宝宝有好处——许多注重营养的成年人也努力限制自己的胆固醇摄入量——你会发现配方奶制造商们其实并不宣扬配方奶中不含胆固醇。母乳中胆固醇含量适中，并有益心脏健康。某些心脏研究专家的理论是，比起配方奶喂养的婴儿，母乳喂养婴儿的肝脏能更好地代谢胆固醇。因此，他们长大后，血液里的胆固醇含量反而会低，心脏发病率也就会相应地变低。研究证明，配方奶喂养婴儿血液中胆固醇的含量尽管比母乳喂养婴儿低，他们长大后的血液胆固醇含量却会变高，更容易引起动脉硬化，从而导致心脏疾病。

母乳喂养对婴儿的心脏还有个额外的好处：母乳喂养的婴儿静心心率要相对低一些。静心心率低的具体重要性目前还无从知晓，但很可能与心率相似。身体强健的运动员心率就会比一般人低，那么静心心率低也就代表着婴儿身心更健康。

宝宝肠道更健康

母乳被认为是“易进易出”的食物，它易于消化，也易于排便。实际上，母乳本身含有酶，可以帮助婴儿消化母乳。乳汁里的主要蛋白质是乳清，可以形成容易消化、不刺激肠道的软凝乳，而配方奶在被消化的过程中，产生的是胶状的、不易吸收的酪蛋白凝乳。婴儿的小胃更喜欢母乳，因为母乳吸收得快，不容易吐奶。而且，沾到衣物上的母乳奶渍便于清洗。

几乎所有的婴儿都会吐奶，但有些婴儿吐得很多，这是胃食管反流(GER)造成的。一般来说，食管连接胃的那圈肌肉就像是单向阀门——防止奶水、食物以及胃酸等物质在胃收缩时回到食管。如果阀门没有发挥作用，胃酸就会进入食管，引起不适。成年人发生这种情况称为胃灼热。大多数婴儿的那圈肌肉需要六个月到一年才能长全，可以防止反刍或者奶水回流。胃食管反流在母乳喂养的婴儿身上较少发生，因为母乳在胃里的清空速度是配方奶的两倍，而且母乳喂养的婴儿一般少食多餐，每顿食用量也比较适中，不太会发生反刍。配方奶产生的硬块酪蛋白凝乳比较难消化，容易造成反刍。

母乳有利于尚未发育完全的肠道 人体内，肠壁的组织细胞紧紧地聚集在一起，潜在的过敏源就不能通过它们渗透到血液中去。但是，初生婴儿的肠道还没有发育完全，肠壁就像是个筛子，潜在的过敏源能透过肠壁进入血液，造成婴儿过敏或感染。母乳中含有一种叫免疫血球蛋白素（IgA）的特殊蛋白质，它就像是消化道内的封闭剂。有了这层封闭保护，过敏源和病菌就没那么容易透过肠壁了。母乳中还含有表皮生长因子（EGF），这是种促进皮肤等表面细胞生长的特殊物质，它也可以促进肠壁细胞的生长。

配方奶不提供这种保护肠道的覆盖层，过敏源很容易通过肠壁进入血液，引起被称为“肠漏”的症状。这也解释了为什么配方奶喂养的婴儿中过敏的比较多。在出生后的6—12个月里，婴儿的肠壁就会发育完全，可以防止这种肠漏症状（我们称这个发育过程为“闭合”）。

母乳产生的粪便不会臭不可闻 配方奶喂养婴儿的粪便往往臭不可闻，而母乳喂养婴儿的粪便却是一种不难闻的脱脂奶的味道。我们看到过用配方奶喂养宝宝的父母换尿布的情景：他们的表情基本上都是不悦的，甚至是彻底厌恶的。而父母一般都能接受母乳喂养宝宝的粪便气味，所以给宝宝换尿布也就不是什么苦差事了（这可是件幸运的事，因为母乳喂养的小宝宝一天要排便好几次呢）。同样，如果宝宝看见你换尿布时表情愉悦，而非一脸厌恶，他就会自我感觉良好——这有助于自尊心的培养。

母乳有助于健康肠菌的繁殖 肠道细菌分两种：有益健康的细菌和有潜在危害的细菌。如果都是有益健康的细菌，那么肠道就会更健康。母乳有助于健康肠菌在肠道内繁殖成长。健康肠菌又被称为双歧杆菌，肠道为双歧杆菌提供了温暖的生长环境，使它能够为人体造福。双歧杆菌在制造维生素和营养素的同时，还抑制了有害细菌的滋生。对婴儿来说，母乳起到了促进健康肠菌生长、抑制有害肠菌生长的作用。母乳里的乳糖含量高，尤其有助于驻留肠内的有益细菌——双歧乳杆菌的生长。

宝宝患糖尿病几率低

母乳喂养本身，加上因此而推迟的牛奶摄入，都降低了宝宝患幼年型糖尿病的几率。此外，研究表明母乳喂养的婴儿体内胰岛素水平比配方奶喂养的婴儿要低，这种预防效果对于有糖尿病家族史的婴儿尤为重要。

宝宝免疫力更强

妈妈的乳汁，就像血液一样，是一种活性物质。在《可兰经》中，母乳被称为“白色的血液”。每一滴母乳中都含有大约一百万个白血球，这些白血球又被叫做巨噬细胞，因为它们会大口地吞噬病菌。母乳之所以重要，还有一个原因就是前面提及的免疫血球蛋白素（IgA），它能覆盖在婴儿未发育好的肠道壁上，防止细菌渗透。在刚开始母乳喂养的那几天里，你的乳汁含有非常丰富的免疫血球蛋白素，而此时的新生儿正是最容易受到病菌感染的，非常需要你的“超级乳汁”。人们称这几天的乳汁为“初乳”，比起之后的母乳，初乳含有更多的白血球和其他抗感染物质。可以说，初乳使你的宝宝第一次获得重要的免疫力。

母乳填补了抗体空当期 在最初的6个月里，婴儿自身对病菌产生抗体的能力相当有限，他的免疫系统要在随后的6个月里才逐步具备自我调节能力。同时，婴儿通过胎盘从母体中获得的抗体又被逐渐消耗殆尽，所以6个月大的婴儿会经历一个抗体空当期：来自母体的抗体保护效果减弱了，而婴儿自身的抗体还不够强大。这时，母乳中的抗体和白血球正好可以发挥抗病菌的作用，保护婴儿免受周围环境中有害菌的侵害，从而填补了这个空当期。

母乳可以增强婴儿的免疫力，所以让医生赚钱的大多是用配方奶喂养的婴儿。研究结果表明，比起用配方奶喂养的婴儿，完全用母乳喂养的婴儿几乎每一种传染性疾病的发病率都要低。这完全归功于母乳的保护作用，而人工生产的配方奶是起不到同样的保护作用的。

妈妈不断更新宝宝的免疫力 母婴之间的亲密关系使他们接触到同样的病菌。婴儿的免疫系统尚未发育完全，对环境中的病菌不能及时地作出反应，这时就只有靠母乳了。母体完善的免疫系统产生抗体，这些抗体通过乳汁最终传递到婴儿体内，帮助婴儿战胜感染。

> 母乳喂养，天天增强宝宝免疫力！——国际哺乳顾问协会的口号

宝宝肌肤更健康

许多有经验的儿科医生在多年的临床诊断过程中培养了敏锐的观察力和触觉。他们能够通过观察和触摸婴儿的皮肤来判断婴儿是母乳喂养还是配方奶喂养的。母乳喂养的婴儿皮肤柔软光滑，摸起来很结实紧密，皮下脂肪和肌肉的

界限也不太分明。相比之下，配方奶喂养的婴儿皮肤粗糙，皮肤上还会长出干干的、摸起来像砂纸一样的斑点。研究人员指出，母乳喂养的婴儿有着不同的皮下脂肪组成。

皮肤主要是由脂肪组成的，所以以上提及的“脂感”差别，可能是由于母乳中含有更健康的脂肪，尤其是DHA的缘故。母乳中高浓度的Ω-3脂肪酸可以让皮肤的组织结构更为健康。在临床治疗儿童湿疹和鳞状皮肤时，我们往往会给大一些的孩子开一些富含Ω-3脂肪酸的食谱（比如亚麻籽油、三文鱼和金枪鱼）。母乳天然就含有这类脂肪酸。此外，母乳中所含的表皮生长因子（EGF）也能让婴儿的肌肤更加健康。

由于母乳中含有诸多的免疫因子，母乳喂养的婴儿受到了保护，湿疹发病率相对就低。同时，母乳喂养的婴儿，因为避免了过早摄入异性蛋白，如牛奶里的蛋白质以及大豆蛋白，皮肤上很少生长又痒又难看的疹子。

母乳味道更好

如果你家里有现成的母乳和配方奶，不妨做个味道测试。舌头和鼻子会立即告诉你，为什么宝宝更爱吃真正的奶。因为母乳里含有大量的乳糖，所以味道很鲜很甜，比罐装的配方奶要好喝。宝宝天生喜好甜食——接受甜味的味蕾非常发达，所以母乳非常适合宝宝的口味。喝过这么甘醇的母乳，难怪有些母乳喂养的宝宝不愿去喝配方奶。

母婴都会更健康

德瑞克·杰利夫和帕特丽丝·杰利夫夫妇是母乳喂养研究的先驱，他们指出母乳喂养的婴儿“在生化上是不同的”。这种人体化学上的不同，解释了为什么他们会更健康。有证据证明母乳喂养可以防止婴儿患多种类型的疾病，这种保护甚至可以延续到婴儿断奶之后。母乳喂养中的婴儿患呼吸道疾病的比较少，也较少发生腹泻和呕吐。即使生了病，也不是那么容易脱水，大多数情况都无须住院治疗。母乳使婴儿免受很多病菌的侵袭，比如轮状病毒感染（一种呼吸道感染）、脑膜炎、婴儿肉毒杆菌中毒，以及尿道感染。在一些发展中国家，饮用水的安全没有保证，也没有良好的医疗设施，母乳喂养能够帮助贫困家庭的孩子健康成长，远离霍乱、寄生虫及诸多严重的病毒感染。研究人员发现，母乳喂养大的孩子患以下病症的几率很小：青少年糖尿病、童年癌症及包括溃疡性结肠炎和克隆氏病（局部性肠炎）在内的消化系统紊乱。

在了解到母乳喂养的婴儿不太会得婴儿猝死症后，很多父母都松了一口气。母乳喂养从多方面避免了婴儿猝死症的发生。近期的理论表明，婴儿猝死的原因可能是由于睡得太沉，在呼吸暂停的那几秒里没能及时醒来，导致死亡。婴儿睡着时往往都会有呼吸暂停的情形发生，这时，母乳喂养的婴儿更容易及时醒来，因为他们不会睡得过沉。同时，母乳喂养的婴儿因为较少受到病毒感染，也使得猝死的几率降低。

母乳对健康的影响之大，远远超出了研究人员的想象。但是，在对成年人疾病的病因研究过程中，研究人员很少询问研究对象在婴儿期的喂养情况（大多成年人也很难对此提供可靠的信息）。另一方面，对母乳构成的最新研究表明，这种活性生物液体里含有让人体各项机能得到最佳发展的关键物质。婴儿早期机能的最佳发展，会影响到很多疾病在成人后的发展可能。是不是母乳喂养就可以让宝宝今后不会得心脏病、中风，甚至癌症？虽然不是百分之百确定，但我们相信，可能性是很大的。同时，大量证据使我们确信，喝妈妈奶水的婴儿起步早。在妈妈怀里吃奶的时间越长，婴儿得到的好处越多。母乳里的物质很多是配方奶里没有的，我们迄今还不能完全了解这成千上万的物质是如何发挥作用，让婴儿的身心得到最佳发展的。母乳是一种复杂并且动态的物质，它一直在变化，想在实验室里完全复制母乳是不可能的。

给妈妈的天然回馈

你用乳房里流出的乳汁喂养你的宝宝，保证了宝宝得到最好的营养。其实，母乳喂养既让宝宝更健康，也让妈妈更健康。哺乳过程中，你提供了理想的营养和呵护给宝宝，作为“报答”，宝宝对你也有所回馈，这是自古以来母婴之间不变的真理。母乳喂养会让你更容易照顾宝宝，更熟悉和了解宝宝，教你如何去倾听宝宝的心声，如何和宝宝交流，它也告诉你在今后的岁月里，如何对待宝宝，如何教养宝宝。让你在养育孩子的过程中，体会到为人父母的乐趣。

总之，母乳喂养不仅仅是一种营养传输方式。当你哺乳的时候，你会重温宝宝出生前，在你腹中的一体感。你的身体继续给宝宝带来养分、温暖的触摸、舒适感和安全感，这种联系对每一对母婴来说都是独一无二的。

产后恢复更快

哺乳能帮助你的身体在产后更快地恢复。宝宝的吮吸刺激了你体内催产素的分泌，带动了你子宫的收缩，从而使子宫更快地恢复到怀孕前的大小。妇产科医生常常会在孕妇生产后立即注射人工合成的催产素，帮助产妇收缩子宫，排出胎盘。

产后瘦身更快

和用配方奶喂养的妈妈相比，母乳喂养的妈妈在产后更容易瘦身。分泌乳汁会耗去怀孕期体内积累的脂肪。有一项研究结果表明，在产后一个月里，母乳喂养的妈妈比非母乳喂养的妈妈减掉更多的脂肪，臀围也减小了更多。另一项研究发现，在生产的3到6个月之后，母乳喂养的妈妈体重减得更多，即使她们因哺乳而摄入了更多的卡路里。

体内激素更均衡

像排卵、月经、怀孕和生产一样，分泌乳汁是女人生殖周期中自然而然发生的事。当宝宝吸吮乳汁的时候，你的身体也发生了很好的变化。首先，由于受到宝宝吸吮刺激而分泌的激素（催乳素和催产素）可以帮助你体内其他激素达到平衡，使你的雌激素水平保持低位，从而避免某些癌症的发生。同时，据很多哺乳妈妈说，哺乳的过程愉悦感官，她们享受和宝宝的亲密感，享受和宝宝的肌肤之亲，乳头也因为受到刺激产生快感。愉悦的感受也可能来自于哺乳过程中你体内为了刺激泌乳反射而分泌的催产素。这种激素在生产过程和性交过程中都会分泌。在这些人与人重要的互动关系中，它就像一条纽带，给我们带来美好的感受，有助于建立牢固的母婴关系和夫妻关系。

心情更放松

母乳喂养不仅对妈妈的身体有益，还有助于妈妈心情放松。刺激乳汁分泌的激素使妈妈感到心情平和，当妈妈坐下来给宝宝喂奶时，常常发现自己迷迷糊糊地要睡着了。尤其对于那些压力大、烦扰多的妈妈来说，哺乳给她们带来一种满足感，心情也随之放松，这可能是催乳素的作用。催乳激素对抵抗压力很有效，研究表明，母乳喂养的妈妈更能抗压。母乳里含有一种催眠的蛋白，可以帮助宝宝进入梦乡。观察喂奶的母婴，你会发现妈妈表现得安详轻松，而宝宝也容易安然入睡，就像两个人都吃了安眠药一样——确实如此，而且是天然的安眠药。玛莎如果累了一天，就会发现哺乳带来的安眠效果尤其明显，她也因此更喜欢给孩子喂奶。对于在外工作的哺乳妈妈来说，给宝宝喂奶是一件特别能放松心情的事。有一位来我们诊所的妈妈告诉我们："忙了一天后，下班回到家，给宝宝喂奶让我身心放松，比来一杯鸡尾酒效果还好。"

患乳腺癌、子宫癌或卵巢癌的几率更低

母乳喂养可以让哺乳妈妈患乳腺癌（尤其是绝经前乳癌）的几率最多降低25%，这个百分比可能会因母乳喂养时间的长短而异。哺乳妈妈患子宫癌和卵巢癌的风险也会更小。哺乳之所以能降低这些癌症的发病率，是因为泌乳过程中雌激素水平会变低，雌激素水平越低，就越不容易刺激乳房、子宫以及卵巢内的细胞生长，细胞组织也越不会发生癌变。

不易骨质疏松

哺乳过的妈妈在绝经后更少发生髋部骨折的现象，没有哺乳过的妇女患骨质疏松症的可能性要比哺乳过的妇女大四倍。

自然生产间隔

如果母乳喂养的方法正确的话，分泌乳汁的激素是会抑制排卵和月经的。在第三章中我们将讨论母乳喂养与生育的关系。

更会管教宝宝

母乳喂养是一种读懂宝宝意思的训练。有一位很有教子经验的妈妈告诉我们："我可以根据宝宝在我怀里的表现，知道她的情绪如何。"管教孩子的第一课就是要成为了解宝宝的专家，要知道如何读懂宝宝的暗示，并及时作出适当反应。从这个角度来说，母乳喂养的优点就完全显现了出来。哺乳的时候，你不仅学会理解宝宝给出的信号，还学会信任宝宝。一位杰出的精神治疗医师曾经对我们讲过他的发现："哺乳妈妈更能洞察孩子的想法。"要想恰当地引导孩子的行为，关键在于你能从孩子的角度去看问题、想问题。哺乳时流向孩子的不仅仅是营养丰富的乳汁，还有对哺育者的信任，这种信任奠定了孩子学会尊重权威的基础。母乳喂养的母婴之间会产生一种默契，可以帮助妈妈传输对孩子行为的期望，也帮助孩子努力达到妈妈的期望。母乳喂养让你享受"相互给予"：你和宝宝都给对方最好的开端。

花费更少

算这样一笔账：用配方奶喂养宝宝的话，每年需 1200 美元的配方奶粉钱，购买和清洗奶瓶奶嘴的花费，装奶瓶的包包钱，以及更高的医药费——因为配方奶喂养的宝宝去医院次数比较多，所有的一起算下来是笔不菲的费用。相比之下，母乳营养好又便宜很多。虽然哺乳妈妈在吃上面要多花费一些，但是食物的价钱比起配方奶粉来说就微不足道了。医生们估算，如果有更多妈妈开始用母乳喂养并延长哺乳时间的话，全美国每年可以省下 290 亿美元的医疗费用。

量身定制的营养品

每一种哺乳动物都会产生独特的乳汁，以满足其后代在生命之初的营养需求。这样的乳汁，像血液一样，具有一定的特性，能确保后代在特定的环境下存活下来，这一定律被称为“生物学特异性”。举个例子，小海豹需要更多的脂肪才能在冰冷的海水中存活，所以海豹妈妈乳汁中的脂肪含量就非常高。而大脑的发展则对人类的存活至关重要，因此，人类的乳汁含有大量促进大脑快速发育的营养物质。

无论是什么动物的乳汁，都包含了最基本的营养物质：脂肪、蛋白质、碳水化合物、维生素和矿物质。下面，我们一起来看一下母乳中的这些基本物质，再将之与配方奶或牛奶做个比较，从中你可以进一步了解你的乳汁是为你的宝宝量身定制的营养品。

极好的脂肪

人类的乳汁富含脂肪酸，这是促进大脑发育的关键物质。而配方奶和牛奶中就缺少某些 Ω-3 脂肪酸，尤其是 DHA。母乳喂养的婴儿不仅从母乳中获得所需的特定脂肪种类，而且每种脂肪都分量适中。母乳中的脂肪含量不是一成不变的。它随着一天中哺乳时间的不同，或是婴儿在不同发育阶段对能量的需求差异而变化。每次哺乳的初期，你的前奶脂肪含量都会比较低，然后慢慢地升高，直到你的宝宝喝到了“奶乳”，也就是脂肪含量较高的后奶。等宝宝喝下足够的后奶，他就会自己停下来，流露出很满足的表情。在生长发育的加速期，宝宝吃奶的次数会增加，吃奶的间隔会变短，宝宝所获得的乳汁脂肪含量就会升高，从而满足了宝宝生长的能量需求。

母乳喂养的婴儿从母乳中获得恰当种类、恰当分量的脂肪，不仅如此，母乳中的大多数脂肪都能被婴儿吸收，很少因为不能吸收而被排出体外。那是因为母乳中含有一种叫“脂肪分解酵素”的脂肪酶，可以帮助婴儿消化脂肪，婴儿由此从脂肪中得到更多能量，不至于让脂肪都随粪便排出。而配方奶和牛奶中都不含这种脂肪酶，婴儿的肠胃——鉴定食物的器官——又不能完全消化配方奶和牛奶中的脂肪，所以吸收不了的脂肪就会随粪便排出，导致粪便产生难闻的臭味。相比之下，母乳产生的粪便就不会那么难闻。

滋养和保护宝宝是每一位母亲的心愿，两者都可以通过母乳喂养来实现。

特殊的蛋白质

凝乳和乳清是两种不同形式的乳蛋白，乳清是容易消化的液体蛋白，而凝乳是酪蛋白，会形成不容易消化的胶状凝块。母乳中乳清与凝乳的比例，比大多数配方奶和牛奶要高，所以母乳更容易被消化吸收（要知道，乳清是优秀健身人士更为青睐的蛋白质）。母乳中的氨基酸（蛋白质组成成分）为婴儿的大脑发育及身体的健康成长提供了特殊的营养元素。研究表明，母乳中含有大量的牛磺酸，这种氨基酸是大脑发育所需的重要元素，而牛磺酸在配方奶和牛奶中的含量要低得多。母乳中的蛋白质几乎完全能被吸收，所以不会在体内形成废物，从而减轻了消化系统的负担。相比之下，配方奶和牛奶中不能被完全吸收的蛋白质就会对肠胃和肾造成额外的负担，我们称这种现象为“代谢负荷过重”。

更甜的糖分

母乳真甜呀！尝过配方奶和母乳后你一定会有这样的感慨。母乳比配方奶含有更多的乳糖，这使母乳不仅香甜，而且更符合婴儿大脑发育的需要。对于新生儿来说，乳糖是易于消化的糖，不像配方奶，部分甚至是所有的糖分都是来自高度加工处理过的蔗糖或玉米糖浆。

酶和消化不良

几个月大的宝宝肠道还没有发育成熟，不能完全消化牛奶或者配方奶，为了帮助宝宝消化，母乳中含有生化消化酸——酶。很多酶的名称都是物质名加酶组成，消化蛋白质的有蛋白酶，消化脂肪的有脂肪酶，消化糖的有淀粉酶，还有其他各种酶。母乳中各种酶的类型及含量会根据婴儿的营养需求而自动变化。人工奶中就缺少这些酶，造成了配方奶喂养的婴儿经常消化不良。

更多可用的维生素和矿物质

没有一间工厂能像妈妈一样可以生产出这么多让婴儿可用的维生素和矿物质。单单对照营养成分列表来看，母乳和配方奶中维生素和矿物质的含量差别不大——甚至配方奶的营养成分看起来还更全面些，但是这样简单的列表比较，有一定的欺骗性。我们说妈妈制造的养分更好，原因在于母乳里的养分有很高的生物利用率。也就是说，母乳中的维生素和矿物质更容易被婴儿吸收。所以，重要的不是配方奶粉罐上所列含有多少某种营养成分，而是这种营养成分有多少能够被婴儿的肠胃吸收并进入血液，有多少能够为婴儿所用——这就是我们所说的生物利用率。

钙、磷、铁这三种重要的矿物质在母乳中的含量要比在配方奶中低，但它们在母乳中的存在形式具有很高的生物利用率。例如母乳中所含的铁有 50%—75%可以被婴儿吸收，而配方奶中只有 4%的铁可以被吸收进入婴儿的血液。为了弥补人工添加的维生素和矿物质生物利用率低的缺陷，配方奶制造商往往会提高这些物质的浓度。听起来好像很合理：既然身体只能吸收一半，那就往配方里加双倍的量。然而，这种操纵营养的手段往往对婴儿代谢产生副作用。

婴儿尚未发育完全的肠胃必须要处理掉不能吸收的物质，而不被吸收的矿物质（尤其是铁）会打乱肠道的生态环境，干扰健康细菌的生长，并使有害细菌的繁殖加快。这从另一方面解释了为什么配方奶喂养的婴儿粪便会干燥难闻。

母乳里含有助消化的物质，可以促进婴儿对母乳养分的吸收，提高养分的生物利用率。比如说，母乳里的维生素 C 可以提高婴儿对铁的吸收，同样，婴儿对锌的吸收也会因为母乳里的某些物质而增强。研究人员曾经做过这样一个有趣的实验：他们将等量的铁和锌加入母乳、配方奶和牛奶中，然后让试验志愿者服下。结果发现，比起配方奶和牛奶来，母乳使更多的养分被人体吸收而进入血液。从本质上来说，母乳使得营养成分能够到达正确的位置——婴儿的血液，而不是粪便。

道不尽的其他好处

科学家们每年都会从母乳中发现更多有益健康的物质，这些物质往往只存在于母乳中，人工合成不了。已故的弗兰克·奥斯基博士是世界闻名的儿科医生，曾任约翰霍普金斯医学院的儿科学教授，也是我们的朋友，他长期以来一直倡导母乳喂养，曾对我们说过这样一句话："在研究母乳和配方奶的区别时，我发现母乳里至少有四百种营养物质是配方奶里所没有的。"母亲永远最了解孩子的需要。

母乳是预防病症的良药

母乳喂养可以对以下儿童及成人疾病起到降低发病率，或减缓病情的作用：

阑尾炎	腹股沟疝气
哮喘	幼年型类风湿性关节炎
乳腺癌	白血病
童年癌症	多发性硬化
克隆氏病（局部性肠炎）	牙矫正问题
结肠炎	骨质疏松
糖尿病	呼吸道疾病
耳部炎症	婴儿猝死综合征
湿疹	泌尿系统感染
胃肠炎	视力问题
胃食管反流	百日咳

准备母乳喂养问与答

担心胸部下垂

我正怀着自己第一个孩子，担心今后喂奶会让我的胸部下垂，真会这样吗？

造成胸部变化的是怀孕，不是哺乳。妊娠激素会使你的乳房变大，皮肤收紧，从而为泌乳做好准备，这不会因为你是否打算母乳喂养而改变。

女人的一生中，胸部总是在变化的。人们往往认为从未生育过的年轻女子的乳房形状是最理想的（完美的芭比娃娃就从没怀孕过）。但事实上，只有少数女人的乳房能够达到那样的理想形状。乳房会因为哺乳而变得丰满浑圆，在宝宝断奶后又会产生变化。有些女人感到自己的胸部在怀孕和哺乳之后变得丰满了，还有一些女人觉得胸部变小了，也下垂了。所以，虽然生孩子、喂孩子会让你的胸部发生变化，但很难预测是怎样的变化。遗传和年龄也会影响你的乳房形状和变化趋势。无论如何，就像一位经验丰富的哺乳妈妈所说的："再坚挺的乳房最终也会屈服于地心引力。"

朋友哺乳困难，担心自己也会一样

我的一些朋友因为哺乳困难最终放弃了母乳喂养。我现在怀孕 8 个月了，开始担心自己也会哺乳困难，该怎样做才能避免这种情况在我身上发生呢？

如果你总认为自己不能成功地用母乳喂养宝宝，就很可能会预言成真——你真的不能母乳喂养了。你的朋友如果没有成功，很可能因为她们开始哺乳时不得其法，又不知该从哪里获得帮助及相关信息。而你完全可以避免重蹈覆辙，首先多和那些成功母乳喂养的妈妈交流，以她们为榜样。你还可以加入当地的母乳会小组，在怀孕后期参加一系列的小组活动。你也可以参加哺乳辅导班，学习如何在产后的最初几天里哺乳，遇到问题又该如何解决。此外，你甚至可以在产前预约一位专业哺乳顾问，让她来产房里手把手地教你哺乳的技巧(有些医院会提供这项服务)。有经验的妈妈会认为哺乳就像一场信心游戏，只要相信自己，你就能成功。

乳头的产前准备

在宝宝出生前，我该做些什么让乳房准备好喂奶呢？

大多哺乳专家认为产妇不需要做什么特别的哺乳准备。开始哺乳后，乳头疼痛的现象可以通过建立正确的哺乳姿势和衔乳方式去有效避免，而不是在产前就开始做准备。

在过去，人们认为孕妇应该在产前让乳头变硬，建议孕妇白天有段时间不戴胸罩，或者穿哺乳胸罩，将翻盖放下，让乳头暴露在外或者与衣物产生轻微摩擦，以达到硬化乳头的目的。这样做其实大可不必。事实上大多数孕妇发现这么做太过刺激乳头，引发不适，尤其在怀孕的最后几个月里更是如此。在孕期和哺乳期，你应该尽量避免用肥皂清洗乳头和乳晕部位，这会使那里的皮肤干燥，乳头容易开裂。你还可以每天对乳房进行按摩，培养对自己乳房的喜爱。如果你的家人没有母乳喂养的经历，你身边又没有哺乳妈妈可以交流，那你可能需要多点按摩，让自己不会对即将到来的胸喂感到不适。

成功哺乳的秘诀

三十多年来，我们为众多的母婴提供母乳喂养的帮助，经验告诉我们以下方法会有效地帮助你成功哺乳：

加入国际母乳会 国际母乳会是一个国际性的义工团体，致力于为母乳喂养的妈妈们提供哺乳信息和帮助。母乳会小组在每月的例会上讨论母乳喂养和为人父母的相关话题，母乳会还设有公共图书馆，对于哺乳的妈妈来说是相当不错的信息来源，同时母乳会还让你有机会与其他的哺乳妈妈结下深厚友谊。母乳会的哺乳辅导员都是有实际哺乳经验的妈妈，此外，她们还都受过特殊的辅导员培训，可以帮助新妈妈们解决哺乳和育儿方面的疑难。你有问题时可以随时打电话向哺乳辅导员咨询，如果辅导员回答不了你的问题，她会通过母乳会的资源帮你找到答案。目前，全世界大约有八千个哺乳辅导员，分布在六十六个不同的国家。虽然国际母乳会的重心是母乳喂养，但你也可以从中获得很多其他有用的育儿信息，例如教养方式，尤其是我们一直倡导的亲密育儿法。

与支持你的朋友交往 朋友之间如果对育儿及喂养观点有分歧的话，就不能志同道合。所以，你要和那些支持你的育儿理念、肯定你选择的喂养方式的朋友多交往。要知道，对你进行母乳喂养有负面看法的往往是那些自己从来没有哺乳过或是哺乳没能成功的妈妈。有时，她们随口一句话，诸如“可能是你奶水不够”之类，会让你觉得奶水真的不够，哪怕你的奶水其实是充足的。所以，特别是在刚开始的几周里，不要让任何人妨碍你进行哺乳。

参加哺乳辅导班 医院开设的生产课程一般都会包括哺乳的指导，许多医院还会开设专门的哺乳辅导班，提供更为详尽的哺乳信息和指导。在这种辅导班里，你会结识志同道合的哺乳妈妈，支持互助。

联络专业哺乳顾问 你可以在生产前，或者至少是生产后的头几天里，联络一位专业哺乳顾问为你演示什么是正确的哺乳姿势和衔乳方式，因为不是每对母子都能从一开始就自然掌握哺乳要领。哺乳顾问都受过特别的训练，并获得认证，她本人可能就是位哺乳经验丰富的妈妈，很多哺乳顾问都曾担任过国际母乳会的哺乳辅导员。如果你的宝宝吸吮有困难或者由于其他原因使你哺乳困难的话，哺乳顾问的专业技能能够帮助你。哺乳顾问的名字后面往往会有她的认证信息，例如 CLC（认证哺乳顾问）或者 IBCLC（国际资格认证哺乳顾问），你可以通过生产课、医疗机构或妇产医院得到哺乳顾问的联络资料。

生第一个孩子时，我对母乳喂养一窍不通，只知道应该母乳喂养，因为母乳对宝宝好，而我要给宝宝最好的。我当时理所当然地认为哺乳是出于本能、自然而然发生的，所以是件简单的事，我的宝宝应该天生就知道该怎么吃母乳，但很快就意识到自己大错特错，这个觉醒的过程充满艰辛。在产后第三天，我的奶水来了，乳房肿胀，但宝宝怎么也含不好，结果整整八个小时没有奶喝，宝宝也很受挫，一阵阵地啼哭着。而我的乳房疼痛不堪，乳头都充血了。我只好给哺乳顾问打电话求救，她来的时候就看到一个啼哭不止的婴儿、一个绝望的母亲，而婴儿的父亲却坐在床边一筹莫展，面前摊着我们所有的育儿书籍和一本《圣经》，却依旧一筹莫展。在哺乳顾问的帮助下，宝宝总算能成功地衔乳了。小家伙吸吮了五分钟，就很快睡着了。哺乳顾问叫我不要放弃，准备奶瓶，以防宝宝不愿胸喂。她指导我如何泵奶，如何热敷，如何冷敷，还给我她家的电话号码。接下来的几周里，我经常给她打电话。她的收费为 50 美元，让我付她 500 我都愿意！如果我不了解母乳的好处，或者没有哺乳顾问帮忙的话，我很可能就半途而废了。当时其他人说什么的都有，有的说“有的小孩就是不会吃奶”，还有人说“可能因为你胸部小，所以奶水不够”，或者说“母乳里有的，配方奶里都有”。（以上是一位儿科医生讲述她自己的哺乳经历）

选择了解并支持母乳喂养的医护人员 在为宝宝选择医生的时候，你最好找那些了解并且支持母乳喂养的医生，而不是只会动动嘴皮子，说“母乳最好”的那种医生。你可以提出一系列问题来考查这个医生是不是真的支持母乳喂养。例如：来医生诊所的妈妈有多少是母乳喂养的？医生建议母乳喂养持续多长时间？诊所里有哺乳顾问或密切合作的编外哺乳顾问吗？如果宝宝虽然喝母乳但是体重增加不够，医生有何建议？（对这个问题的回答，不应仅仅是用配方奶来替代那么简单。）

聪明地选择分娩环境 分娩过程紧张痛苦的妈妈往往会遇到更多的哺乳问题，剖腹产的妈妈哺乳也会困难重重，其主要原因是生产后，母子就被分开了。如果分娩过程简单顺利，哺乳也会变得简单顺利。如果没有什么病症的话，分娩最好选择一个 LDR 房间（即在同一个房间待产、分娩、产后恢复）。这样的分娩环境更容易让母婴顺利开始哺乳。你也可以考虑雇佣助产师——受过接生助产训练的人。在整个分娩过程中，她会一直伴你左右，鼓励并帮助你对宝宝发出的信号作出反应。研究表明，有助产师协助的妈妈分娩过程更顺利，也为即将开始的哺乳定下了成功的基调。

教会宝宝正确的衔乳方式　宝宝只有能正确地衔乳，哺乳才能顺利进行。在宝宝出生后的第一周里，让他养成有效的吸吮习惯至关重要。只有这样，哺乳对你来说才会是美妙的体验，对宝宝来说才能是营养的源泉。宝宝没有良好吸吮习惯的话，就会产生恶性循环：先是妈妈乳头痛、奶水少，然后就是不快乐的宝宝、不快乐的妈妈。根据我们的经验，大多数母乳喂养的问题是由于喂奶姿势错误或者宝宝不能衔乳造成的。

对自己要有信心　我们反复强调母乳喂养就像一场信心游戏，你既然孕育了宝宝，你的身体自然就会泌乳。要有信心，相信你的身体为宝宝做好了准备。

要投入其中　在很多情况下，成功的哺乳可以简单地归结为：如果妈妈下定决心要给宝宝喂母乳，只要获得支持和帮助，一定会哺乳成功。确实，有些病症会造成母乳喂养障碍重重，但你不应将这种哺乳不成功归咎于自己。希望你记住我们归纳的母乳喂养五大要素：**辅导班、盟友、顾问、信心和决心**。

乳房大小

我的乳房很小，这会影响我给宝宝喂奶么？

根本不用担心，乳房的大小和奶水的多少毫无关系。乳房大小主要是由胸部的脂肪含量决定的，而不是由泌乳组织的多少决定的。而且，即使你怀孕前乳房很小，怀孕期间你的乳房会变大很多，产后的那周里，甚至还会再增大一两个罩杯。根据我们的经验，小到中等的乳房更容易调整哺乳的姿势，宝宝也更容易衔乳。乳房大小和奶量无关，只是有些妈妈的乳房能储存更多的奶水。如果你乳房存奶量较少，你的宝宝也会自己调整，增加吃奶的次数。如果你的乳房特别大，又有些悬垂的话，宝宝容易埋进你的胸部，影响吃奶（见第三章），这时候你需要用一些特别的技巧去调整姿势，让宝宝更好地衔乳。要相信，无论乳房大小，你的宝宝都会很好地适应你的乳房的。

新生儿只有三个需求，那就是妈妈温暖的怀抱、妈妈的乳汁以及妈妈在身边所带来的安全感。母乳喂养可以满足所有这三个需求。

——格兰特利·迪克瑞德博士，著有《无惧分娩》

天然奶与人工奶大比拼			
营养成分/因素	母乳	配方奶	点评
脂肪	* 含有丰富的健脑Ω-3脂肪酸，即DHA（二十二碳六烯酸）和AA（花生四烯酸） * 能够自动根据婴儿需求加以调整；随着婴儿长大含量降低 * 富含胆固醇 * 几乎完全可以吸收 * 含有帮助消化脂肪的酶：脂肪分解酵素	* 不含DHA * 不能根据婴儿需求进行调整 * 不含胆固醇 * 不能完全被吸收 * 不含脂肪分解酵素	脂肪是母乳中最重要的营养成分，如果婴儿缺少胆固醇和DHA这些促进大脑发育和身体成长的关键营养物质，长大后就会容易患心脏和中枢神经系统疾病。配方奶中不能被婴儿吸收的脂肪造成婴儿的粪便难闻。
蛋白质	* 含有质软、易消化的乳清 * 更多能被完全吸收；在早产妈妈的乳汁里含量更高 * 含有乳铁蛋白，有益肠道健康 * 含有抗菌的溶菌酶 * 富含健脑健体的蛋白质 * 富含生长因子 * 含有诱导睡眠的蛋白质	* 含有不易消化的酪蛋白 * 更多不能被完全吸收；更多废物，增加肾负担 * 不含乳铁蛋白或含量极少 * 不含溶菌酶 * 缺少健脑健体的蛋白质 * 缺少生长因子 * 诱导睡眠的蛋白质含量较少	婴儿对人体蛋白不会过敏。
碳水化合物	* 富含乳糖 * 富含促进肠道健康的低聚糖	* 有些不含乳糖 * 缺少低聚糖	乳糖是对大脑发育非常重要的碳水化合物，研究表明，一个物种乳汁中的乳糖含量与该物种的脑容量有关。

续表

天然奶与人工奶大比拼			
营养成分/因素	母　乳	配方奶	点　评
免疫增强剂	* 富含活性白血球，每一滴母乳中有百万个之多 * 富含免疫血球素	* 不含活性白血球或其他细胞，是免疫效果差的非活性食物 * 几乎不含免疫血球素，即使有也不是正确的种类	当妈妈接触到某种病菌的时候，她会产生该病菌的抗体并通过母乳将抗体传给宝宝。
维生素和矿物质	* 能够更好地被吸收，尤其是铁、锌、钙 * 50%—75%的铁能被吸收 * 含有更多的硒（抗氧化剂）	* 不容易被吸收 * 5%—10%的铁能被吸收 * 硒（抗氧化剂）含量少	母乳里维生素和矿物质的生物利用率高——大部分都能被婴儿吸收。配方奶里为了补足，会增加浓度，因此不易消化。
酶和激素	* 富含消化酶，例如脂肪酶和淀粉酶 * 富含各种激素：甲状腺素、催乳素、催产素，还有十五种以上其他激素	* 消化时会杀死消化酶 * 消化时会杀死激素，有违人的天性	消化酶促进肠道健康。激素有助于婴儿维持整体的生化平衡和健康。
味道	* 会因为妈妈的不同饮食而味道不同	* 味道单一	婴儿通过母乳的味道可以品味和适应家庭食品。
花费	* 每年大约600美金，用于购买哺乳妈妈额外的食品	* 每年大约1200美金 * 如果是低过敏性配方奶，每年则需2500美元 * 奶瓶及其他器具的花费 * 因为宝宝生病不上班的收入损失	母乳喂养的家庭每年能省下600到2000美元的花费，因为宝宝更健康，还可以省下更多的医药费。上班的哺乳妈妈不用常请假。

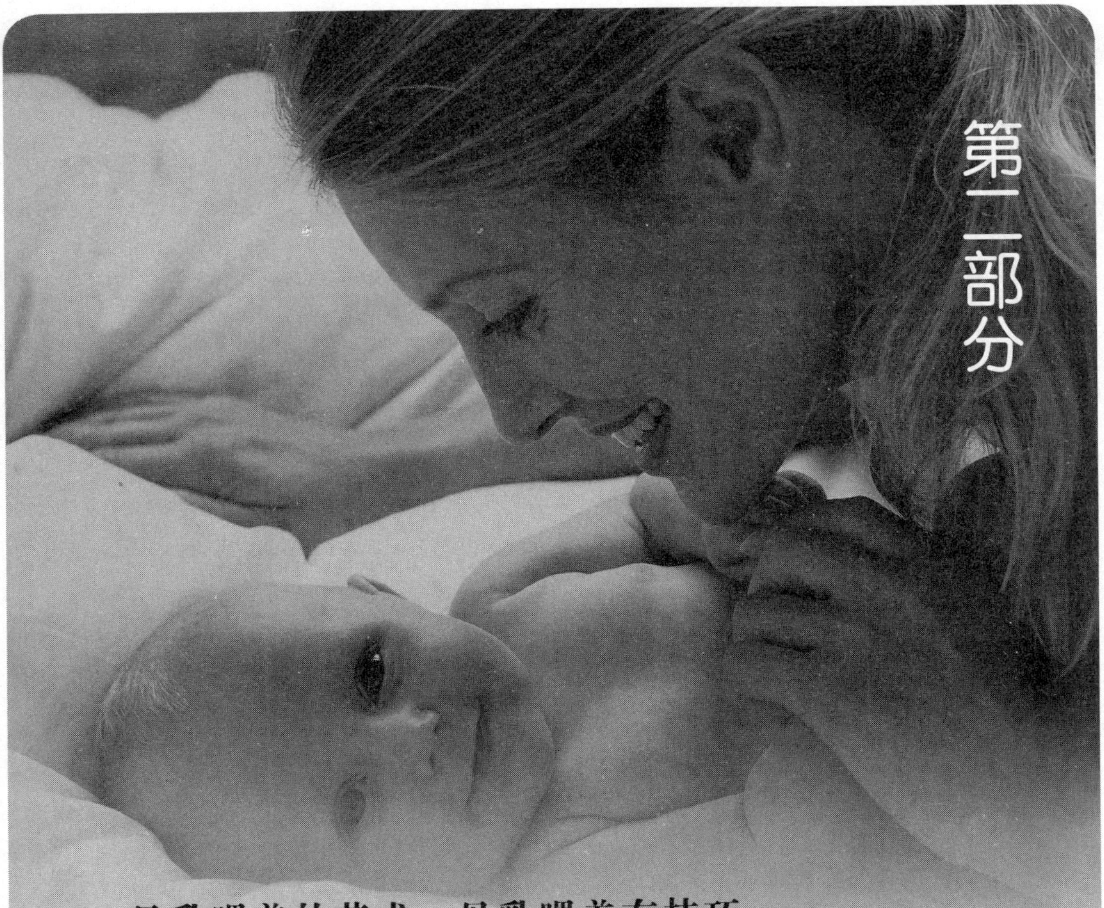

第二部分

母乳喂养的艺术：母乳喂养有技巧

母乳喂养是一门通过实践可以掌握的艺术。这门艺术并不难，否则我们人类也不可能繁衍至今。同时，母乳喂养也并非看起来那么简单，不是说让泌乳的妈妈和嗷嗷待哺的宝宝待在一起，母乳就能自动地流进宝宝口中，让他成长。你最好要事先了解一下如何哺乳，才能让母乳喂养有一个良好的开端。在产后第一周里，如果你能够教会宝宝有效地衔乳，宝宝就可以吃到更多的母乳，往后的哺乳也会顺畅许多。下面两章将介绍成功母乳喂养的窍门，这些窍门可以帮助你顺利哺乳，例如让宝宝下唇翻转的衔乳方式就能避免你哺乳时被宝宝咬痛。此外，通过阅读这两章内容，你将学会如何建立对哺乳的自信，相信自己的奶水充足。同时，也能区分别人给你的建议，哪些有助于你哺乳，哪些又会破坏你的哺乳进程。最后，你也能学到父母入门的宝贵一课：如何照顾好自己。快乐的妈妈会有快乐的宝宝。

第二章

母乳喂养第一步

宝宝有着与生俱来的本能——会寻找乳头、吸吮乳汁。而刚生产过的妈妈也为哺乳做好了准备——乳房里充满了乳汁。尽管如此，成功的母乳喂养并不会自然而然地发生。想要配合默契、顺利进行母乳喂养的话，宝宝和妈妈都得学习掌握母乳喂养的技巧。在最初几天里，如果你和宝宝有个良好的开端，哺乳就会顺利，宝宝就能茁壮成长。良好开端的关键是注意喂奶姿势和宝宝的衔乳方式。如果姿势不正确，方式不恰当，宝宝会吃得很费力，你也会因此焦虑不堪。

产后最初的几个月里，你对宝宝呵护的重心就是给宝宝喂奶，所以，有必要提前花些时间去了解如何有效地去哺乳。哺乳顺利的话，宝宝可以吃到更多的母乳，而你也会减少乳头疼痛和涨奶的烦恼，这样你们双方都能享受母乳喂养的过程。这一章将介绍一些母乳喂养的具体技巧，这些技巧经过了时间的考验，能够帮助你和宝宝走好母乳喂养的第一步。

初次见面

如果不是因为某些病症要求母婴隔离的话，你可以在宝宝生下来的几分钟内就将他抱进怀里，让宝宝贴在你胸前，肚子对着你的肚子，脸颊对着你的胸，皮肤紧贴着你的皮肤。你还可以让护理人员在这个时候帮宝宝盖上保暖毛巾，你的体温给宝宝带来的温暖远胜于医院里任何精密的保温设备。

婴儿一出生立即与母体接触对母婴双方都有好处。研究表明，一出生就和母体接触的新生儿比出生后与母体分开的新生儿更能有效地衔乳。刚出生的这段时间，宝宝处于一种安静的警觉状态，这正是与你进行互动最理想的行为状态。这时，宝宝眼睛睁得大大的，会很专注，本能地要和你建立感情。所以，你要全身心地关注宝宝，注视他的脸，和他说话，让他听听过去几个月中在肚子里他早已熟悉的妈妈的声音。

有人为刚出生的新生儿拍摄过一部出色的影片，片中可以看到贴在妈妈肚子上的婴儿缓慢地向妈妈胸部挪动，不费什么劲，就找到了目标——暗色的那圈乳晕。当你肌肤相贴抱着宝宝的时候，要引导他挪动，让他用鼻子轻触你的乳头，就这样持续一会儿，不要急着开始喂奶，放松地享受彼此温柔的接触。这是你们的初次见面，还没到实践哺乳技巧的时候。你先让宝宝认识下乳房，让他发现食物的来源地，而不是急着喂饱他的肚子。刚出生的宝宝往往一开始会舔一下乳头，等他会含住乳头的时候，他会吸几下，停下来，然后要么再舔舔乳头，要么就重新轻柔地吸吮，这种吸吸停停的模式在新生儿刚出生的那几个小时里是很常见的，有时甚至要延续几天。

第一次这样的亲密接触非常重要。首先，吸吮对新生儿有好处，啼哭是不好的。吸吮有助于新生儿缓解出生过程中感受到的压力，对于新生儿来讲，吸吮并不陌生，胎儿在子宫里就有吸吮的动作，有的胎儿会吸吮手指（我们的一个孩子出生时手腕上居然有吸吮出来的粉色印记!)，熟悉的动作可以帮助他适应新的环境。即使你怀疑自己没有奶水的时候，你的宝宝还是能吸吮到初乳的。初乳比较稠，颜色发黄，是一种“超级乳汁”。它含有浓缩的抗菌物质，还有通便的效果，可以帮助宝宝清除体内的胎粪。

新生儿刚出生时的吸吮对妈妈来讲也有好处：对乳头的刺激，触发了催产素的释放，使子宫收缩，这有助于控制产后出血并加速子宫恢复到怀孕前的大小。在最初几个小时和最初几天里频繁地进行母乳喂养也可以帮助早日出奶。

母乳喂养让宝宝有归属感，让宝宝觉得这个新的世界很舒适，也很安全。所以第一次喂奶之后，宝宝大都会睡着。而你可能还沉浸在把一个新生命带到这个世界的狂喜之中，但你也最好睡一下，半梦半醒之际，想象一下宝宝在你怀里吃奶的情景——多想想美好温馨的喂奶场面可以让你的乳汁更加流畅。

母乳喂养信息来源

＊ 国际母乳会（800 - LALECHE 或 847 - 519 - 7730www. lalecheleague. org）可以提供关于哺乳辅导员和社区母乳会小组的信息。拨打 900 - 448 - 7475，分机号 88，可以接通母乳会的 24 小时母乳喂养热线。在母乳会的网站上也可查找对常见问题的解答。母乳会发行的宣传册列有育儿及母乳喂养的各类书籍、吸奶器和其他母乳喂养用品。

＊ 注册哺乳顾问。国际哺乳顾问协会（ILCA）联系地址：4101 Lake Boone Trail，Suite 201，Raleigh，NC 27607；联系电话：919 - 787 - 5181；传真：919 - 787 - 4916；电子邮箱：ilca@erols. com。

初次喂奶

你和宝宝充分休息了几小时之后，就该开始办正事了——教宝宝如何吃奶。良好的开始会让今后的哺乳更加顺利，所以必须认真对待最初的喂奶。帮助宝宝学会有效地衔乳，可以预防或减轻乳头疼痛和涨奶，宝宝也能喝到足够的母乳。

开始的时候，最好身边有人可以帮助你，这比你自己琢磨着去把从书本上学来的哺乳方法付诸实践要管用得多。同时，最好在一开始就能教会宝宝有效地衔乳。要是宝宝养成了不良的吸吮习惯，以后再想加以纠正，难度就大多了。其实，明智的做法是在产前就和哺乳顾问联系。如今，大多数妇幼医院都会提供专职的哺乳顾问，要是没有，你也可以请妇产科医生、母乳会辅导员或生产课老师推荐一位哺乳顾问。

乳汁是怎样产生的?

了解乳房如何产生乳汁，如何让乳汁分泌得更顺利，可以让你更好地领会母乳喂养美妙的艺术性和科学性。女性乳房的泌乳系统就像一棵树——乳腺（树叶）是乳房上部像葡萄串一样的细胞群，它们产生的乳汁沿着乳管（树枝）

传送，乳管在乳晕（乳头周围的暗色区域）下面扩张变宽，形成乳窦（树干），乳汁通过乳窦到达乳头上20个左右的开口处（就像树的经脉通向树根部位）。乳窦的位置在乳晕下面，所以为了让乳汁顺利地从乳窦流出，宝宝的牙龈必须覆盖在乳窦上面，用上下颚压住乳窦，挤出其中的乳汁。如果宝宝只是吸吮乳头，则只能吸出少量的乳汁，还会给你的乳头带来不必要的刺激。请牢记有效衔乳的重要原则——宝宝含住的是乳晕，而不是乳头。宝宝的嘴巴必须含住乳晕部位才能吃到奶。

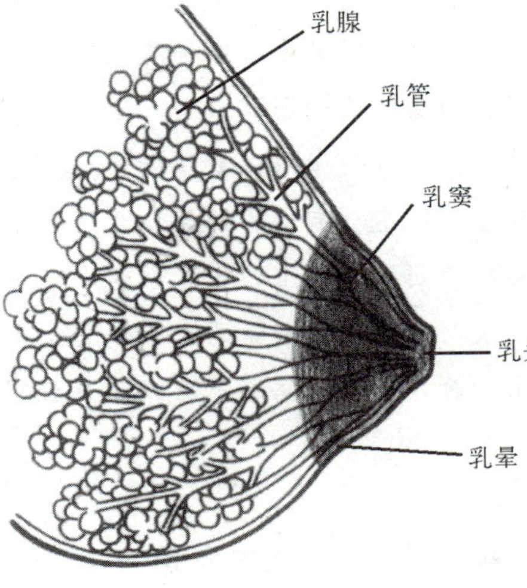

乳房解剖结构图

宝宝的吸吮会刺激乳头神经，使之将信息传送到大脑的脑下垂体，后者产生泌乳激素。泌乳激素的激增促使乳汁全天候地持续分泌。宝宝继续吸吮，乳头内的感应神经会传送信号给脑下垂体，使之分泌另一种激素——催产素。这种激素会使每个乳腺周围的弹性组织收缩，挤出大量的乳汁，经由乳管到达乳窦，最终从乳头流出。这个过程称为泌乳反射（MER）。乳汁出得快时，会从宝宝的嘴里漏出来。如果你用吸奶器或用手挤奶，你会看到乳汁四溅的情形。

每次喂奶刚开始的时候，宝宝喝到的是前奶。前奶因为脂肪含量低，所以很稀，看起来像脱脂牛奶。宝宝继续吸吮，使你产生更多的催产素，这个阶段的乳汁（后奶）脂肪含量升高，蛋白质含量也略微升高，这种奶能让宝宝增重，并且让宝宝产生饱腹感。我们可以将这种更稠的后奶看做“成长奶”。

乳房流出的乳汁越多，母体制造的乳汁也会越多。让宝宝频繁吸吮，或是经常地使用吸奶器吸出乳汁，都会刺激你的身体制造更多的乳汁。而当宝宝吃奶量少时，产奶量也随之减少，这就是为什么双胞胎甚至三胞胎的妈妈也能制造足够的乳汁。

免费配方奶——不适于母乳喂养的宝宝

宝宝深夜哭闹难以安抚的时候，爸爸或是奶奶给宝宝用奶瓶喂配方奶，而不去吵醒疲倦的新妈妈——这个故事听起来很诱惑人，但不要让妈妈受到诱惑。宝宝哭闹难以安抚的时候，人们很容易会归咎于母乳喂养，认为喂配方奶就不会有这样的问题。这也是为什么配方奶制造商喜欢发放免费样品的原因。事实上，研究表明，那些在产后出院时收到配方奶样品的妈妈，成功进行母乳喂养的可能性要小，断奶也会更早。所以，医院在新妈妈出院时，应该提供的是有助于母乳喂养的信息——而非蓄意破坏母乳喂养的产品。

找个让自己舒服的姿势

当妈妈后，首先要学的一点就是：只有妈妈舒服了，宝宝才能舒服。当你身心放松的时候，泌乳反射才能发挥作用。在学习哺乳的时候，你会发现坐在带扶手的椅子上会比较舒服，摇椅也不错。在你背后、腿上以及抱宝宝的胳膊下面各放一个枕头。你坐在椅子上时，还可以用一个脚凳去抬高腿部，这样你不必靠背部和胳膊用力就可以将宝宝搂向自己怀中。如果你坐在床上，可以在背后多放几个枕头，帮助你坐直。在膝盖下垫上枕头，腿上和抱宝宝的胳膊下也各放一个枕头。宝宝衔乳后可能会喝好长一段时间的奶，所以你肯定不想找一个让自己不舒服的姿势。

身体上准备好了以后，心理上也要准备好。做好哺乳的思想准备，想象着营养丰富的乳汁源源不断地从你的乳房流向宝宝，你可以深吸几口气，然后将注意力集中在你珍爱的小家伙身上吧。

喂奶前的安抚

很多妈妈会本能地用喂奶来安抚宝宝，但新生儿如果没有事先被安抚好的话，给他喂奶往往不是件容易的事。新生儿如果感到烦躁，你很难让他找到一个舒服的位置有效地衔乳。哭泣也会扰乱宝宝舌头应该放置的位置，烦躁的宝宝会拱起背、四肢僵直、嘴部肌肉紧绷——和有效吃奶所需的放松完全背道而驰。你需要学会留意宝宝肚子饥饿的征兆，例如搜寻（头扭来扭去，嘴巴张着，好像在找寻乳头）、吃手指、攥紧拳头以及蹬直腿，应该在宝宝饿极大哭之前就喂奶。喂奶前，你可以抱着烦躁的宝宝摇一摇，走一走，唱唱歌或是陪他玩一会儿，然后再开始喂奶。这样才能让妈妈和宝宝都平静下来，好好地进行喂养。

找个让宝宝舒服的姿势：摇篮式抱法

在新生儿清醒警觉的时候喂养是最好的。替宝宝脱去衣物，让他只穿尿布，这样一来，他可以与你有更多的肌肤接触。如果宝宝想睡觉，脱去衣物可以帮助他清醒过来。这时你可以和宝宝说说话，轻抚他的肌肤，一边叫着他的名字，一边将他从横躺的位置竖直着抱起来。重复几次这样的动作，直至宝宝完全清醒过来，准备好吃奶，这时用摇篮式抱法将宝宝抱在胸前：

1. **放置枕头** 如果你坐在椅子上，可以借助腿上的枕头和踩着的脚凳，将宝宝抬高到你胸部的高度。将宝宝抱在臂弯里，让他的颈部靠在你的胳膊肘附近，身体靠在你的前臂上，臀部兜在你的手掌里。确保宝宝的头部高于腹部。你腿上的枕头可以支撑你的手臂和宝宝的重量。如果宝宝的位置过低，他吃奶的时候会向下扯乳头，让乳头遭受不必要的拉伸和摩擦。所以，你应该抱起宝宝，把他贴在胸前，而不是弯身将胸部贴向宝宝。

2. **让宝宝身体放直** 让宝宝的整个身体倾斜，面向着你，肚子对肚子、脸对着乳房。他的头和身体应该保持一条直线，不要向后仰或歪着。不要让宝宝扭头或是伸长脖子才能够碰到乳头（你不妨试试在扭头或抬头的时候喝一口水，你会发现头部伸直的时候，吞咽会容易许多。宝宝吃奶时的情形也是如此。）。喂奶时，还要注意不要让宝宝的身体摇晃而偏离你的身体。

3. **安置宝宝的手臂** 侧抱着宝宝，让他面对着你的胸部，下面的手臂垂放在他的身侧，这样一来，他的手臂不会难受地挤在你们俩身体中间，也不会阻碍你将宝宝抱近。如果他上面那条手臂不老实地乱挥，影响你喂奶，你可以用兜他臀部那只手的拇指将他的手臂按住。

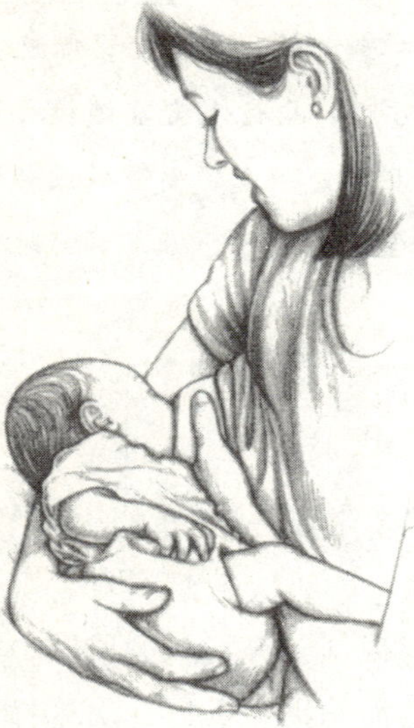

摇篮式抱法示意图

4. 让宝宝身体弯曲 将宝宝的身体抱住，搂在你的胸前。尽量让你另一条手臂（要用来托住乳房的那条手臂）穿过宝宝的两腿间，这样宝宝朝上的那条腿就可以搁在你的手臂上，下面那条腿就能塞在你的手臂和枕头之间。这个姿势可以防止宝宝摇晃、挺伸或扭动。此外，让宝宝身体弯曲地依偎在你怀里，会让他整个身体放松，吸吮乳汁的肌肉也得到放松，他就能更好地衔乳。而当宝宝挺伸身体的时候，他会紧紧地咬住乳头，咬着牙关吸吮。（好痛呀！）如果这个姿势不能让宝宝放松，或者宝宝身体不易弯曲，可以试试后面介绍的抓住式抱法。

呈现乳房

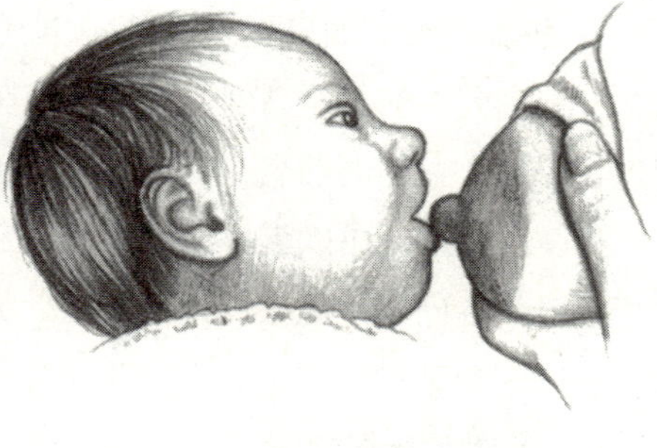

呈现乳房图

用一只手圈住乳房，手指和手掌从下面托住乳房的重量，大拇指从上方扶住乳房。这被称作“C式握法”（不要使用“夹香烟”的方法，那样的话乳头就被夹在食指和中指之间，手指挡住了婴儿要吸吮的位置。）用拇指和其他手指从乳晕部位向乳头有力滑动，挤出一两滴乳汁后，手指回复到“C式握法”。用被乳汁浸湿的乳头去逗宝宝，轻轻地向下刷宝宝的下唇，鼓励宝宝像打哈欠一样张大嘴巴。逗弄宝宝的下唇可以很神奇地让宝宝嘴巴张大。这时的宝宝就像一只张大嘴巴，嗷嗷待哺的小鸟，吃到食物后就立即合拢嘴巴。

衔乳

尽管我们用很大的篇幅描述以下步骤，其实这些都是快速发生的。你可不要被我们详尽的描述给吓到了，我们只是加了很多细节，将这些最好手把手教的东西尽可能地用文字讲述清楚。一旦宝宝学会了有效衔乳，你就不必刻意遵循下面所有的步骤。那时候，吸吮就是水到渠成的事了。

1. **快速手臂移动（RAM）技巧** 当宝宝张大嘴时，将乳头对准他的嘴中心，向上移向宝宝的上颚，然后快速地移动手臂，将宝宝拉近你。你要让宝宝在嘴巴张到最大时含住乳房。记住，将宝宝拉向你时动作要快，但要温柔。“快速移动手臂拉近宝宝衔乳”听起来有点过激（也许会吓到那些敏感的宝宝），但这可以帮助你记住有效衔乳的两个要点：一、移动你的手臂，而不是你的身体，二、动作要迅速！如果你将胸部前倾凑到宝宝嘴边，这会导致你一直弓着身子给宝宝喂奶，不用多久就会腰酸背痛。我们很喜欢 RAM 技巧，因为大多数新妈妈在实际操作这一步骤时有些缩手缩脚，不是宝宝拉得不够近，就是动作不够快。你不能被动地指望宝宝自己凑过来吃奶。如果你的手臂移动太慢，哪怕只是稍微犹豫了一下，宝宝的嘴巴在含到乳房的时候就会再次闭上，他含进嘴里的就只有乳头，而没有含到应该含住的乳晕部分，这样宝宝吃奶只能啜吸（又称“意大利面式吸吮”）。

2. **含住乳晕吃奶** 衔乳的重要原则就是：宝宝含住乳晕吃奶，而不是含住乳头。你快速将宝宝拉向乳房的时候，他的牙龈应该绕过乳头的底部，环包住至少一英寸（2.54 厘米）半径的乳晕部分。记住，乳窦（乳汁库）位于乳晕的下方，不在乳头上，宝宝必须用舌头压住乳窦，顶住上颚，进行挤压，才能挤出足够的乳汁。如果你在宝宝张大嘴时及时拉近他，他的牙龈合上时就能盖住更多的乳晕部分——布满神经末梢的区域，而不仅仅是含住乳头。如果宝宝衔乳正确，你不应感到乳头有任何的疼痛和压制。

3. **“张大嘴巴！”** 衔乳要成功，关键宝宝嘴巴要张得够大。你可以帮助宝宝张大嘴，具体做法是，在拉近宝宝时，用握住乳房的那只手的食指用力向下压宝宝的下巴。不要害怕用力，你不会伤害到宝宝。如果宝宝还打算像在子宫里吸吮手指那样衔乳，就需要有力地压住，才能克服来自宝宝的阻力。你和宝宝都还在摸索学习，所以，最好能有人协助你完成这个步骤。在这个重要衔乳步骤中，你要和宝宝说话（“张开，宝宝，张开！”）。如果向下压宝宝的下巴让他不乐意了（或是宝宝转头要咬你的手指了），你可以采用以下这个方法：先拉他的下巴，让他的头微微后倾，以鼓励他嘴巴张得更大。这个方法的具体描述请参见下面介绍的反转摇篮式抱法。

有效衔乳及吮吸的特征

你如何才知道衔乳成功了呢？最终，你通过感觉就可以知道宝宝是否在有效地衔乳及吸吮。如果你身边有哺乳顾问协助你，你要特别留意你们俩在纠正宝宝衔乳姿势前后，你乳头感觉的差别。也要留意宝宝在吸吮时乳晕的感觉，体会乳汁是如何从乳房深处被吸吮出来的。你肯定能感觉到宝宝嘴巴和你的乳房之间牢固的连接——那就是衔乳啦！如果宝宝没有牢牢地衔住乳晕部位，乳头就会疼痛，拉响“红色警报”，告诉你“衔乳失败”！你就该中止宝宝的吸吮，重新来过。以下是其他一些通过“耳闻目睹”就能容易辨别的有效衔乳的特征：

* 你能看到宝宝嘴唇的粉红色，这就告诉你宝宝的嘴唇是向外翻而不是朝里吸的。

* 宝宝的嘴巴和乳晕部位连接紧密，这表明宝宝很好地含住了乳房。

* 宝宝吸吮时，你看不到乳头的底部，只能看到乳晕的外围。乳晕的大部分（至少一英寸，约2.54厘米半径的大小）是被宝宝嘴巴包住的。不会有乳汁从宝宝嘴角漏出来，吸吮时也不会啧啧有声。啧啧声是宝宝没有正确衔乳时，伴随着吸吮，舌头发出的声音。

* 宝宝吸吮时，你不会看到酒窝（宝宝脸颊中间的凹陷）。如果出现酒窝，就表示他没有在吸吮，酒窝是由于衔乳不当，宝宝嘴巴没有和乳房连接好造成的。

* 你能观察到“耳朵摆动现象”。当宝宝投入地吸吮吞咽时，耳朵前方的肌肉会动，表明吸吮有力有效，动用了整个下颚。

* 你能听到宝宝吞咽的声音。在宝宝刚出生的那几天里，宝宝连续吸吮5—10次后才能听到一次吞咽的声音（你得仔细听。）。一旦泌乳量上来了，尤其是在泌乳反射被触发后，每吸吮一两次后你就能听到吞咽的声音。

* 如果你小心地拉开宝宝的下嘴唇看一下，就能发现他的舌头在下嘴唇和乳房之间。如果衔乳姿势正确，舌头会伸出，在下牙龈上方，并在乳头周围形成一个槽，缓和来自下颚的压力。如果在宝宝嘴巴还没张大，舌头还没有伸出压下的时候就匆忙让宝宝衔乳，会使得宝宝仅仅含住了乳头，引起乳头疼痛和乳汁流动不畅。衔乳不能着急，要等到宝宝嘴巴大张、舌头下压的时候进行，否则舌头可能会阻碍乳房入口。

4. **下唇翻转** 许多宝宝养成了嘴唇内吸、紧紧含住乳头的习惯，就像有东西夹住乳头时的感觉一样，会让乳头疼痛难耐，也会造成乳汁流动不畅。宝宝含住乳房时，嘴唇应该像鱼唇那样向外翻转，环包住乳晕部位。如果你轻轻地翻开宝宝的下嘴唇，你应该能看到他的舌头贴在乳房下方，在下牙龈的上方。如果宝宝的下嘴唇朝内卷起，你的舌头或牙龈都不能够放在正确的位置，也就不能有效地获得来自乳晕下方乳窦里的乳汁。等宝宝衔乳后，用食指用力向下压他的下巴（就像之前所说的那样）。这样做可以让宝宝的下嘴唇向外翻，舌头得以向前伸。或者，你也可以伸一个手指到宝宝嘴里，将下嘴唇拉出来。妈妈要弯腰查看宝宝下嘴唇位置的话，难度较大（采用橄榄球式抱法时要比摇篮式抱法容易些），所以，其他人——护士或你的丈夫——可以帮你翻转宝宝的下嘴唇。最终，你会知道宝宝嘴唇正确包住乳晕的感觉是什么样的，一旦乳头不舒服，也就是在提醒你宝宝衔乳的姿势不正确，你也能自己翻转宝宝的下唇。

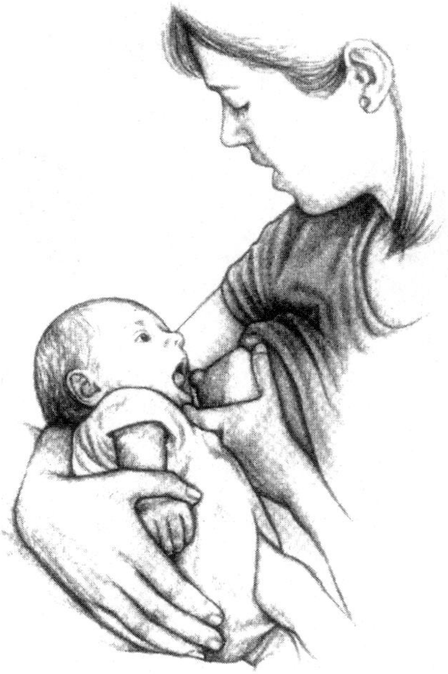

张大嘴巴

一旦翻转了宝宝的下嘴唇，你就会感到乳头的不适立即消失了。如果宝宝不合作或者翻转下唇仍没有消除不适，轻轻地将食指（不要留长指甲）挤进宝宝的牙龈之间，打断宝宝的吸吮，然后再重新来过。如果宝宝仍然紧紧含着乳头，让你的乳头感觉被夹住了一样，重复下唇翻转的动作，确保上下嘴唇，尤其是下嘴唇，都朝外翻。嘴唇位置调整好了以后，你的手就可以回到握住乳房的姿势。

正确衔乳时，宝宝的鼻尖能碰到乳房，但鼻孔不会被遮住，可以很好地呼吸。如果宝宝的鼻孔埋在乳房里，你可以将他的屁股拉近点或者稍微抬高你的乳房，就这样简单地调整角度，就能让宝宝的鼻孔露出来。不要向下压乳房来帮宝宝露出鼻子，那样做可能会破坏宝宝嘴巴和乳房的连接。

即使必须重复多次才能让宝宝正确地衔乳，你也要耐心，不能气馁。这是很好的“目标”实践，帮助宝宝学会做正确的事。你可以将之看做为教导孩子的第一次机会。①

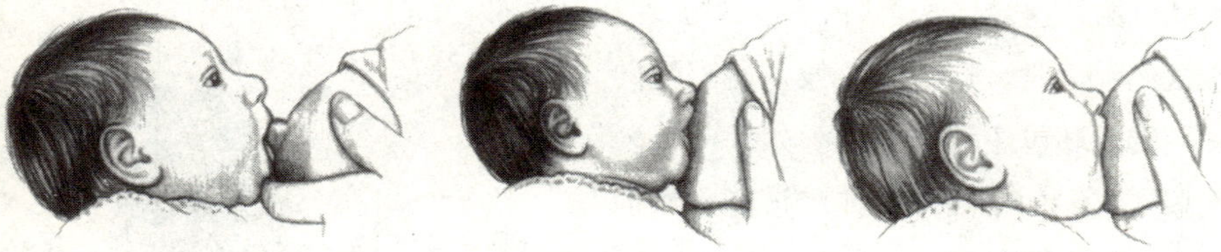

下唇翻转　　正确下唇位置　　错误下唇位置

对乳头的滋扰

在你和宝宝学习母乳喂养的过程中，留意并纠正以下常见的滋扰乳头的情形：

* **咬住乳头不放**。如果宝宝的头没有正面对着乳房，或者宝宝的身体在吃奶中途晃离乳房，他会拽着你的乳头，造成乳头疼痛、乳头皲裂，以及乳汁流动不畅。

纠正方法：如果采用摇篮式抱法喂奶，将宝宝环抱着贴近胸口，用枕头将宝宝垫高。确定宝宝的头和身体在一条直线上，小嘴巴和乳房高度相当。如果宝宝习惯于晃来晃去或是喜欢拱背，就改用橄榄球式抱法，加强对他身体的控制。

* **下滑到乳头**。你不但能通过喂奶时的疼痛感发现这个问题，还能通过宝宝离开乳房后，乳头底部出现的暂时性凹痕，判断出现了下滑到乳头的状况。在吸吮过程中，宝宝的嘴巴从乳晕滑向乳头或是嘴唇朝内紧紧地吸入，都会导致宝宝紧紧咬住乳头。

纠正方法：用下唇翻转的办法来纠正这个问题。再次让宝宝衔乳时，用食指用力下压宝宝的下巴。每次宝宝开始滑向乳头时，都要调整宝宝在怀里的姿势。

---

① 在向护士和实习医生教授母乳喂养技巧时，我们常常通过巡视产科病房来了解衔乳技巧。只需简单地压下婴儿的下巴，采用下唇翻转的方法，妈妈们就会惊奇地说：“不疼了！感觉对了！”学生们称这个教学环节为“西尔斯下唇巡视”。

* **啜食乳头**。宝宝没张大嘴就衔乳，牙龈还没有达到包住乳晕的正确位置，只是将乳头含进口中啜吸，娇嫩的乳头就会遭受到不必要的伤害。

纠正方法：如果在你用乳头逗弄宝宝张嘴的时候，就被宝宝含住了乳头，打断宝宝的吸吮，重新来过。将宝宝抱离乳房，让他别着急，等到嘴巴张大了再衔乳。不要用乳头，改用食指轻刷宝宝的嘴唇，一旦他嘴巴大张，立即把他拉近，使他的牙龈和嘴唇绕过乳头，含到乳晕。宝宝在非常饿的时候会啜食乳头，因为他们等不及接受引导了。所以，你要留意宝宝准备进食的早期信号。

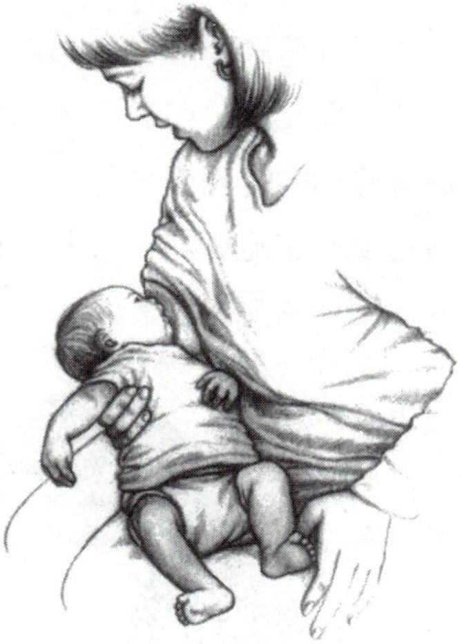

错了！晃离乳房了

* **猛拽乳头**。宝宝衔乳时头部会前后摆动，导致牙龈下滑到乳头上，让乳头受挤压而疼痛。宝宝如果没有耐心等乳汁流出或者是腹部绞痛时，很容易发生这种情况。

纠正方法：采用橄榄球式或反转摇篮式抱法，这样你可以稳住宝宝的头。你也可以将握住乳房的那只手向前滑一点，将拇指和食指放在颚线位置，稳住宝宝的下颚。

* **紧咬乳头**。有时候宝宝会嘴唇朝内吸入，夹住乳头，不但让人着恼，还会引起乳头疼痛和乳汁流动不畅。

纠正方法：用下唇翻转的方法来纠正这个问题。温柔地中断吸吮，重新来过，确保宝宝衔乳时嘴巴张大。

* **宝宝拼命想咬住乳头**。有些宝宝好像就是含不了足够多的乳房，也许是因为他的嘴巴小，而妈妈的乳头大，或者妈妈的乳房涨奶。有这种问题的宝宝时而沮丧地哭泣，时而疑惑地在乳房前后摆头，拼命想衔乳。

纠正方法：制作“乳房三明治”。拇指置于乳房上方，其余四指在下方，托住乳房，手指在乳晕处用力下压，同时向内推向胸腔。这样可以拉长乳晕使之变窄，让宝宝更加容易含住。

其他喂奶姿势

除了摇篮式抱法之外，还有三种有用的喂奶姿势，分别是橄榄球式抱法、侧卧式，以及反转摇篮式（又称交叉摇篮式）抱法。前两种姿势对正处于剖腹产后恢复期的哺乳妈妈尤其适用。因为这个时候，即使有枕头保护，你也不希望将宝宝放在脆弱的手术伤口上。反转摇篮式抱法则是你和宝宝学习衔乳时很好的短期训练抱法。

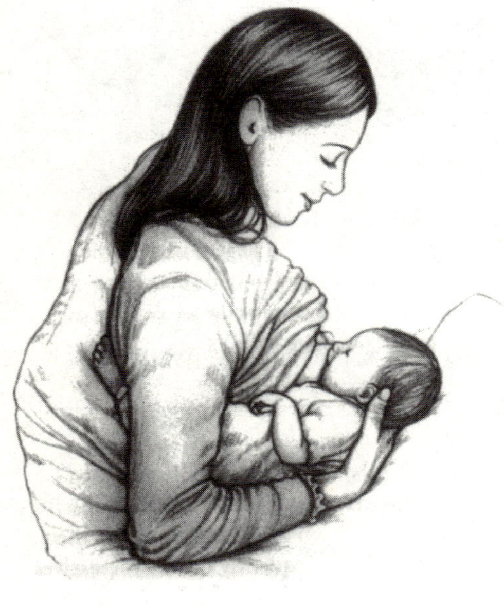

橄榄球式抱法示意图

橄榄球式抱法　宝宝如果衔乳困难，或是喜欢拱背、来回扭动、频繁松开乳房，你可以尝试采用这种抱法喂奶。这种姿势对个头小或是早产的宝宝也很有用。用这种抱法，你可以清楚地看到宝宝衔乳的情形，同时你托住他脖子的手可以很好地控制他的头部动作。橄榄球式抱法让宝宝腰部自然弯曲，这有助于那些习惯于肌肉紧绷的宝宝更好地放松。身体放松了，就能更好地衔乳了。

端坐在床上或是舒适的扶手椅上，身侧放一个或多个枕头，或在你的身体和椅子扶手间塞进一个枕头。在宝宝身下垫枕头，顺着要喂奶的那边抱起，高度达到准备喂奶那侧乳房的高度。手托住宝宝的脖子，让他的腿朝上斜置，靠在支持你背部的枕头或椅背上。避免托住宝宝的后脑勺，那会刺激一些宝宝拱起身体脱离乳房。确定宝宝没有用脚蹬椅背，那会导致他拱起背部。用之前介绍的技巧将宝宝拉近你。一旦宝宝能很好的吸吮了，你可以在宝宝和你抱着他的手之间插一个枕头，帮助宝宝保持贴近你的姿势。而你就可以向后靠，放松了，要避免探身前倾到宝宝上方。

侧卧姿势　侧卧姿势基本上与摇篮式相通，只是宝宝和妈妈面对面侧身躺着。为了让这个姿势更舒服，你可以在头下放两个枕头，背后放一个，上面的腿下放一个，宝宝背后也塞一个枕头。五个枕头，听起来好像很多，但是记住哺乳的一条重要原则：只有妈妈感到舒适了，宝宝才会感到舒服(等你尝试过后，你会发现即使宝宝早就断奶了，你还是喜欢在背后塞一个枕头睡觉。)。让宝宝面向你，侧身躺在你的臂弯里（如果你还处于剖腹产后的恢复期，需要有人帮你调整宝宝的位置，使宝宝的嘴巴对上你的乳头。)。采用前面介绍的摇篮式抱法的那些姿势及衔乳技巧。侧卧姿势对夜间哺乳及午睡哺乳非常适用，但刚开始母乳喂养的时候，侧卧姿势并非最好的选择，因为这个姿势使你不易于调整宝宝的头部，引导他衔乳。最好在宝宝养成了良好的衔乳习惯之后，再使用侧卧姿势。当然，如果由于身体原因，必须躺着喂奶，则另当别论。

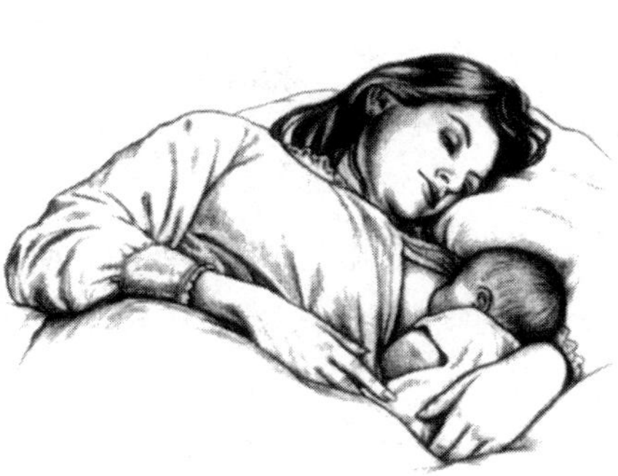

侧卧姿势示意图

反转摇篮式抱法　这是反转的摇篮式抱法，完全支撑宝宝的身体，可以让你更容易地观察到宝宝衔乳时的嘴巴，也能更好地控制宝宝的头部。如果宝宝衔乳时需要更多的支撑，而你又享受宝宝交叠在你身上带给你的母性感觉，这种抱法可以很好地替代摇篮式抱法。

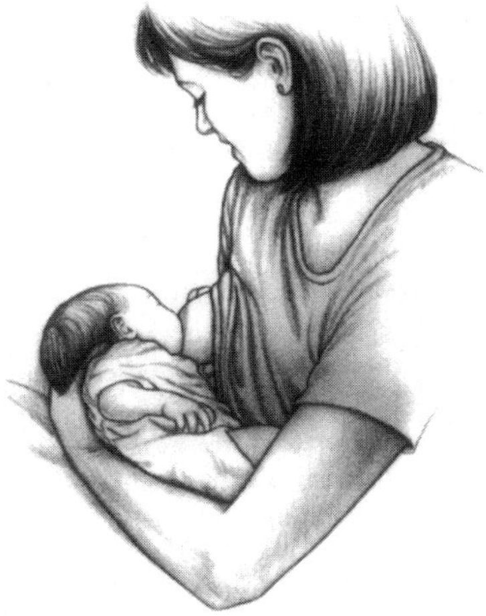

反转摇篮式抱法示意图

* 先放一个枕头在腿上，用摇篮式抱住宝宝，然后交换胳膊。一只手托住宝宝的后颈，正好在耳朵下方。让宝宝侧身面向你，鼻子对上你的乳头。一开始宝宝的嘴巴不必对准乳头，但在衔乳后正对乳房中心。

* 用空闲的那只手从下方，呈“U”形托起乳房，拇指和食指均偏离乳头1.5—2英寸（约3.8—5厘米），轻轻挤压乳房，使之形成楔形，同时稍微向后拉向胸腔，使皮肤拉紧。

＊用这种抱法抱住宝宝，微微让他的头倾斜，然后用乳头去触碰宝宝的下唇，鼓励他张嘴。一旦嘴大张，立即拉近宝宝，让乳房先“抵达”宝宝的下颚及舌头，然后更深入地“推动”宝宝。乳房一般也会促使宝宝的嘴巴张得更大，这样宝宝就可以含住更多的乳晕了。

＊如果乳房肿胀或紧绷，在整个喂奶过程中手维持“U”形姿势托住乳房，否则，宝宝会“滑”向乳头。如果乳房变柔软了，宝宝也稳稳地衔乳了，你可以松开“U”形的姿势，交换胳膊就能回复到平时的摇篮式抱法了。

促进泌乳反射

一旦宝宝衔乳开始吮吸，你的乳头会给大脑发出信号，刺激催产激素释放，触发泌乳反射。因此导致乳腺细胞挤出乳汁，通过乳管到达乳头。这样产生的乳汁比两次喂奶之间存储在乳窦里的乳汁脂肪含量要高。泌乳反射对于母乳喂养能否成功至关重要，是它完成了泌乳的工作！泌乳反射良好，宝宝才能茁壮成长。否则，宝宝吸吮到的大多是前奶，不能满足宝宝的食欲，也不能提供足够生长所需的热量。如果一个妈妈感到自己“奶水不足”，有可能是她的泌乳反射没有制造足够的乳汁。

宝宝开始吸吮 30—60 秒之后，妈妈就可以感觉到泌乳反射，是一种发胀或微微麻刺的感觉。在喂奶过程中应该有好几次泌乳反射。稠稠的乳汁向外流出，然后母体产生释放的感觉，这种后奶突然涌出的情形又被称作“放松反射”，但哺乳顾问都更倾向于使用“泌乳反射”这个词。①

---

① 威廉的注释：比起“放松反射”，我更喜欢“泌乳反射”这个更准确的名词。这源于三十年前我行医第一周里发生的一件尴尬事。一天，我在医院巡房，看到一名产妇在给她的新生儿喂奶，我问她有什么困难没有，她坦言：“有困难，我还没有放松呢。”我不知道她在说什么，以为她指的是情绪抑郁，就开始滔滔不绝地提供有关产后抑郁症的建议。后来，我问了玛莎，才知道那名产妇所说的“放松”是指她的乳房，不是她的情绪。就在那时候，我开始意识到，在那么多年的医疗训练中，没有人教我乳房是如何产生乳汁的（也许这被认为还够不上科学）。后来，在我成为小儿科老师后，我决心要改变这方面可悲的知识缺乏，要将关于人类这项重要功能的知识传授给下一代的儿科医生们，尤其是我的两个儿子，詹姆斯医生和罗伯特医生。他们俩现在也加入了我的儿科诊所。

不同的妈妈对泌乳反射的感受会有所不同，即使是同一次喂奶过程中感受到的泌乳反射也不会完全相同。几个孩子的妈妈喂不同宝宝时的感受也会有差异。有些妈妈，特别是第一次做母亲的，甚至注意不到乳房泌乳的感觉。以下几个方法可以帮助你判断泌乳反射是否运作了：

* 留意宝宝吸吮的节奏。随着乳汁的流量增大，宝宝的吸吮会加重，你能听到更多的吞咽声，甚至是大口吞奶的声音。

* 有些妈妈另一侧的乳房会渗出或喷出乳汁。这在母乳喂养最初几周里尤为常见。

* 如果宝宝跟不上乳汁的流速，你会看到奶水从宝宝的嘴角漏出来。

* 产后最初几天泌乳反射时，你会注意到子宫收缩，称为“产后宫缩痛”。这种情形常发生在非第一胎的产妇身上。

* 仅仅是想到宝宝，或者仅仅是准备喂奶，都会引起乳汁渗出。

* 母乳喂养时，你会感到平和、放松（催产素和催乳素会带来安乐的感觉。）。

恰当、无痛的刺激乳头可以触发催产素的释放。宝宝如果不会有效地衔乳、正确地吸吮，就不能持续刺激妈妈的泌乳反射，这也许是因为乳头疼痛会抑制泌乳反射。“产奶”（是自动发生的）与“出奶”（受到许多内分泌及情绪因素的综合影响）是两码子事。举个例子，压力会使肾上腺释放应激激素肾上腺素，导致乳腺周围的血管收紧，减少乳腺的血液循环，从而降低了催产素对乳腺的泌乳反射影响。

想想宝宝——想想母乳！

哺乳妈妈的大脑会将哺乳与一些事物联系起来，这些事物也能影响到泌乳反射。奶牛在排队进入挤奶棚或是农场工作人员清洗它们乳头的时候就会流出乳汁。它们的身体意识到即将发生的事。

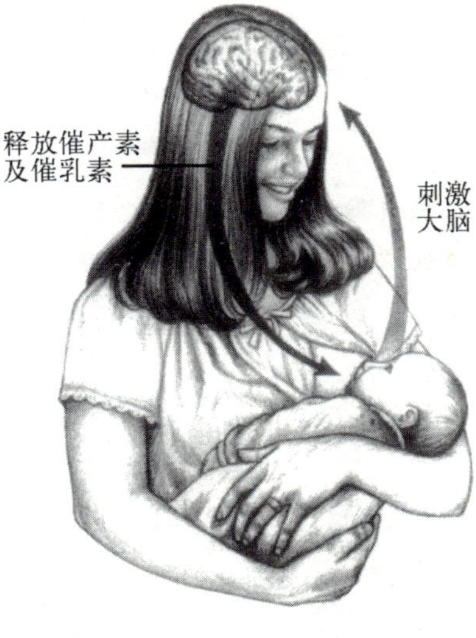

母乳喂养的三个要素：
宝宝、大脑和乳房

人类也是一样，妈妈看到宝宝、听到宝宝的声音，或者是闻见宝宝的气味都会触发泌乳反射。甚至在你抱起宝宝，走向你喂奶时最喜欢坐的椅子途中，泌乳反射就来了。对于一些妈妈来讲，泌乳反射是条件反射，这也是为什么她们在见到、听到或想到宝宝的时候会有漏奶的现象。然而，恐惧、紧张、疼痛、疲乏、压力、分心，或是困窘都会阻碍泌乳荷尔蒙的正常运作。毕竟，如果你身边的环境不妥，你的身体就会想逃离，不会想安顿下来进行长时、舒适地哺乳。所以，当妈妈感到沮丧时，她的泌乳机制也会被打乱。正是由于这种大脑——乳房的链接，哺乳妈妈发现，在有压力的时候，或是有情感危机的时候，例如搬家、生病、家人去世，甚至只是节假日忙碌这样一些日常事务需要处理时，她们的泌乳反射都会运作不畅。

按摩刺激泌乳反射

恰当地按摩乳房可以帮助触发泌乳反射，尤其适用于乳房肿胀、乳头疼痛，或是宝宝等得不耐烦的时候。

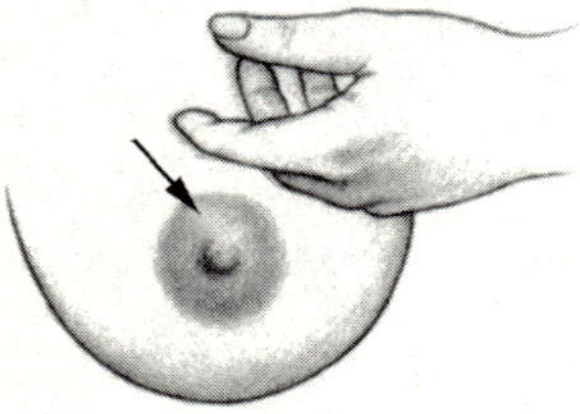

1. 用温热的毛巾或是浸过热水的尿布热敷乳房。然后，用指尖由上而下、越过乳头、极其轻柔地抚摸乳房。这有助于你放松，并刺激催产素的释放。

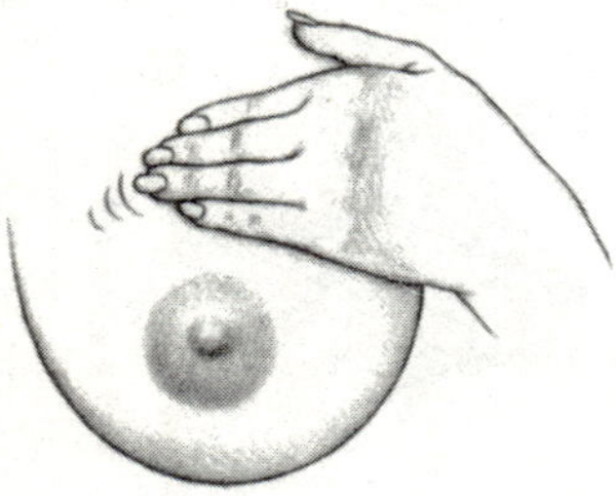

2. 用类似检查乳房的动作，按摩制造乳汁的腺体和乳管。手指并拢，指面将乳房用力向胸腔压下，从乳房上部开始，螺旋式向下直至乳晕。每一处均打圈式按摩数下后再移往另一处。

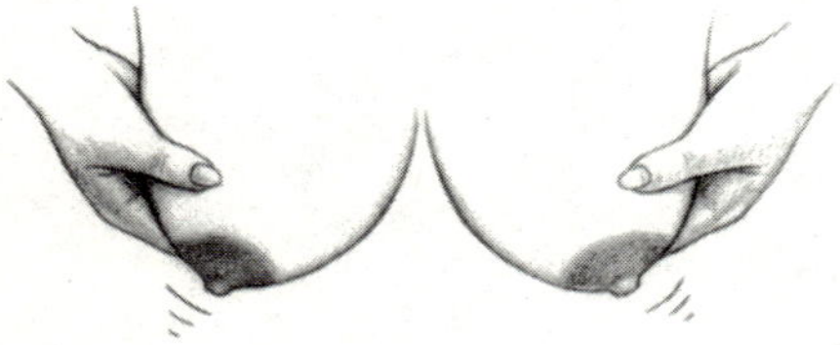

3. 身体前倾，轻轻地摇晃乳房，让地心引力帮助刺激乳汁分泌。

现在，不要急于下结论，认为如果生活中有压力，身边烦心事多，或者就是感到太紧张，你就不能成功给宝宝喂奶。脾气、秉性各异的妈妈都曾成功地在各种危机下母乳喂养了她们的宝宝。大多数时候，你只要将宝宝抱入怀中，你的身体就会起反应，分泌出乳汁。如果身体没有立即反应，你放松深呼吸几次，将注意力集中在宝宝身上——欣赏那漂亮的眼睛、圆嘟嘟的脸颊、可爱的笑容，摸摸他的头发或者轻抚他幼嫩的肌肤。你要知道，他在子宫里那九个月，是你孕育滋养了他，如今他出生了，你的乳房充满了乳汁，还会继续滋养他。你还可以想象一下乳汁像瀑布一样地汩汩流淌、像喷泉一样地喷薄而出，这有助于你的乳汁顺畅流出。或者，想象一下母乳喂养三个要素之间的三角关系：宝宝、大脑和乳房，宝宝吮吸乳房，将信号传给大脑，制造乳汁的荷尔蒙又作用于乳房，促使乳腺挤压分泌出乳汁，乳汁储存在乳窦中，最终进入宝宝的嘴里。至少有一年的时间，你可以尽情享受用母乳滋养宝宝的美好时光。许多妈妈证实了这种大脑和乳房之间强烈的情感连接：当她们想到宝宝，即使宝宝远在数里之外，她们的乳房也会开始分泌乳汁。

我在生孩子之前，将母乳喂养想象得特别美好：马修会立即含上乳房吃奶，一切都会非常完美。我想错了！重要的是要现实一些，不要以为事情都会按照预想的那样进行。母乳喂养是一个摸索学习的过程，需要耐心。宝宝不是生下来就会吃奶的。开始时即使遇到困难，也不要放弃。放松心情，对自己充满信心——同时寻求帮助。一切都会顺利的，只是没有你想象得那么顺利而已。

开始母乳喂养问与答

你和宝宝的共同努力会让你们的母乳喂养关系有个最好的开始。在学习、配合的过程中，你可能会有下面这些疑问：

出奶

我什么时候才能出奶？

你在怀孕期间就开始生产乳汁了，甚至在产前最后几个月里，乳房会有一点产前奶渗出。生产后最初几天产出的奶叫做“初乳”，是奶油状、黄颜色的“超级乳汁”，量虽少，但富含营养素和免疫抗体。每次哺乳中你产出的初乳量，只能用“滴”，而不是用“盎司”来计量。所以，新生儿需要频繁的吃奶——才能获得更多滴营养丰富的初乳。先前有过母乳喂养经历的妈妈会在产后更快地，也更多地产出初乳。

初乳高蛋白、低脂肪，帮助婴儿的肠胃准备迎接随后的母乳喂养。初乳帮助肠道内有益的双歧杆菌生长，并充当通便剂，帮助胎粪排出。初乳含有多种维生素，尤其富含抗感染的抗氧化剂，例如维生素A、维生素E以及类胡萝卜素。实际上，正是初乳中含量较高的β类胡萝卜素让初乳的颜色发黄。你应该为自己能产出如此高营养的初乳而感到自豪。

接下来的那个星期，你的乳汁逐渐从初乳向成熟的乳汁过渡。乳汁中的脂肪、碳水化合物、卡路里含量都会逐渐升高，乳汁产量也增加了。因此，你的乳汁也更能让宝宝有满足感。从黄白色的初乳转变为蓝白色成熟乳汁，一般需要2周时间。你在产后2—5天可以感觉到自己“出奶”了，因为你的乳房会好像一夜之间就大了两个罩杯。至于“出奶”的早晚，取决于许多因素：以前的哺乳经历、产后的疲劳程度、宝宝学会衔乳的快慢，以及宝宝吸吮的频率和技巧。为了让奶水来得又快又好，应该遵循以下几点：

* 做好安排，顺利生产。
* 生产后，立即母婴同室。
* 鼓励宝宝早早地频繁吃奶，不受任何限制。
* 产后头两天内向哺乳顾问咨询。
* 避免给宝宝添加食品，除非医疗需要。
* 不要担心，要有信心！

产后使用辅助奶瓶

我的宝宝出生两天了。有人建议我每次母乳喂过之后再用奶瓶喂，以免我的奶水不够，这样做行吗？

不行，不可以这样做。使用辅助奶瓶喂水和配方奶会破坏母乳喂养。水可以让宝宝解渴，而配方奶可以让他饱腹，不管喂宝宝哪样，都会让宝宝减少对母乳的需求。橡胶奶头也会扰乱宝宝的吸吮，吃过奶瓶后再含妈妈的乳头，宝宝会不知道该如何吸吮。研究结果表明，使用辅助奶瓶，尤其在出生后的开始几天里使用，会缩短母乳喂养期。

除了干扰宝宝学习吃母乳外，使用辅助奶瓶也会扰乱妈妈的想法。来自医疗看护人员、朋友和亲戚的好心建议，例如“以免你奶水不够”，会在妈妈脑海里植下怀疑的种子。无论如何，这样的建议会妨碍哺乳妈妈制造足够的乳汁。在产后的最初几天里，是你和宝宝一起努力学习母乳喂养的日子。这时候，如果有人说你的奶水不够，你会轻易推断，宝宝的烦躁哭闹或是不能安睡或是贪睡（或者是宝宝的一切其他状况）都是你的错。如果宝宝吃奶时间长，你担心是因为他还没有满足。如果宝宝吃奶时间短，你又害怕自己没有足够的乳汁吸引他吃。怀疑会造成你不能正确理解宝宝给出的信号，也让你总是担心宝宝在挨饿。使用辅助奶瓶看似可以解决你此时进退两难的状况，但是，依赖奶瓶会让你和宝宝之间建立和谐的母乳喂养关系成为泡影。最终，你不再能有足够的乳汁给宝宝了。

尽可能让自己身边都是支持、信任母乳喂养的人，和那些能增强你母乳喂养信心的人。这样可以帮助你避免“奶水供应不足——不是好妈妈”综合征。如果你遇到困难，从可靠的渠道获得帮助，解决问题。只要相信自己能够为宝宝提供足够的乳汁，你就可以做到。

在确定母乳充足之前，是否可以给我刚出生的宝宝同时喂母乳和配方奶？

通常产后四周，你的泌乳量就能稳定。在那之前，最好不要喂奶瓶。混合喂奶的方法会让新生儿产生混淆，因为宝宝吃母乳和吃奶瓶用的吸吮方法截然不同。另外，如果你定时给宝宝喂配方奶，他就不会那么想吃母乳了，而你的泌乳量也会因此下降。等你的泌乳量不能满足宝宝需求的时候，你就得依赖配方奶了——长久地。

凹陷或扁平的乳头

我的乳头不像我想象的那么突出，这样我还能成功母乳喂养吗？

当然可以，只要你相信自己可以，即使乳头扁平或凹陷，你照样可以母乳喂养。

如果你想知道乳头是不是凹陷，可以用拇指和食指轻轻挤压乳晕两边。正常情况下乳头会突出，扁平的乳头不会有任何反应，浅凹或凹陷的乳头则会缩回去。一侧乳头扁平或凹陷，而另一侧乳头正常的情况也挺常见。真正不能成功哺乳的凹陷乳头是很少见的。记住，重要的是如何让乳头发挥作用，而不是看上去如何。看上去正常的乳头在乳晕下压的时候可能也会凹陷。

乳头混淆

小心拿着奶瓶的护士。一些产科病房有这样的惯例：在产妇生产后几天里，在她们的床边小桌上放置一瓶配方奶或葡萄糖水。这样的做法是因为医护人员对母乳喂养所知甚少，也不够支持母乳喂养。这个看似不起眼的小瓶子其实传递了一种影响很大的负面信息——“你的奶水不够”，“这可以防止你的宝宝饿肚子”，或者“母乳喂养很棘手——保险起见，你需要这个瓶子”。这个瓶子出现在最不该出现的时候——妈妈还没建立自信，容易相信她奶水不够的说法。

奶瓶不仅仅让妈妈心里混乱。母乳喂养和喂奶瓶有着基本的活动差异，所以让宝宝吃奶瓶往往会导致“乳头混淆”这种破坏母乳喂养的状况（对于某些宝宝来说，称之为“乳头偏好”更合适一些。因为他们没有混淆，只是对橡胶奶头印象更深刻，因而偏好橡胶奶头。而妈妈希望自己的宝宝偏好她的乳头。）。宝宝吸吮妈妈乳头所用的技巧和吸吮橡胶奶头所用的技巧有很大差异。宝宝含妈妈乳头时，嘴巴大张，将可拉伸的乳头和乳晕组织全部含入口中。宝宝的舌头将含到的乳房抵上口腔顶部，在乳头和乳晕下方形成一个槽。下颚挤压乳房内部的乳窦，同时舌头像波浪一样有节奏地由前向后运动，进行“挤奶”，乳汁就从乳晕和乳头里出来了。因为乳头在口腔深处，不会受到挤压，所以不会疼痛。在学习衔乳的时候，宝宝要协调吸吮母乳特有的舌头和下颚的运动。

宝宝吸吮奶瓶的方法则完全不同。由于地心引力的作用，奶水很容易就能从瓶中流出，宝宝根本不需要掌握“正确”的吸吮方法，就能吃到奶。他也不需要张大嘴，也不需要正确地翻转嘴唇来与乳房贴紧。奶瓶上的乳头也不必深入口腔，舌头的挤奶运动也不必要了。总之，宝宝可以懒懒地含住部分橡胶奶头，嘴唇动动毫不费力就可以吸吮到奶水了。此外，在吸吮人造奶头的时候，宝宝舌头朝上伸，在奶水流出太快的时候，用舌头加以阻止。无论宝宝吸吮与否，奶水都会从瓶中流出，所以在吃奶瓶的时候，宝宝没有机会休息。这也是为什么哺乳顾问不建议在最初的三四周里交替母乳喂养和奶瓶喂奶，因为这段时间正是宝宝学习有效衔乳的时候。如果治疗需要给宝宝添加食品，可以用其他方法喂食，而不要用橡胶奶头。

因为吃奶瓶时舌头的运动方式不同，所以，有时候一些出生后就吃奶瓶的宝宝会用舌头将妈妈乳头向外推。你可以比较吸吮乳头和吸吮奶瓶的示意图，就会发现，如果宝宝像吸奶瓶一样吸吮妈妈的乳房，他的舌头和牙龈会损伤妈妈的乳头。同时，吸奶瓶的技巧用在乳房上并不能吸出多少乳汁，宝宝就会认为吸奶瓶更容易，因而拒绝妈妈的乳房。混合喂养会让宝宝混淆。在宝宝学习有效衔乳的时候给他喂奶瓶，你很可能会导致宝宝乳头混淆或者偏好奶瓶，结果就是妈妈乳头疼痛，宝宝最终拒绝妈妈乳房。

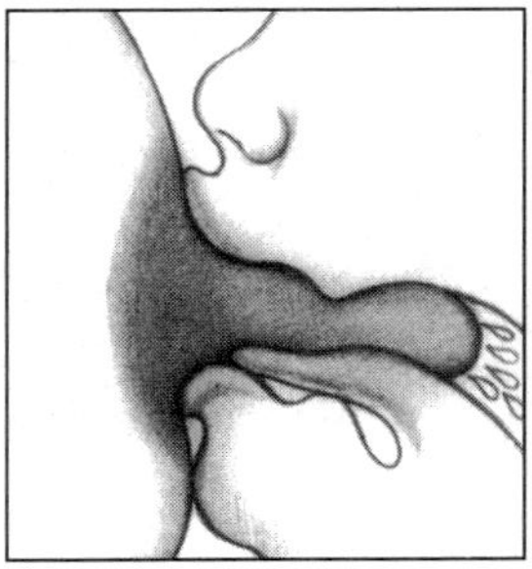

宝宝吸吮乳房

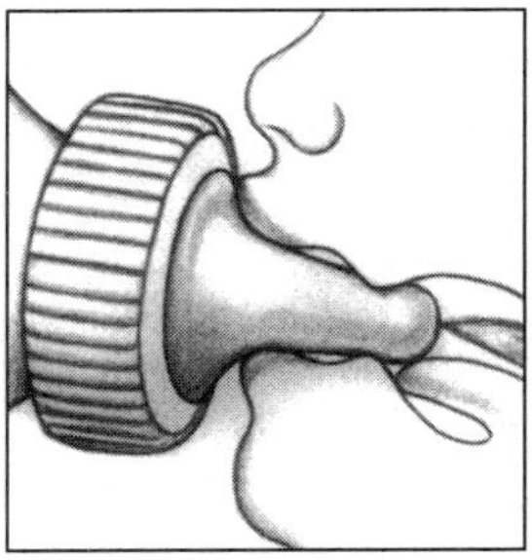

宝宝吸吮奶瓶

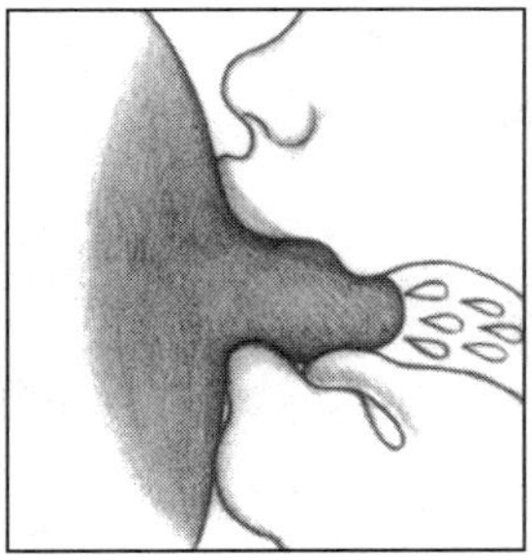

乳头混淆造成乳头疼痛

你要了解衔乳的重要原则：宝宝含住的是乳晕，而不是乳头。乳头突出并不代表哺乳就能成功。宝宝衔乳后通过吸吮可以刺激并拉出乳头，使之形状大小都正好。此外，如果宝宝一开始时抗拒衔乳，你可以通过一些技巧和工具帮助他开始。在产后最初几天里，只要你和宝宝密切配合，多多给他练习的机会，他就会知道该怎么做，你们俩就能享受长期、快乐的母乳喂养了。记住，你的宝宝如果只认识你的乳头，他就无从比较——除非有人给他喂奶瓶或安抚奶嘴！

实际上，总是担心乳头不正常会打击你的自信。如果你认为乳头会妨碍你哺乳，或许会变成真的——因为你不会尽最大努力去解决出现的问题。你会在一开始就觉得哺乳注定会失败。相反，如果你对自己进行母乳喂养有信心，在遇到困难时，你会充满信心地寻求解决办法。如今你知道自己的乳头并不寻常，开始寻求解决方法，你已经领先一步了。

过去，人们普遍在产前通过乳头拉伸运动或者配合使用乳房罩来治疗乳头扁平或凹陷。但是，研究表明，比起接受治疗的那组妈妈，没有接受治疗的那组妈妈母乳喂养成功率反而更高。这些研究成果促使大多数哺乳专家放弃产前乳头治疗。他们相信，在产前对乳头关注过多，会让妈妈感到自己的乳房有缺陷。因为她觉得自己不能成功，她就真失败了。如今，哺乳顾问会经常提醒那些担心自己乳头扁平或凹陷的妈妈们："宝宝是母乳喂养，不是乳头喂养。"

如果你认为自己的乳头凹陷或有点扁平，不要担心。在产前，你不需要对乳头做任何哺乳准备。宝宝的吸吮会刺激你的乳头勃起，让乳头更加突出，方便宝宝衔乳。你等产后观察宝宝如何衔乳就可以了。如果你一定要在产前对凹陷或扁平的乳头做点什么，可以做以下这些事：尽量在生产过程中减少药物的使用，并在生产后的几小时及几天内尽可能多的和宝宝在一起。一个能很好吸吮的机灵宝宝是治疗乳头凹陷的最佳方法。

虽然产前没有必要治疗乳头扁平或乳头凹陷，产后你可以运用许多技巧帮助宝宝成功衔乳。试试以下建议：

1. 仅仅靠宝宝的吸吮就可以刺激你的乳头勃起反射，拉出乳头，但是你需要密切关注宝宝如何含乳。尽早努力帮宝宝学会衔乳，最好是在产后一两天内，也就是你开始出奶前。因为乳涨会使乳头扁平或凹陷的情形更严重，也会让宝宝更难衔乳。你可以在产前就安排哺乳顾问，在产后第一天就手把手给你传授技巧。很多时候，只要教会宝宝正确的姿势和衔乳动作，就可以拉出扁平或凹陷的乳头。再一次记住，宝宝吃奶含住的是乳晕，而不是乳头。

2. "做"一个乳头出来。使用"三明治夹乳法"，让宝宝含住更多的乳房组织。拇指在上，其他四指在下，握住乳房向胸腔挤压，同时手指用力压乳晕。这样会让乳晕变长变窄，从而使宝宝容易含入口中。

3. 罩住乳头。如果宝宝衔乳还有困难，在哺乳顾问的指导下，尝试使用硅胶乳头罩。乳头罩可以刺激宝宝口腔上部（S点），触发吸吮反射。

4. 产后最初几天里，用吸奶器吸出乳头。优质的电动吸奶器可以很好地完成这项工作，对乳头的伤害也最低。大多数医院的产科病房都会提供这种吸奶器。你也可以购买一个专门用于在喂奶前拉出凹陷乳头的设备。或者，你还能自己制作这个设备，用一个10毫升的一次性注射器，将活塞去掉，用锋利的小刀从喷嘴末端切掉半英寸（约1.25厘米），将活塞插入有切口的那端。将注射器没有切口那端开口放置在乳头上，边口贴住乳晕。慢慢地向上拉活塞，吸出乳头。只要在哺乳前这样做就行了。

5. 在两次喂奶之间，或是喂奶前三十分钟内，戴上特别为扁平或凹陷乳头设计的乳房罩。乳房罩是塑料做的，有两部分：衬里有个洞眼，乳头可以突出穿过洞眼，以及一个圆形罩，可以戴在胸罩下面。来自胸罩的压力作用于圆形罩，压住乳晕，逐渐展开粘挤的组织，让乳头突出来。别忘了在两次喂奶之间用肥皂和热水将乳房罩清洗干净，并丢弃乳房罩内积聚的乳汁。乳房罩都配有两种衬里，一种上面有大孔的是用来治疗乳头疼痛的。所以确定使用有小孔的衬里，洞眼大小和乳头底部相当，这样才能对乳晕产生压力。

乳头不会永远扁平或凹陷。在产后一两周内，如果宝宝学会衔乳并能有效地吸吮，大多数妈妈会发现她们不再需要乳头运动、乳房罩或吸乳头器了，因为宝宝的吸吮就能很好让乳头成型了。别担心，你教宝宝有效衔乳，宝宝也会帮你吸出乳头，使之形状长度都刚刚好，这样他也能获得所需的所有营养。

贪睡宝宝

我的宝宝出生两天了，当我抱他吃奶的时候，他吸吮几口或者过几分钟就睡着了。他为什么对吃奶不感兴趣呢？

许多宝宝，还有他们的妈妈，在经历了生产的兴奋之后，都该用几天时间好好地“睡一睡”。宝宝贪睡，可能是因为他累了或者不知所措，也可能他仍然受到生产过程中使用的药物影响。再过一两天，他的吃奶情况就会好转。宝宝出生时体内存有足够的液体和脂肪（所以他们看起来胖嘟嘟的），可以帮助他们维持到有兴趣吃奶，并且你的乳汁也更加充沛的时候。以下建议可以帮助你唤醒宝宝，让他更积极地吃奶：

* 在宝宝快速眼动睡眠（REM）时唤醒他。这种浅层睡眠状态有以下特征：眼皮跳动、微笑、拳头紧握以及四肢直挺。深度睡眠中的宝宝很难唤醒。

* 鼓励一下宝宝。你和宝宝上身都不要穿衣服，将宝宝肌肤相贴地放在你身上，对着你的腹部和胸部，用一条薄毯盖住宝宝裸露的背和头。此时，你的体温会让宝宝感到足够温暖（妈妈哺乳时体表温度会自动上升），但又不至于暖烘烘地让他昏昏欲睡。

* 如果以上方法不管用，将宝宝竖直着抱起，和他说话，鼓励他睁开眼睛。

* 不要像平时那样，采用弯曲宝宝身体的抱法（那样让宝宝放松），而要抱直他的身体，展开他的手臂，这两个动作都会振奋宝宝的大脑。

* 轻抚宝宝的手心和脚心，帮他醒过来。

* 用冷毛巾轻拍宝宝的脸。

* 手动挤出几滴初乳，你的“超级乳汁”，用浸着乳汁的乳头逗弄宝宝的下嘴唇，刺激他张大嘴巴。给宝宝喂奶的时候，轻轻地抖动，鼓励宝宝继续吃奶。如果他睡着了，可以轻抚他的腿或轻拍他的背将他唤醒。

* 养成习惯，在宝宝快要睡着时，将他换到另一侧乳房接着喂。可以拍拍嗝唤醒他，或者在换边时按摩几下背部。这叫左右交替喂奶。

* 如果宝宝才吸吮了几分钟就睡着了，可以将他抱离乳房，帮他醒过来之后，再换到另一侧乳房喂。不妨多唤醒他几次，让他投入地吸吮 10—15 分钟。吃完奶之后，就让他睡在你怀里，舔着你的乳头，这样的举动会产生大量的泌乳荷尔蒙。

传统智慧认为：“宝宝要睡觉的话就让他躺下来好好睡。”这种说法并不适用于母乳喂养的新生儿。贪睡干扰了母乳喂养中的供需关系，所以，如果在产后两三天之后，宝宝还是贪睡，不愿意吃奶，你需要泵奶几天，用喂奶注射器、杯子或手指喂宝宝泵出的奶。虽然成功的母乳喂养并不包含“定时喂奶”这一概念，但是针对贪睡的宝宝，你必须采取主动，在一段时间里定时喂奶，而不是等待宝宝的吃奶信号。白天每隔两三个小时唤醒宝宝喂奶，晚上也调好闹钟，不要让两次喂奶间隔超过四五个小时。

宝宝没兴趣吃奶

我迫不及待地想母乳喂养，但宝宝生下第一天就对吃奶完全没有兴趣。我觉得被宝宝拒绝了！

你读过了母乳喂养的书籍，上过了哺乳课程，脑海里形成这样一幅画面：

宝宝急切地盼望着你的乳汁，你们快乐地进行母乳喂养。然后，还没有从生产的兴奋劲里缓过来，你就将宝宝抱进怀里，开始实践等待已久的第一次喂奶——却毫无动静。宝宝四处看看，舔了几下，打个小盹，醒过来，你再尝试——依然不见成效。你开始感到气馁，甚至觉得宝宝在拒绝你。你会想起有个朋友曾经抱怨她的孩子“不愿吃奶”，你会想：难道我的孩子也会这样？我会不会也成为一个无法成功喂养的失败妈妈？

不要气馁：宝宝会吃奶的。就像贪睡的宝宝，有些宝宝只是需要过些时候才会想要吃奶。解决这个问题的首要之处就是：不要让宝宝对吃奶缺乏兴趣的事影响到你的态度，自己不要灰心丧气。你的乳汁能给宝宝最好的营养，作为宝宝的母亲，你不应该让此事影响到他人生美好的起点。

这也不是说你就该逼着宝宝吃奶。关于吃奶的斗争会让你紧张焦虑，这种焦虑又会传染给宝宝，导致他比以前更不愿意吃奶。你要做的就是分泌乳汁，让喂奶的过程愉悦，以此哄宝宝吃奶。

每次喂奶前，用手挤出几滴乳汁。然后用沾有乳汁的乳头轻刷宝宝的下嘴唇，和颜悦色地哄着他：“乖……张嘴。”一旦等到宝宝尝过了甘醇的母乳，他就会积极地想吃奶了。你可以采用侧卧姿势喂奶，让宝宝贴在你怀里，舔着乳头进入梦乡（对你来说，这也是种愉快的体验。）。用手挤出一些乳汁，宝宝不需费力就可以吃到从乳头滴下的乳汁。在宝宝的头下垫一块尿布，接住滴漏的乳汁。你一边耐心从容，一边寻求哺乳顾问的帮助，牢牢记住你是主导者。只要耐心、执著，母乳喂养很快就会成功。

剖腹产后的母乳喂养

我计划剖腹产。在母乳喂养方面我需要额外的帮助吗？

是的，你需要额外的帮助，因为你同时负有两项任务：让自己康复和喂养宝宝。下面是一些经过时间考验、针对手术分娩后成功母乳喂养的经验：

* 疼痛抑制乳汁分泌，也使你难以享受新生儿给你带来的快乐。为了减少术后疼痛，咨询麻醉师，让他用药物帮你感到舒适，同时又能在手术后保持清醒。如果产后立即往脊椎管里注射长效药物（例如硫酸吗啡注射剂），可以很大程度上减轻术后疼痛。此外，和医生商量，采用“患者自控镇痛法”

(PCA)。就是你自己根据需要，服用止痛药物，所用药物需对宝宝安全。

* 让哺乳顾问或照看的护士给你示范如何用侧卧姿势及橄榄球式抱法喂奶，这两种姿势可以避免宝宝的身体压迫手术伤口。

* 用侧卧姿势喂奶时，四周放上枕头，让自己感到舒适。在后背与床的护栏间放一到两个枕头，膝盖间放一个，头下垫一个，并在宝宝身后也放一个枕头。在腹部和床之间塞一个枕头（小小的泡沫垫子，甚至是折叠的浴巾），以便在侧卧时能保护好伤口。

* 让照看你的人（护士，或是你丈夫）将宝宝抱过来，帮助你调整宝宝身体和嘴巴位置，使宝宝能有效衔乳。

* 确定你的丈夫注意观察专业人员是如何帮助你哺乳的。鼓励他们教授你的丈夫在医院里以及回家后如何帮助你，尤其要学会如何帮助你让宝宝下唇翻转（见上文第 35 页）。

* 剖腹产后，尽可能安排宝宝与你同处一室。从宝宝的爸爸、奶奶或是朋友那里寻求帮助——在医院里陪伴你，帮助你照顾宝宝。

根据手术所用麻醉药以及身体恢复速度的不同，在手术分娩后开始喂养及“出奶”的时间也有早有晚。这或许是手术的直接影响，也可能是因为剖腹产的妈妈较少有机会进行早期频繁的喂奶。研究结果表明：和自然分娩的妈妈一样，手术分娩的妈妈也能成功地进行母乳喂养——这可是个好消息——只要她们能坚持投入地进行母乳喂养。

第三章

哺乳妈妈最关心的问题

在母乳喂养的过程中，你和宝宝共同成长，迎来一次又一次的喜悦与挑战。每一个问题的解决，都使你和宝宝更加亲密，也让你获得更多的母乳喂养知识和经验，成为母乳喂养的专家。下面我们要讨论的是哺乳妈妈普遍关心的一些问题。

喂奶次数

我该多久喂一次宝宝？每次喂多长时间？

频繁地喂！频繁地喂！成功母乳喂养的秘诀就是要“频繁地喂”。实践经验和研究成果均表明，频繁、不受限制地母乳喂养有以下好处：

* 婴儿成长发育得更健康。
* 母乳中的脂肪含量及热量更高。
* 哺乳妈妈不容易乳涨、乳房感染及乳头疼痛。
* 频繁喂奶在宝宝出生后头三个月尤为重要。

看宝宝，不要看钟。母乳喂养是母婴间天然和谐的关系，不是一道计算题。有位哺乳妈妈这样说：“我数喂奶的次数，不比数亲吻宝宝的次数多。”要知道，频繁地喂奶要比间隔很长时间，再让宝宝大吃一顿更能刺激你的泌乳荷尔蒙。

每位妈妈乳房的存乳量都不同。存乳量少的妈妈要更频繁地喂宝宝。每对母婴都在不断地摸索双方都满意的喂奶程式，使乳汁供需平衡。

每个宝宝都有自己的个性，吃奶模式也各有不同。你在建立母乳喂养关系的早期就会发现，“定时”这个概念对于吃奶的宝宝来说毫无意义，尤其在宝宝出生的第一个月里。宝宝吃奶的时间表是由他自己决定，也应该由他自己决定。妈妈和她吃奶的婴儿共同致力于发展身心舒适、供需平衡的母乳喂养关系，这种母婴之间的协作是最美好、也是最自然的。重申一遍，留意宝宝给出的暗示，要看宝宝，不要看钟。

在宝宝刚出生的几天里，大多数宝宝会以不同的强度吸吮，往往是间歇性的，每次时间会很长，有时候甚至能吸吮一个小时。新生儿在吃奶时常常会睡着，一个小时醒来后，他又要吃奶了。吃奶时间的长短通常取决于宝宝的吸吮风格。“小美食家”会温柔、悠闲地吸吮，时不时地停下来回味一下，再往四周看看。“小贪吃鬼”会很快进入状态，贪婪地吸吮妈妈的乳汁。

专家建议

从前，大多数医护人员对母乳喂养并不热衷。但是，自从研究结果证实了母乳喂养带来了诸多健康优势后，如今的医护人员都积极地提倡母乳喂养，并鼓励长时间地进行母乳喂养——不以月为单位，而是以年为单位。美国儿科医学会在 1997 年提出：“母乳喂养要持续至少十二个月，此后，如果母婴双方都乐意，可以一直进行下去。”前任卫生厅厅长安东妮娅·诺弗洛医学博士就是一位延长哺乳期的倡导者，她曾明确表示：“我认为，能够吃奶到两岁的孩子是非常幸运的。”所以，当好心的亲戚、朋友对你说：“什么?！你还在给孩子喂奶?”这时，你就告诉他，这是专家的建议。

关于喂奶时间的长短，应该摒弃那些人们常常建议的老法子：“开始时每一侧喂三分钟，然后逐步一分钟一分钟地增加时间，一直加到每一侧十分钟。”这种限制性的喂法肯定不是宝宝或有经验的哺乳妈妈提出的。每侧喂 3 分钟，你的泌乳反射说不定还没来得及运作呢。一般新生儿要饱餐一顿的话，耗时可长达 1 个小时。你会发现，大多数时候，宝宝吃一次奶要花 15—45 分钟，平均每次 30 分钟左右。在最初几周里，宝宝吃奶时间越长、次数越多，你的奶水也会越充足。过上一两个月，妈妈和宝宝就会达成共识，建立起双方都满意的和谐喂养程式。这个时候，大多数宝宝在每次吃奶的前 10 分钟就能获得所需的乳汁。然后，有些宝宝还会流连在妈妈的怀里，尽情享受安抚吸吮。这样不但宝宝获得了满足，妈妈的泌乳量也会增加。

人们曾经认为，限制喂奶时间可以预防乳头疼痛。如今，哺乳顾问了解到造成乳头疼痛的原因是喂奶姿势及衔乳方式不正确，而不是频繁地喂奶。如果你的乳头疼痛，就需要调整宝宝吃奶的方式，而不是限制喂奶的次数和时间长短。

还有一种迷信是频繁地喂奶会引起涨奶的疼痛，但研究结果正好相反。如果妈妈限制喂奶的次数和时间，鼓励初生的宝宝长时间地睡觉，她们反而更容易涨奶。

做好实际的思想准备，在最初几周里，你的宝宝每两三个小时需要吃一次奶。我们，还有很多其他人都注意到，那些茁壮成长的宝宝（他们发挥了最大的成长潜能）通常在头几周里每天吃奶 8—12 次。一旦你的乳汁供给量稳定了，和宝宝建立了彼此满意的喂奶程式，你的宝宝也会接受吃奶之外的安抚方式。

频繁喂奶还是间歇喂奶，这是当代育儿专家们的热门话题。间歇喂奶的拥护者（我们称他们为婴儿训练员）提出，定时喂奶可以让婴儿更好地适应父母的作息时间。这些婴儿训练员主张每天给婴儿，甚至是新生儿，喂奶间隔不少于三四个小时。这样的建议会让婴儿营养不良，也会导致哺乳期过早结束。实践经验和科学研究均已证实：间歇喂奶对绝大多数婴儿来说是不适用的，频繁吃奶的婴儿生长发育得更好，哭闹得也少。简而言之，吃奶次数越多，长得就越好。

从生物学的角度看，频繁喂奶是正确的。观察自然界的现象可以提示我们人类婴儿的吃奶频率应该如何。有些动物的妈妈会长时间地离开她们的幼仔(称为间歇性接触物种)，她们产的奶脂肪含量和热量特别高，这样幼仔才能在不经常吃奶的情况下茁壮成长。相对而言，人类的乳汁脂肪含量和热量较低，这意味着人类是持续性接触的物种。另外，人体内制造乳汁的荷尔蒙——催乳素和催产素——的运作方式进一步支持了人类婴儿应该频繁哺乳的观点。“生物半衰期”这一概念表示人体消耗某种物质的一半所需的时间。催乳素的生物半衰期很短，大约半小时；催产素的半衰期更短，大约只有四分钟。而这些泌乳荷尔蒙主要在婴儿吸吮乳房时释放出来，母体要维持较高的激素水平就需要频繁地哺乳。研究结果还表明，喂奶间隔短，母乳中的脂肪含量才能达到最高。婴儿吃奶时间越长、次数越多，母乳中的脂肪含量就越高。限制吃奶时间和次数，会限制婴儿的生长和母体制造乳汁的能力。

喂养小贴士： *左右交替喂奶。让宝宝决定什么时候吸完一侧乳房，再换到另一侧。吸完一侧乳房的奶，可以使宝宝获得更多富含乳脂的后奶。*

我该过多久才能让宝宝按时吃奶呢？

如果你试图让宝宝按时吃奶，可能对乳房和宝宝都不利。严格按时间表吃奶的婴儿往往增重不足，按时间表喂奶的妈妈也更容易发生涨奶、乳房感染，以及泌乳量不足这些问题。婴儿消化母乳要比消化配方奶快，所以与配方奶喂养的婴儿相比，他们更容易感到饥饿，需要吃更多的母乳。在出生的头几个月里，婴儿每两周就会有生长加速期，就像青少年发育期一样，在这期间婴儿需要摄入更多的食物。此外，婴儿都喜欢安抚吸吮，这个时候他们注重的是感觉，而不是食物本身。有时，婴儿只是口渴，就吸吮几口，获得一些含水量较高的前奶用来解渴。婴儿的种种需求靠吃奶都可以满足，但这些需求并不是固定按时间表统一发生的。

我们倾向于使用一个不那么严格的名称——母乳喂养程式——来形容母婴彼此满意的成功母乳喂养。更好的名称是“和谐母乳喂养”，这表明了婴儿的需求和妈妈的回应和谐一致。在母乳喂养的前几个月里，每一对母婴都应该达成一致，建立起彼此满意的喂养程式。一方面，婴儿通过吃奶获得乳汁和安抚，另一方面，妈妈在满足婴儿需求的同时，自己也感到快乐和轻松。持续这样的程式，可以让母婴双方都达到最佳状态。这也是一个不断调整的过程，因为婴儿的需求一直在变，妈妈也会随之调整。

宝宝一有吃奶要求，我就该给他喂吗？

对此，我们更愿意把它说成是“提示性哺乳”，而不是“命令式哺乳”。“命令式哺乳”听起来像是上下级之间的关系。确实，在母乳喂养的前几个月里，妈妈是付出者，婴儿是索取者。但最终母婴会达成一致，建立彼此满意、相互满足的喂养程式。“提示性哺乳”表明你留意到宝宝肚子饿或需要安抚时所发出的信号，并作出适当的反应——给他喂奶、抱抱他，或者两者兼顾。如果你涨奶或是想哄宝宝睡个午觉，也可以“命令”宝宝吃奶。就像爱的语言，母乳喂养也有语言。妈妈了解宝宝的第一步就是：学会理解宝宝的喂养语言并作出适当反应。

频繁喂奶的科学性

宝宝的生长发育及乳房的功能运作都适宜频繁哺乳。宝宝的胃小，对母乳消化得快——这两方面都要求宝宝频繁地吃奶。最新研究表明：在头三个月里频繁地喂奶，可以使泌乳量维持在一个充足的水平，直至断奶。哺乳专家很早就发现：那些不频繁喂奶或者限制喂奶时间的妈妈，在头几个月中乳汁还会充沛，但之后往往会因为“奶水不够”很早就给宝宝断奶了。

最新观点认为，母体制造乳汁的过程是这样的：在头几个月里，频繁地喂奶使母体内的催乳素（制造乳汁的荷尔蒙）维持较高水平。因为频繁喂奶，乳腺趋于成熟，乳房内对催乳素的感应点增多，运作也更有效率。这就使得制造乳汁的细胞对催乳素十分敏感。接着，过了头几个月，催乳素水平会下降，而这些制造乳汁的腺体在荷尔蒙刺激减少的情况下，也能够继续制造出充足的乳汁。实际上，是乳房制造乳汁的效率提高了。如果头几周喂奶次数不够多（比如说，妈妈想让宝宝长时间睡觉，而定时给他喂奶），乳房内对催乳素的感应点就不会增加，乳房在此后制造乳汁的效率也会降低。

研究结果进一步证实了频繁喂奶的重要性：宝宝吃奶越频繁，乳房被吸空越彻底，母乳中的脂肪含量也就越高（因而产生的热量也越高）。这就解释了为什么被限制吃奶时间的宝宝通常增重不够。因为妈妈喂奶间隔越长，乳汁的脂肪含量就越低。

有些妈妈让宝宝一直哭到“喂奶时间”到了再喂奶，这种做法打乱了宝宝的生理节奏。等到好不容易可以吃奶了，宝宝不是因为太难过而难以下咽，就是因为哭得太累，没吃完就睡着了。这样一来，不仅宝宝增重不够，妈妈乳房也容易感染。限制吃奶时间让太多的宝宝不能茁壮成长，同时他们的妈妈也受到负面影响。记住，“提示性哺乳”这个美妙的生理机制，远在时钟发明之前，从人类哺乳之初就运作良好，而直至当代，“婴儿训练员”才提出让哺乳遵循妈妈繁忙的时间表来进行。摈弃按时按点地喂奶，采用行之有效的方法吧！

宝宝吃饱了吗

我担心宝宝吃奶不够。如何才能知道他吃饱了没有？

与其担心宝宝有没有吃饱，不如查看以下几个方面，以确认宝宝吃到了足以让他健康成长的母乳。

抵制"科学"喂养的思维状态

用配方奶喂养宝宝的妈妈往往将喂奶当做一件大事。她们要给奶瓶消毒、准备配方奶。然后还要计算配方奶的分量和喂奶的次数，不是担心宝宝吃多了，就是担心宝宝吃少了。难怪她们尽可能地拉长吃奶间隔。母乳喂养就大不相同，你不必计算这个、计算那个，只需将喂奶看成与宝宝的社交互动。就像你不会数自己一天亲了宝宝几下一样，你也不需要去数今天给宝宝喂了几次奶。

体重增加 最可靠的成长标志当然就是宝宝体重的充分增长——平均每周4—7盎司（约110—200克），或每个月至少1磅（约450克）。除非你用特殊的电子秤，否则通过在宝宝吃奶前后给他称重，来"计算他吃了多少奶"，这种方法是出了名的不准确。在普通人体秤上，宝宝的姿势及动弹会造成读数上好几盎司的差异。在喂奶一两个月后，你自然就会知道宝宝有没有吃够奶，因为他看起来长大了，抱在手里也沉了。但是，在最初几周里，很难目测宝宝长了多少，尤其那些初为人母的妈妈，缺少这方面的经验。所以，医生会在你出院后几天检查宝宝的增重情况，然后过一两周再次检查。

无论是用母乳喂养还是用配方奶喂养，婴儿出生几天后，平均体重都会比出生时减少5%—7%。这主要是因为排出了体内多余的液体。减重多少取决于婴儿的胖瘦，体液滞留的多少，以及婴儿的喂养状况。根据我们的经验，如果是顺产，母乳喂养也"得法"的话（即宝宝有效衔乳，并频繁、无限制地吃母乳），宝宝体重减轻就少。但是（因并发症或正确衔乳问题）母乳喂养开始较晚的宝宝，体重减轻就相对要多。

湿尿布数量 吃足奶的宝宝到出生后第四天就会一天尿湿 4—6 片纸尿布（或 6—8 片布尿布）。你可以在纸尿布上倒两大汤勺的水（约 30 毫升），感受一下大多数新生儿的湿尿布片有多重。布尿布的湿度看起来、摸起来都比较明显，而一次性纸尿布因为吸水性强，所以可以用掂量它的重量来判断其湿度。宝宝一个月以后，尿布会更湿——大约 4—6 大汤勺的量。

体重检查

在做第一周体重检查时，吃足奶的宝宝体重比出生时高出 1—2 盎司（28—56 克）。记得向医院的护士询问宝宝出院时的体重，医生需要在第一周检查时知道这个数字——计算增重的基数是宝宝最轻的体重，而不是出生时的体重。如果增重不多（一周不超过 4 盎司/110 克），医生会继续观察宝宝的体重增长情况。要确定每次都使用同一个秤，称重时，宝宝不要穿衣服。另外，在称体重之前，请人调整一下秤，不然偏差能多达好几盎司。

尿液的颜色 宝宝尿液的颜色也能提示你，让你知道他有没有吃到足够的奶水，从中获得充足的水分。浅色或无色的尿液表明宝宝水分充足；深色、苹果汁一样颜色的尿液（出生四天后）则表明宝宝摄入的水分不足。此外，如果水分摄入不够，你还会在尿布上发现像“砖灰”一样的残留物，那是尿液过度浓缩产生的尿酸盐结晶（这在宝宝出生头几天内属于正常现象，在增加奶水摄入后会消失）。

排便次数及粪便类型 奶水吃得多，排便也会增多。在头几天里，新生儿的粪便逐渐从最初黑色、黏稠的胎粪转变为绿色，然后变为棕色，最终变为芥末酱一样褐黄色的“奶粪”，黏稠度像软干酪。转变过程是这样的：

* 胎粪。青黑色、质地像焦油的胎粪含有大量来自胎儿肠中的残余物。这种粪便会持续几天，直至肠道清空。频繁喂宝宝吃初乳可以加速这一过程。
* 过渡期的粪便。随着宝宝胎粪彻底排尽，母乳摄入开始增多，宝宝在四至七天之间粪便变为褐色。
* 奶粪。妈妈“出奶”后一到两天，宝宝的粪便就转变为芥末酱一样褐黄色的“奶粪”，黏稠度就像软干酪。宝宝排便也更频繁。

尿液能告诉你宝宝有没有从母乳中获得充足的水分，而粪便则能告诉你母乳的“质量”，也就是宝宝有没有吃到能促进他茁壮成长的含脂高的后奶。第一周到第四周之间，获得足够后奶的宝宝每天至少要排两到三次“奶粪”。因为母乳是自然的通便剂，有些宝宝每次吃完奶都会排便，这是好现象，表明宝宝吃足奶了。如果宝宝一天只有两到三次排便，尿布肯定是沉甸甸的。一两个月之后，宝宝的消化道趋于完善，排便次数会减少。这个时候，一般是一天一次。而有些母乳喂养的宝宝虽然吃了足够的奶，但三四天才排便一次。有些宝宝会攒着，一周才排便一次，我们将之戏称为“泥石流”。其实，只要宝宝增重正常，也未感不适，这都是正常的现象。

如果宝宝的粪便一直颜色发暗、量少，或排便次数少，有可能是因为吃奶量不够。我们所说的“吃奶量不够”有两方面的指标——既要奶量足，也要热量足。有些宝宝虽然吃了足够的奶，水分充足，但是吃奶持续时间不长，或吃奶方式不对，未能触发妈妈的泌乳反射，因而吃不到含有高脂肪、高热量的后奶。这种情况下，宝宝也许排尿正常，看起来也获得了充足的水分（眼膜及嘴唇湿润），但是增重不够，同时，皮肤松弛，宝宝也表现出没有得到满足的样子。一周大的新生儿如果还没有适量的排便，就需要仔细检查一下喂养的情形。你可以寻求哺乳顾问的帮助。

乳房在喂奶前后的不同　通常，喂奶之前，乳房会比较丰满，之后会变软。喂奶几分钟之后，大多数妈妈都会感觉到泌乳反射。如果你感觉不到，就观察宝宝。泌乳反射会增加乳汁流量，宝宝的吸吮会更有力，你也会听见更为频繁的吞咽声。此外，你也可以观察宝宝嘴角有没有漏奶，听他是否每吸一两口后就会吞咽，看他在吸吮过程中以及吸吮后是否表现出满足感。这些都能反映宝宝有没有吃足奶。所以，如果你感到宝宝有力的吸吮，听见他的吞咽，感觉到自己体内的泌乳反射，又看到宝宝吃奶后满足地睡去，这就意味着宝宝吃足奶了。

喂养小贴士：不要担心自己的泌乳量。记住，母乳喂养是一场信心游戏，最能打击妈妈自信心的莫过于担心宝宝没有吃足奶。只要宝宝有足够多的湿尿布和排便次数，并且在正常增重，你就要相信宝宝吃足奶了。如果一直担心自己的泌乳量，你就可能给宝宝喂配方奶。而一旦喂了配方奶，宝宝就会减少母乳的摄入量，直接导致你的泌乳量因缺少宝宝刺激而下降。这样一来，你之前的担心就变成了现实。绝大多数的哺乳妈妈能够生产足够的乳汁，但有些妈妈不能将足够的乳汁喂给宝宝。这通常是由衔乳不正确、哺乳时间不够长、获得母乳喂养支持不够多、压力太大、身体太疲劳引起的。每天频繁地给宝宝喂奶，确定宝宝有效衔乳吸吮，你就没有什么可担心的了。

增加泌乳量

我一个月大的宝宝好像增重不够。我该如何增加泌乳量呢？

记住母乳喂养的三大要素：乳房、宝宝和大脑。要增加泌乳量，乳房需要更多来自宝宝的刺激。你的大脑要做适当调整，将哺乳看做头等大事。这样能帮助宝宝和乳房一起合力制造出更多的乳汁。

* 增加喂奶次数。至少每两小时喂宝宝一次。白天，宝宝如果睡觉超过两小时，就唤醒他吃奶。晚上，也至少唤醒宝宝一次，多喂一次奶。我们说，母乳喂养要遵循供需平衡的原则，但不是所有的宝宝都会主动寻求自己所需要的东西。有些宝宝，特别是那些嗜睡的性格温和的宝宝，如果妈妈不加引导，他们主动要求吃奶的次数会不足以满足他们的生长需求。若是你的宝宝有这样的情况，你需要更积极主动地给宝宝提供吃奶的机会。

* 延长喂奶时间。不要预先定下每侧乳房喂几分钟的死规矩，这会限制宝宝吃奶的时间。让宝宝吃完一侧再换另一侧。这样，宝宝有机会饱食泌乳反射带来的高脂肪后奶。如果太快换到另一侧，宝宝吃到的将会是两侧乳房的前奶，虽然能吃饱，但生长所需的热量会不够。

* 左右交替喂奶。常见的做法是让宝宝从一侧乳房开始吃十五分钟左右，然后换到另一侧，直至吃奶结束。对于一些喜欢悠闲吸吮或容易睡着的宝宝来说，这个方法并不适用。交替喂奶时，你要仔细观察宝宝。让宝宝在第一侧吃到吸吮强度变小、吞咽也减少，开始安抚吸吮时，换到另一侧，鼓励他积极吃奶直至吸吮强度再次变小。这时，再换回到第一侧。最终，再换到第二侧，结束吃奶过程。反复靠换边来唤醒宝宝的做法能够鼓励他进行长时间的积极吸吮和吞咽，从而获得高脂肪高热量的后奶。这种交替喂奶的方法特别适用于贪睡的宝宝。因为他们吃奶时，往往在吃到足够的“成长奶”之前就进入了梦乡。还有一个可以刺激宝宝多吃奶的小窍门——在换边之前给他拍嗝（这种技巧又

叫“拍嗝交替喂法”）。

安抚吸吮

宝宝在你怀中获得的不仅仅是乳汁，还有安抚。很多宝宝会有两种不同的吸吮风格*。为了获得营养而进行的吸吮是热情的、有力的，能有效地吸吮出乳汁。非营养目的吸吮时，宝宝只是轻轻地短暂吸吮，时不时会有停顿，吸吮的乳汁并不多，主要是安抚性的。有证据表明，两种风格的吸吮都有助于宝宝对母乳的消化吸收（吸吮可以提高肠道内的脂肪酶数量）以及宝宝的体重增长。由此可以再次确定，宝宝的所作所为均是出于生理需要。一般来说，吸吮速度慢些、力道强些，吸到的奶也会多些。所以，安抚吸吮通常是快而轻的。很多时候，宝宝刚开始吃奶时，都是短暂的快速吸吮。等乳汁流量达到适当的速度后，宝宝的吸吮也会放慢。在吃完奶后迷糊地快睡着时，宝宝常常会胡乱快吸一通，不超过一分钟时间。许多学步幼儿在一天中需要安抚吸吮若干次，目的就是在感到不快时能被抱抱，或者就是想与妈妈这个基地重新建立联系。你有时会厌烦宝宝将自己当成安抚工具，但是，你要知道，宝宝一生中，待在你怀中的时光虽然转瞬即逝，而你对他无微不至的关爱和随手可及的抚慰却会让他受用一生。

* 严格说来，吸吮指的是婴儿的动作（例如“吸吮乳房”），哺乳指的是妈妈的动作（例如“给宝宝哺乳”）。如今，大多数母乳喂养书籍的作者都混用这些词汇。

* 加倍喂奶。除了左右交替喂奶，你也可以加倍喂奶。在宝宝吃饱喝足之后，不要立即放下宝宝让他睡觉，而是再抱一会。用10—15分钟时间，抱着他或直立地背着他，让他保持清醒，并让他肚子里的气泡排出来。这样一来，宝宝肚子里又有空间了。再来一轮喂奶，让他吃饱。加倍喂奶，和交替喂奶一样，能够刺激更多的泌乳反射，增加乳汁的分泌量及热量。

* 脱光宝宝喂奶。肌肤之亲有助于唤醒贪睡的宝宝，刺激不太投入的宝宝去积极地吃奶。另外，你也可以脱去上身衣物，增加与宝宝的肌肤接触。怕宝宝着凉的话，在他背上披上小毯子。

* 午睡及夜间喂奶。最能刺激乳汁分泌的方法之一就是遵循古训——带宝宝上床喂奶。这样做，你和宝宝都能放松下来，也能刺激更长时间、更为频

繁的哺乳。同时，泌乳荷尔蒙水平也会提高。你体内的催乳素水平在睡眠中会提升，生长荷尔蒙在睡眠时也会提升，并和催乳素协作，提高泌乳量。（乳制品行业用牛的生长荷尔蒙来增加乳牛的产奶量。在某些研究中，人类的生长荷尔蒙被用来帮助早产的妈妈提高泌乳量。）

* 背巾喂奶。显然，将宝宝最爱的美食放在触手可及之处，可以诱惑他吃得更多。在喂奶间隔期尽可能用背巾将宝宝背或兜在身上。事实上，有些宝宝在身体移动时能吃得更好更频繁。妈妈走动时引起的有节奏的晃动，可以帮助宝宝保持清醒的状态，能更好的完成吸吮的动作。

* 集中精力。盘点平时生活中的种种活动及生活习惯，看看有没有什么事情会消耗你本可以用在照顾自己和宝宝身上的精力？你是不是事务繁杂，所以没有足够的时间给宝宝了？如果你要为宝宝制造更多的乳汁，必须将母乳喂养和照顾自己作为头等大事。其他事情都可以假手于人。要让宝宝的爸爸荣耀地分摊除了喂奶之外其他照顾宝宝的琐事以及家务。你要知道，如果你因为其他事感到紧张有压力的时候，制造乳汁的荷尔蒙就不能发挥最大的功效。

* 请人帮忙。如果家中还有一个大一点的学步幼儿，你可以考虑请一个中学生在放学后一段时间陪他玩，让你能有几小时的时间可以轻松地坐下喂奶。另外，尽可能请人帮忙洗衣服、做饭、洗碗、打扫房间等家务活。

* 充分休息。要制造更多的乳汁，你就必须让自己更有能量。给自己一些特别的优待——锻炼一下，泡会儿温泉，每天散散步，白天睡上几觉——只要能帮助你放松、让你能专心照顾宝宝的事，就放手去做吧，这是你的首要任务。身心放松可以降低体内的压力荷尔蒙，让泌乳荷尔蒙更有效地运作，使你更加放松。生活中非你亲力亲为不可的事情其实并不多，而制造乳汁、喂养你的宝宝，则是别人无法取代的。宝宝睡觉时，你最好和他一起睡。不要试图趁那段时间做别的事。你已经在做事了，而且是世界上最重要的事——做宝宝的妈妈。

* 不用安抚奶嘴，不用奶瓶。如果对宝宝增重情况有所担忧，还是要确保宝宝吸吮对象只能是你的乳房。配方奶瓶会扰乱你和宝宝之间的供需平衡关系，用安抚奶嘴来满足宝宝的吸吮需求，同样也会影响母乳喂养。如果医疗需要让宝宝必须接受辅助喂养，选择不用人造奶头的方法。

* 想象泌乳反射。喂奶的时候，与宝宝之间保持大量的肌肤接触，轻抚

宝宝——类似给动物理毛的动作。这有助于泌乳反射。有时，并不是你奶水不多，只是乳汁没有成功到达宝宝。泌乳反射挤压乳腺，使其中的乳汁流出至乳管及乳窦，宝宝就可以吃到奶了（见第二章）。在两次喂奶间隔及喂奶过程中，想象宝宝在你怀中吃奶，奶水源源不断地满足宝宝的需求。这种假想的奶流，真的可以帮助你触发泌乳反射。

* 想象宝宝、想象乳汁。母乳喂养是信心的游戏。要相信大自然赋予你的能力。多喂奶，宝宝又能有效地衔乳，你的乳汁也一定充沛。很少有妈妈不能制造足够乳汁的。生活中会有压力，但纵观历史，妈妈们在经历战争、饥荒或个人的悲惨事件时都可以成功地进行母乳喂养，你没有理由认为自己会失败。

* 寻求专业帮助。联系当地的母乳会辅导员或是专业的哺乳顾问，向她们请教如何增长泌乳量。她们都是有经验的妈妈，哺乳顾问还可以帮助你判断宝宝衔乳是否正确有效。

宝宝的生长加速期

宝宝三周大了，突然对母乳需求增大，总要吃奶。是否表明我的奶水不够？

是的，但不是通常意义上的奶水不够。很可能你的宝宝正在经历生长加速期。生长加速期通常发生在宝宝十天、三周、六周以及三个月大的时候，是宝宝频繁吃奶的日子，宝宝会表现得“总要吃奶”。因为生长加速，对母乳的需求量就会增大，吃奶就更频繁。连着一两天，早、中、晚给宝宝“马拉松式喂奶”之后，你的身体就能制造更多的乳汁，而宝宝吃奶的次数也会减少。这就是供需原理在起作用——需求量增加时，供给也相应增加。

宝宝频繁地要吃奶，实际上是大自然传递的一个信息：宝宝在告诉你的身体，他正经历着生长加速期。在此期间，你需要减少对其他事物的投入，将一些无关紧要，又费时费力的事（家务活等等）暂时搁下，以便更好地应付宝宝增多的吃奶需求。这时你应当专注于喂奶。频繁地喂奶，如果再加上许多其他要操心的事，会让你疲惫不堪。同时，疲劳又会影响你的身体，使之无法制造更多的乳汁。在这些极易感到疲乏的日子里，神奇的造物主又来帮助你了——宝宝吃奶次数越多，你体内的泌乳荷尔蒙水平就越高，就越能让你放松下来。这种情况再次表明，新妈妈在产后几个月内维持简单轻松的生活方式是非常重要的。生活日程排得太紧会给你很大压力，以至于在应该全力以赴产奶、喂奶的时候，不能投入其中。宝宝需要吃奶的时日并不长，何不多花些时间享受抱他在怀，用乳汁喂养他的美好感觉呢？家务活少做些，不会影响你的生活，更不会影响宝宝的成长。

辅助奶瓶

我一个月大的宝宝每次吃完奶后总显得意犹未尽。我是不是应该给他喂奶粉呢？

不见得。给一个月大的宝宝喂辅助奶瓶，虽然不会像在第一周内那样造成乳头混淆，但还会有其他潜在的问题。使用奶瓶简单方便，但是会影响母乳的供需平衡。宝宝奶粉吃饱了，就不会好好吃母乳。母乳吃得少，乳房从中获得的信息就是它们需要减少乳汁分泌。你也许在一开始仍会感到乳涨，但你的身体已经开始减少乳汁分泌。很快，要么是你感到奶水不够，要么是因为你忙于其他事情，宝宝就会一天要吃两三次奶瓶了。最终的结果就是：你的乳汁供给减少、自信心下降、宝宝不得不提前断奶。

一出现问题就求助奶瓶，使你不去尝试哺乳技巧，帮助你的身体机能更好运作。相反，使用奶瓶会破坏你的身体机能。所以，不要急于使用奶瓶，而是尽量借助一些哺乳技巧：

母乳喂养中的生物化学

身体如果能够自然运作，你就可以生活得更好、身体更健康。母乳喂养就是最好的例子。哺乳的一大好处就是它能产生很多缓解压力的荷尔蒙，而哺乳期正是一个女人生命中最需要减压的时期。

“催乳素”，顾名思义，是一种支持乳汁的物质，也就是说它能促进哺乳。

在怀孕及哺乳期，血液中的催乳素含量是原来的 20 倍。在母乳喂养的头十天，催乳素水平达到最高，这正是新妈妈最需要荷尔蒙帮助泌乳的时候。高峰期之后，催乳素的基准水平在产后一年内会继续升高。哺乳妈妈在头三个月里的催乳素含量比其他女人要高上 10 倍。随着哺乳时间的延续，血液中的催乳素水平会逐渐降低。但是宝宝的吸吮仍然可以提升催乳素水平，甚至可以持续提升至哺乳的第二年。

夜间的催乳素水平比白天高很多，在睡眠过程中会提升。这个生物化学上的特性有助于哺乳妈妈在照看孩子一天后放松下来。这也解释了为什么很多宝宝更喜欢夜间喂奶，是因为妈妈夜间产的奶更多。性生活和运动也能提高催乳素水平。有趣的是，研究结果表明，妈妈抱着宝宝、逗他玩的时候，体内催乳素水平不会升高，但只要宝宝开始吃奶，几分钟之内，催乳素水平就有惊人的大幅度升高。所以，保持高水平催乳素的最有力刺激就是频繁的哺乳。让你体内自然的荷尔蒙更好地运作吧，白天和晚上都尽量多给宝宝喂奶。

“催产素”是另一类对制造乳汁起着重要作用的荷尔蒙。催乳素的释放需要宝宝吸吮的刺激，而催产素则会在妈妈看到、闻到、触到、听到甚至只是想到宝宝时，就能释放出来。当你准备坐下给宝宝喂奶时，体内就会释放催产素。催产素是由大脑中脑下垂体在受到吸吮及其他刺激后释放出的激素，是主导泌乳反射的主要激素。它会使泌乳细胞周围的带状肌肉收缩，将细胞产出的乳汁挤入乳管，进入存储乳汁的乳窦（这就是泌乳反射的过程）。催产素不仅造成泌乳细胞周围的肌肉收缩，也造成子宫的肌肉收缩。所以，大多数哺乳妈妈会在产后头几天里喂奶时感到子宫收缩。压力会抑制催产素的释放，但催产素本身是与放松、安乐的感觉相关的。

母体的生物化学不仅仅支持乳汁分泌，为宝宝带来母乳，对妈妈自身也有诸多好处。与没有进行母乳喂养的妈妈相比，哺乳妈妈的压力荷尔蒙水平较低。此外，催产素也使妈妈感到平和、快乐，妈妈和宝宝更能享受母子共处的美好时光。

在这几天里增加喂奶次数　很可能是因为宝宝处于生长加速期，在这几天需求量变大了。让宝宝每次吃奶时间长些，也多为他提供吃奶的机会——即使他可能刚吃完没一会儿。你更多地喂他，他就能吃到更多的奶，尤其是高脂肪的奶。

让宝宝吸空一侧乳房后，再换边喂 这可以让宝宝吃到高脂肪的后奶。太快换边，他在两侧乳房都只能吃到含水量高的前奶，肚子吃饱了，却没有满足感。让宝宝自己决定有没有吃完一侧的大餐，再为他提供另一侧的甜点。

盘点最近生活中的变化 有没有什么事物过多消耗了你的体力和精力？影响了你及时对宝宝的吃奶暗示做出反应？家里来客人、节假日准备、装修工程之类的事会让你分心，不能在宝宝每次需要吃奶的时候满足他。

延长某些吃奶时间段 尝试在床上进行午睡喂奶及夜间喂奶（见前文）。

兜着宝宝 或许，宝宝需要的并不是更多的母乳，而是额外的关注。可以每天用背巾将宝宝兜在身上几个小时。

喂配方奶不仅破坏你的乳汁供给，对你体内的荷尔蒙水平也有不良影响。研究结果表明，使用辅助奶瓶会降低母体内催产素和催乳素水平。

宝宝更喜欢奶瓶

我的小宝宝好像更喜欢吃奶瓶。是不是我的奶水有问题？

不要让这种想法破坏你对自己母乳喂养能力的信心。你的奶水没有问题，只是宝宝更喜欢橡胶奶头。用橡胶奶头吃奶，宝宝不需要用力吸吮，甚至都不用张大嘴巴就能轻易含住奶头。而吃母乳就不同了，宝宝不但要正确地衔乳，还要做些努力才能吃到妈妈的奶水。在母乳喂养最初几周里喂宝宝吃辅助奶瓶，会有造成“乳头混淆”的危险。

要改变这种状况，你需要让宝宝更容易从乳房中吸到奶水，你要摆脱奶瓶。如果医疗需要给宝宝添加辅助奶，与医生或哺乳顾问商量不用奶瓶的喂法。要求宝宝同时学会两种不同的吸吮方式，也太难为宝宝了。

宝宝更爱奶瓶的一个原因是他能从中立即获得食物，不像吃母乳时，还需先触发妈妈的泌乳反射。所以，你可以让宝宝乐一下——让他知道你也能立即出奶。在宝宝衔乳之前先用吸奶器或手压方式让奶水流出，这样宝宝在前几口就能吸到奶水了。或者，你可以在胸喂时尝试注射器喂奶的方法：每次宝宝吸吮，都用注射器喷一些事先挤出的母乳给宝宝，这会鼓励他更多地吸吮。作为长久之计，你可以采用本书第二章列出的刺激泌乳反射的方法，让自己更快泌乳。同时，让母乳喂养成为你和宝宝的社交互动，伴随以眼神交流、肌肤相亲，以及许多美好的感情。这样，哄宝宝到怀中的时候，你就会发现你根本不用和奶瓶争宠了——比起任何人工的喂奶工具，宝宝会更爱妈妈的乳房。

宝宝体重增长

我用母乳喂养，宝宝增重的情况应该是怎样的？

影响宝宝体重增长的因素很多，包括遗传、性情以及饮食。所以，一般婴儿增重的正常模式会有很大的差异性。不同体型的婴儿代谢速度不同，热量的燃烧情况也就不同。身长并苗条的宝宝（我们称之为“香蕉形”宝宝）是超级代谢型宝宝，他们消耗热量的速度要比体型丰满些的“苹果形”和“梨形”宝宝要快。“香蕉形”宝宝身高会比体重长得快，在成长图表上，他们的身高往往高于平均值，而体重却会低于平均值。“苹果形”和“梨形”宝宝正好相反，往往是体重的增长高于身高增长。这样不同的成长模式都是正常的。

婴儿的性情也会影响体重的增长。性格温和的宝宝燃烧热量少，所以体重增长会快些。活跃的宝宝生性好动、执著坚持，一刻不得闲，往往消耗更多的热量，身形会苗条些。

母乳喂养的频率也会影响宝宝的成长。适时、无限制喂养的宝宝会长得更长。此外，据我们观察，那些夜间与妈妈共勉、享受无限制夜间母乳喂养的宝宝长得快，而那些被加以“婴儿训练”（定时喂养，并采用各种类似“让宝宝哭到睡着”方法来鼓励婴儿睡整夜觉的育儿项目）的婴儿，往往有生长延迟的情况。父母强加的定时、限制性的喂养，不但会让宝宝吃的奶少，而且由于吃奶间隔时间长，吃到的奶脂肪含量和热量都偏低。

母乳喂养和配方奶喂养的婴儿成长速率并不相同。长远来看，母乳喂养的婴儿一般会更苗条健美。1992 年，加州大学戴维斯分校的凯瑟琳·杜威博士进行了一项研究，将正常、健康的母乳喂养的婴儿与配方奶喂养的婴儿进行比较。这项研究简称 DARLING（“戴维斯地区哺乳、婴儿营养及生长发育研究”）。研究结果表明，在最初几个月里，母乳喂养的婴儿与配方奶喂养的婴儿成长速率基本相同，但在四到六个月之间，配方奶喂养的婴儿增重要比母乳喂养的婴儿快，但两组婴儿的身高与头围增长速度相近。六个月后，母乳喂养的婴儿会更加苗条，在十二个月内，体重增长要比配方奶喂养的婴儿平均少一磅（约450克）。研究人员认为，配方奶喂养的婴儿体重增长较大的原因是由于他们体内保留有更多的水分，以及体脂组成与母乳喂养的婴儿有所不同。最后，研究人员指出，应该用标准化的成长图表反映健康正常发育的母乳喂养婴儿的不同成长模式。

母乳喂养婴儿的正常成长模式因人而异。下列第一年内母乳喂养婴儿的成长数据可供一般性参考：

* 第一个月，每周增重4—7盎司（约110—200克）
* 前六个月，每月增重1—1.5磅（约450—675克）
* 六个月至十二个月之间，每月增重0.75—1磅（约340—450克）
* 前六个月，身高每月长1英寸（2.54厘米）；六个月至十二个月之间，每月长1.5英寸（3.81厘米）

该项研究还有个有趣的发现：母乳喂养的婴儿比配方奶喂养的婴儿消耗热量要少——不是因为哺乳妈妈产奶不够，而是因为母乳喂养的婴儿更会根据自身需要调节卡路里摄入量。也许，正是这种自己决定食物摄取量的能力，使得母乳喂养的婴儿在青少年期较少可能过度肥胖。

给宝宝称体重

我是不是应该买一个婴儿人体秤，天天给宝宝称重？

这其实并不是一个好主意。这种习惯容易让你过多看重称出的体重，而忽略宝宝给出的成长信号。担心宝宝每天的增重情况说不定会影响你的泌乳量，而且，婴儿体重一般不会稳步增长，而是会有增长加速期。有一两天体重没有变化，然后突然在一天内长好几盎司。所以，要看宝宝的信号，不要看秤。宝宝每天能吃上8—12次奶吗？湿尿布和排便次数够多吗？每次吃奶，宝宝有没有积极地吸吮吞咽15—20分钟？如果你对宝宝的增重情况有所担忧，每周带他去医院称重一次。

除非是使用特殊的电子秤，否则通过在宝宝吃奶前后给他称重，来“计算他吃了多少奶”，这种方法是出了名的不准确。在普通人体秤上，宝宝的姿势及动弹会造成读数上好几盎司的差异。

爸爸用奶瓶喂奶

我希望宝宝的爸爸也能享受喂宝宝的快乐。可以让他给宝宝用奶瓶喂奶吗？

我们不提倡使用辅助奶瓶，尤其是在开始母乳喂养的第一个月内。这容易扰乱母婴之间好不容易建立起来的生态和谐的哺乳关系。所以，要让宝宝的爸爸了解、尊重并支持哺乳关系的唯一性。

尽管不能像妈妈那样以最佳的方式为宝宝提供食物，爸爸也是可以“喂养”宝宝的。“喂养”一词既指“喂食”，又含有“安抚”宝宝的意思。① 爸爸可以通过安抚宝宝来体验与宝宝的亲密感。除了喂奶，爸爸可以用许多重要的方式养育宝宝——用背巾兜着宝宝、逗宝宝玩、帮宝宝洗澡、给宝宝换尿布、让宝宝趴在爸爸温暖的胸膛、在宝宝吃完奶后抱着他哄他入睡。六个月后，爸爸还可以给宝宝喂固体辅食。总之，不要因为母乳喂养而感到被排挤在外，觉得自己不能享受养育宝宝的乐趣和责任（阅读第十章，了解更多爸爸在母乳喂养中的角色）。

补 充 水 分

我用母乳喂养的宝宝需要补充额外的水分吗？

母乳喂养的婴儿不需要补充额外的水分，而配方奶喂养的婴儿常常会需要补充水分。即使在炎热干燥的环境下，你的母乳还是会含有足够宝宝需要的水分（大约90%的母乳是水分）。一个人的饮食性质（即肾溶质负荷或固体浓

① 我们去澳大利亚讲学，推广母乳喂养。有一天，讲座安排在晚上，一位老奶奶（我们暂住那家人家主人的妈妈）主动提出帮忙照看艾琳——我们9个月大的母乳喂养宝宝。老奶奶问我们：“如果她睡醒了，我要给她喂奶吗？”毫不夸张地说，我们听了都大吃一惊。后来，我们了解到，在澳大利亚，“nurse”这个词指的是抱起宝宝安抚的意思。我们误会了老奶奶的意思，这件事让我们乐了许久。

度）决定了他需要多少水分得以维持身体的生理平衡。母乳的肾溶质负荷比配方奶要低很多。配方奶中盐与矿物质的浓度较高，所以，肾脏要排除多余的盐分，通常就需要额外的水分。此外，配方奶喂养的婴儿代谢效率较低，会使用更多的水分。对于母乳喂养的婴儿来说，不仅仅是不需要额外的水分，相反，如果喂水解渴的话，还会造成婴儿对母乳需求降低，反而会破坏了母乳的供需平衡关系。用奶瓶喂水的话，也会造成乳头混淆。宝宝如果热了、渴了却又不饿，他会更频繁地吃母乳，只吃含水量较高的前奶，而不吃含乳量高的后奶，这样就满足了对水分的额外需求。母乳喂养的宝宝是不会让自己渴着的。

补充维生素

我用母乳喂养的宝宝需要补充额外的维生素吗？

一般不需要。你想，数万年来延续人类繁殖发育的母乳，怎么会有营养方面的缺失呢？除非宝宝有特别的营养需求，否则并不需要补充任何维生素。健康妈妈喂养的健康足月婴儿，在获得足够的母乳后，就不需要补充额外的维生素。但是早产儿往往会需要补充维生素。

过去，人们担心母乳中各种维生素以及矿物质含量不高，尤其是维生素 D 和铁。所以，人们习惯给母乳喂养的婴儿补充维生素。最新的研究表明，母乳中含有足够的各种营养物质，而且这些营养物质易于婴儿吸收。比较少见的一种情况就是一些宗教文化规定皮肤不得裸露在外，必须有衣物遮盖，这就导致哺乳的母婴肌肤很少裸露在阳光下，这种情况下，婴儿也会需要补充维生素 D。此外，如果哺乳妈妈是严格素食主义者（完全不吃动物产品），在哺乳期间，妈妈需要补充维生素 B_{12}。

安抚奶嘴

我的宝宝吃奶太频繁，吃得我乳头都痛了。我可以给他使用安抚奶嘴吗？

婴儿生来就有强烈的吸吮需求，一些婴儿甚至在子宫里就开始吸吮自己的大拇指。吸吮的目的不光是为了食物，婴儿通过吸吮还能获得安抚，这就是“安抚奶嘴”名称的由来。但是，最好的“安抚奶嘴”就是妈妈的乳房，宝宝吸吮妈妈的乳房后，会满足地入睡。我们不提倡在最初的几周内，也就是宝宝学习正确衔乳的期间，使用安抚奶嘴，因为这会造成宝宝减少吃母乳的次数，增重也会相应减少。1999 年，医学杂志《小儿科学》发表了一项研究成果，表明在婴儿出生头六周内使用安抚奶嘴的妈妈会提前断奶。

确实，“人体安抚奶嘴”（哺乳妈妈）有时会有磨损，所以，我们建议在乳头感到疼痛或是信心将被磨灭的时候，让宝宝吸吮大人的手指。或者，尝试其他安抚宝宝的方式——背着、抱着走动、拍背、爸爸和宝宝温存一会儿。你要知道，当一个“人体安抚奶嘴”没什么要紧的，因为你希望宝宝学会从人身上、而不是从橡胶上获得安抚。

丰满的乳房

我的乳房比较丰满，给宝宝喂奶时，有什么需要特别注意的吗？

无论妈妈乳房大小或形状如何，宝宝都能够很有效地吃到母乳。不过，如果你希望自己和宝宝都能更加舒服地进行母乳喂养，可以试试下面的小贴士：

* 将毛巾或纸尿布卷起来，垫在乳房下方，抬高乳房的高度，便于你调整喂奶姿势。

* 在喂奶过程中，用手掌和手指从下方托住乳房的重量，避免乳房压在宝宝下巴上。

* 采用“乳房三明治”的衔乳技巧（见第二章），这样可以呈现给宝宝较小的乳房部分，让他能更容易成功衔乳。

* 采取措施，防止乳涨（见第二章）。

* 穿戴舒适、有支持作用的哺乳胸罩。可以通过邮购的方式买到大号的哺乳胸罩（见第七章）。

一些哺乳妈妈发现，在宝宝断奶后，她们的乳房实际上会变得比怀孕前小了。

准备放弃

我的宝宝两周大了，母乳喂养进行得不是很顺利：我的乳头疼痛，宝宝也没有得到满足，我说实话也没有得到满足。帮帮我吧！

母乳喂养应该是个令人愉悦的过程，否则人类也不会繁衍至今了。根据我们的经验，母乳喂养基本都能成功，前提是哺乳妈妈在最初两周里获得支持及指导。大多数时候，母乳喂养不成功，并不是妈妈或宝宝的过错，而是支持及指导的系统没有正常运作。你可以尝试以下建议：

获得帮助 在开始母乳喂养的头几天里获得哺乳顾问的帮助，会大大提高母乳喂养成功的可能性。这是因为正确的喂奶姿势以及衔乳技巧是顺利产奶、喂奶的关键。如果产后一两周后，母乳喂养还有问题，再与哺乳顾问联系，或向母乳会辅导员求助。有了问题不要忍，要积极解决。

得到休息 世界上有很多文化将女人生产后头六周时间看得非常重要，习俗上会加以特殊对待：产妇只要好好休息，并学习照看孩子、给孩子喂奶就行了，其他事都由别人帮忙做。这段时间被称为“月子”或“头四十日”。所以，你在家中也要寻求帮助，让自己专注于母乳喂养宝宝。家庭成员比较多的家庭里，寻求帮助更为必要。玛莎经常建议哺乳妈妈“至少两周都别脱掉睡袍”。这是你人生中的一个至高点，应该无束缚地从事唯有你才能做好的事——照顾自己、滋养宝宝。你的任务就是哺乳，其他事让别人去做，不要想着在那几周里，不但要给宝宝喂奶，你还要照顾到全家人的一日三餐。

缓减压力

即使是在压力最大的情形下，你也是可以有足够的奶水喂养宝宝的。不管怎样，几百年来，无论是战争、饥荒还是洪灾，都没有让妈妈们失去成功母乳喂养的能力。但是，以上所说的压力与我们日常生活中经受的压力不同。过度紧张、压力过大时，体内的肾上腺激素会激增，影响制造乳汁的荷尔蒙。母乳喂养要求哺乳妈妈的身体保持荷尔蒙平衡的状态，而长期未得到舒解的压力会导致身体失去生化平衡，这就是为什么一些哺乳妈妈在家庭变故之后，例如生病或失业，会发现自己的泌乳量减少了。对日常工作不健康的处理方式，也会减少乳汁供应量。我们在为哺乳妈妈提供咨询的过程中，发现以下几种缓减压力的方式颇为有效：

1. **认识到自己虽然不能控制生活局面，但却可以控制自己对之作出的反应**。压力都会有的，孩子生病了、工作丢了，生活中很多挫折不幸是不以人的意志为转移的。但是，你能够加以控制的是自己如何面对这些挫折与不幸。

2. **关注解决方法，而不是问题本身**。这个减压方式尤其适用于哺乳妈妈。如果你的泌乳量突然减少，或者乳头感到疼痛，不要满脑子想着“我做不了”，而要信任自己的身体：它会正常运转的。你需要有个后援团，出现问题可以帮助你解决。知道该向谁求救，能让你避免得到无用的建议。

3. **关注大方面，而不要关注琐事**。不要因为生活中的琐事影响睡眠、浪费精力、影响你制造乳汁及照顾宝宝。就像一本畅销书的书名所讲的：《不要为小事担心（都只是小事）》，照顾宝宝才是你应该关注的“大事”。

4. **要自我感觉良好**。每天都提醒自己：你正在做世界上最最重要的工作——喂养一个人类宝宝；你的工作是世上其他人都做不到的——根据你的宝宝的需求，提供量身定制的乳汁。每天（甚至每次喂奶时）都告诉自己，你给宝宝的母乳将使他更聪明、更健康，会提高他的IQ智商，还能减低他患上各种疾病的可能性。你是个“妈妈医生”，你很重要。

5. **学会放松**。长期未得到舒解的压力会耗尽你大脑中的神经传递素，让你情绪低落、思维紊乱。身心放松可以让神经传递素从压力的损耗中恢复过来。每天用几分钟享受安静，可以泡泡澡、散散步，或是躺下休息一会儿。生产及哺乳帮助你学会根据身体加以调整自己。如今，你要学会根据心理加以调整自己。喂奶时听听音乐，就可以轻松做到这一点。音乐可以刺激你体内“感觉良好的荷尔蒙”——内啡肽，帮助你身心放松。心情放松有助于泌乳，所以，不要总想着烦心事，要多想想宝宝，让乳汁流畅。做好防范工作，一旦感到自己有烦心事，赶紧加以调整，在沉溺于烦心事之前，就让自己的脑海里充满正面积极的想法。

6. **多笑多玩**。人们一直相信欢笑是最佳的良药，这是有生化依据的。欢笑可以刺激“感觉良好的荷尔蒙”——内啡肽。你可以多和能制造欢乐的人交往、看搞笑片、读笑话书、或者策划快乐的聚会。有三项让人快乐的活动会增加内啡肽——运动、欢笑和性生活，这些是哺乳妈妈完全可以享受到的。

保持自信 一直以来，经验丰富的哺乳妈妈都称母乳喂养为新型游戏。你对自己的乳房又有信心，它们就运作良好。如果你对自己哺乳的能力没有信心，就会让自己陷于种种困境，导致最终失败。怀疑可能会自我应验变为现实。初为人母的妈妈在产后第一周里往往会对自己的哺乳能力产生怀疑，因为在喂奶第一周里，很难看到有什么成效（事实上，即使是在喂奶的第一天，宝宝就能获得少量但高质的初乳。）。让你身边多些持正面观点的人，最好是相信并支持母乳喂养、以及本身就有成功喂养经验的人。如果怀孕期间没有参加过母乳会小组会议，你不妨现在开始参加。在这些会议中，你若提出喂养过程中遇到的问题，不会有人问：“你确定你奶水够吗？”或是建议你：“用奶瓶喂吧。”

让自己感到舒适 将喂奶时段当做特殊的时段来对待：听听音乐，放轻松，在家中找个舒适的地方喂奶，期待每次喂奶时间的到来。如果乳头疼痛，寻求避免疼痛及治疗的办法；疼痛或预期疼痛会抑制泌乳反射。很多时候，午睡喂奶——和宝宝躺在床上喂奶——会让你放松下来，即使乳头疼痛，也能触发泌乳反射。或者，你可以尝试生产课上学会的呼吸方法或其他放松的方式（阅读第二章，了解更多触发泌乳反射的技巧）。

有的是时间 新生儿某些身体结构上的特点会使母乳喂养在开始阶段困难重重：宝宝的舌头可能相对于口腔来说太大了，或者宝宝的下颚有些后缩，导致他不能张大嘴巴，不能既含住乳头又含住乳晕部分。随着宝宝长大，下颌骨会向下移动，舌头及下颚会向前突出，口腔也会逐渐变大，宝宝就能更容易地有效衔乳了。

根据我们的经验，一旦渡过了最初几周的困难阶段，所有哺乳的母婴都可以享受到双方都感到满意、愉悦的母乳喂养过程。

我感到受挫的时候就会给哺乳顾问打电话，她会提醒我：母乳喂养是我能给宝宝的最好礼物。这样的提醒很管用！我意识到，虽然我为宝宝准备了完美的婴儿室和全套婴儿用品，但母乳喂养却要比任何用金钱能买到的东西都要重要。

喂养小贴士：准备一个喂奶站。在家里固定一个地方，当做给宝宝喂奶的专属站台。这个喂奶站里要备有一些枕头、一个脚凳，还要有一个桌子，桌子上可以放一些你会需要的东西——一本用来消遣的书、营养小零食、纸尿布及湿纸巾、备用T恤衫、一杯水或果汁。如果你不想去座机上取话筒的话，再准备一个无绳电话。将这个喂奶站建在你最喜欢的房间里，在这个房间里，你感到平和、安静，最好窗外还有美景可以欣赏。你可以在喂奶站里听轻松的音乐，但不要看电视，因为电视并不能让人放松，还会影响你配合宝宝。玛莎给孩子喂奶的时候，会读育儿书籍帮助自己放松。不光是宝宝喜欢吃奶时有一个舒适的环境，妈妈也喜欢舒适的喂奶环境。

宝宝偏爱一侧乳房

我的宝宝偏爱在一侧乳房吃奶。我现在两侧乳房一大一小，该怎么办呢？

常常是这样，一侧乳房会比另一侧更能有效地分泌及存储乳汁。而宝宝很快就会了解到哪侧乳房更容易操作，就会倾向于先吸吮那一侧。有时，宝宝偏爱一侧乳房是没有明显的理由的。想要让乳房看起来不一大一小的话，你可以每次喂奶先从宝宝不太喜欢的那侧——通常也是较小的那侧乳房开始。同时，要更频繁地喂那侧乳房。也许你需要试着先泵出几滴乳汁，来诱使一边倒的宝宝去吃他不太喜欢的那侧乳房。如果宝宝抗拒转向他不太喜欢的那侧，只要他能从一侧乳房获得足够的乳汁，满足他茁壮成长的需求，你也不必担心，一切顺其自然。最终，至少在你停止哺乳之后，你的乳房会恢复到一样大小。

宝宝舌系带过紧

哺乳顾问认为我的宝宝舌系带过紧，这会影响我喂宝宝吃奶吗？

是的，会有影响。如果宝宝的舌尖与口腔底部相连过紧，他伸舌头时，舌尖就会不容易超出下牙龈，不能伸至乳头及乳晕下方卷成凹槽，导致无法进行有效吸吮。人们习惯于不对舌系带过紧采取治疗，因为大多数时候，随着宝宝长大，舌系带会变松自愈。但是，近年来，如果婴儿舌系带过紧，导致无法衔乳时，我会采用

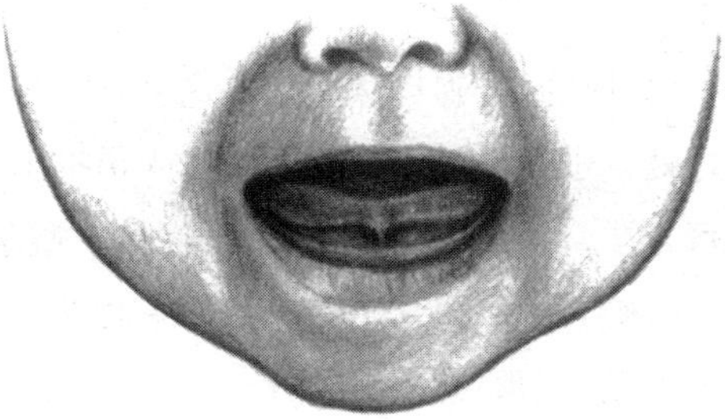
舌系带过紧

手术剪开舌系带（舌头与口腔底部相连的瓣膜组织）。下面一些症状可以帮助你判断宝宝是否舌系带过紧：宝宝衔乳或吸吮会造成妈妈乳房疼痛，或者宝宝没有吃到足够的奶水；宝宝舌尖伸出超不过下牙龈；宝宝哭泣或张大嘴巴时，舌头向下卷；宝宝想吃奶时，舌头也向下卷（应该是向上卷，形成凹槽）。舌系带矫正手术非常简单，无痛，只需30秒钟即可完成。手术之后，宝宝就能有效衔乳，不会让妈妈乳房感到不舒服了。在宝宝刚出生的几周内，舌系带还很薄，剪开很容易，通常剪开时，只会流几滴血，或者根本不出血。手术时，我会按以下程序进行：婴儿张大嘴时，我用一片纱布抓住他的舌尖（有时，嘴巴若是张的够大，都不需要抓住舌尖），剪开舌系带，直至系带与舌根相连之处。宝宝在手术后立即就可以到妈妈怀里吃奶、寻求安抚。如果医生或哺乳顾问认为哺乳问题源于宝宝舌系带过紧，就去医院剪开吧。

哺乳期怀孕

我听说母乳喂养可以让我避孕，是真的吗？

是的，只要你依照自然生产间隔的规律来进行母乳喂养。母乳喂养有一个好处常常被人忽略，那就是它对生产间隔的影响。制造乳汁的催乳素会抑制生殖激素的释放，这就会延迟哺乳妈妈的再次怀孕。宝宝可以在此期间尽享母乳提供的养分，而大多数妈妈在此期间不排卵，也没有月经，这就意味着短时间内不会怀孕。你的身体在告诉你：“目前，你只能应付滋养一个宝宝，要下一

个太快了。”

母乳喂养作为自然避孕方式可靠吗？你得按照规矩来，才能享受这个避孕的好处。过去十年里，哺乳研究人员推出了一个“哺乳闭经”（LAM）的计划生育方法，研究表明，“哺乳闭经法”避孕的成功率高达95%，可与人工避孕方式相媲美。按照这个方法，如果对以下问题的回答全是否定的话，哺乳妈妈完全可以考虑哺乳来避孕。

* 月经恢复了吗？

* 常给宝宝喂辅助配方奶吗？有长时间不喂奶的时段吗（白天超过3小时，或夜间超过6小时）？

* 宝宝超过六个月大了吗？

研究结果表明，大多数纯母乳喂养的妈妈避孕期会比“哺乳闭经法”包含的六个月长。排卵和月经只会在宝宝吃母乳减少、催乳素水平降低的情况下恢复。以下方法可以帮助你延长避孕期：

* 无限制哺乳。哺乳不要按时间表进行，一天6—8次喂奶可以抑制排卵。

* 不要训练宝宝睡整夜觉（抑制排卵的泌乳荷尔蒙水平在凌晨1—6点之间达到最高水平。）。夜间哺乳对抑制生育起到重要作用，和宝宝一起睡有助于夜间哺乳。

* 无论是为了安抚还是食物，只让宝宝吸吮妈妈的乳房。不要使用辅助奶瓶或安抚奶嘴。

* 延迟到六个月之后再给宝宝喂固体辅食。固体辅食应该是用来补充养分的，不能取代母乳。

借母乳喂养达到避孕目的的关键是母乳喂养的频率。因为催乳素从血液中排出的速度很快，只有频繁地哺乳，才能维持较高的催乳素水平，达到抑制排卵的目的。宝宝如果减少吃奶，催乳素水平就会降低，生殖激素水平就会升高，生育能力就恢复了。

遵循以上方法，你就可以享受长达13—16个月的“哺乳闭经期”。实际上，研究表明，按照以上自然规律进行母乳喂养的妈妈在产后平均14.5个月没有月经。记住，这只是一个平均数，一些妈妈产后6个月月经就恢复了，有些妈妈则会等到2—3年后才恢复。

月经恢复后，第一次往往是无排卵周期，即月经之前没有排卵，因此在那之前不可能怀孕。但是，有大约5%的女人在第一次月经前有排卵，而且停经期越长，这就越容易发生。所以，即使没有来月经，你也是有可能在哺乳期怀孕的。一旦月经恢复，你应该知道自己的生育能力恢复了，有怀孕的可能性，如果不想在短期内再要一个孩子，你就应该采取避孕措施。这个时候，不妨了解一下自然计划生育的方法，让你算出自己什么时候排卵、可能受孕。或者，你可以决定采用其他避孕方式——障碍避孕法（例如避孕套或子宫帽）均可以在哺乳期使用。

母乳喂养作为额外的避孕方式，对于青少年来说尤为重要，因为即使提供避孕用品给那些青少年妈妈，她们在18个月内仍然有80%的可能再次怀孕。

有时候，那些正给大宝宝或幼儿喂奶、但又想再次怀孕的妈妈会发现，哺乳期很难怀上。宝宝吃母乳的行为在妈妈月经恢复之后仍然会继续影响妈妈的生育能力。这可能会让这些想怀孕的妈妈感到失望，但是，让幼儿少吃些母乳，特别是夜间少吃，妈妈还是有可能怀孕的。

如需更多了解母乳喂养对生育的影响，可以阅读塞拉·基普利所著的《母乳喂养与自然生产间隔》或者是玛莉·温斯坦所著的《自然避孕法》。

经期乳汁分泌减少

我的宝宝才五个月大，而我的月经刚刚恢复，但泌乳量大大减少。我希望至少能够母乳喂养到宝宝一岁。该怎么办呢？

任何影响你身体的荷尔蒙发生变化，都会影响到你的泌乳情况。引起月经的荷尔蒙会让你感到焦躁不安，会暂时性地减少泌乳量。月经初期也会暂时改变母乳的味道，只是许多宝宝不会注意到，或是注意到了也不在意。月经结束后，母乳就会恢复正常。在这几天里，宝宝会觉得不满足，你就会想到断奶或是喂奶瓶，特别是这段时间里，你容易急躁，也会不如平时自信。所以，你要坚持到月经结束，一切很快就会恢复正常的。如果暂时有必要添加辅助食品，尽量用之前储备的母乳（第七章中有关于建立母乳库存的讨论），用杯子喂给宝宝吃，这样宝宝就不会习惯于吃人造奶头了。

另外，月经恢复时，你要将之看做是需要增加喂奶频率的信号，特别是在以下情况下：宝宝开始吃固体食物、生活方式改变，导致你白天喂奶间隔延长，或者宝宝夜间睡眠时段变长。经验丰富的哺乳妈妈会认为产后六个月内就恢复月经，意味着宝宝吃奶的频率不够。

断奶后重新哺乳

我最近给三个月大的宝宝断奶了，但是他对配方奶过敏。我该怎样才能重新泌乳呢？

让宝宝吸吮你的乳房，你就可以再次分泌乳汁了。泌乳多少以及需要多久取决于宝宝吸吮乳房的意愿、已断奶的时间以及你自身身体的反应。断奶后重新哺乳需要投入和时间。最好的开始方式就是逐渐减少喂奶瓶，让宝宝更有兴趣吸吮你的乳房。你可以尝试以下方法：

* 在停喂奶瓶的时候，采用其他方法喂宝宝辅助食品，例如喂奶辅助器或者手指喂法。辅助器一般适用于三个月以内的宝宝。大一些的宝宝没有耐心，不会满足于等着从喂奶管中一滴滴流出的乳汁，所以可以改用杯子喂。

* 将宝宝哄回到怀中吃奶。一些宝宝在吃了几周奶瓶后，不愿意再回到妈妈的怀中吃母乳。这时，你要多与宝宝肌肤接触，白天一直背着宝宝，不断地喂他。一直都那么靠近妈妈的乳房，会让宝宝有机会重新燃起对之前吃母乳的回忆。你也可以重新营造宝宝最喜欢的吃母乳场合，例如坐到摇椅上或床上。

* 在宝宝最想最迫切吸吮的时候，例如睡前或刚睡醒的时候，给他喂母乳。一些宝宝在安静、昏暗的房间里更容易接受乳房，一些宝宝则喜欢在浴缸里，还有些宝宝会喜欢妈妈抱着他在屋里走动时吃奶。

* 和宝宝一起睡，白天午睡时也喂奶。

* 在尝试哄回宝宝吃母乳、重新增加泌乳量的阶段，不要安排太多其他的事情，而是一直和宝宝在一起，多休息，照顾好自己。

＊ 不要使用安抚奶嘴，而是让宝宝含你的乳房获得安抚。这样，即使没有多少奶水，宝宝仍然会乐意吸吮乳房，寻求安抚。

＊ 如果宝宝掉头避开乳头，对你奶水不足的情况表示抗议，你可以先喂他奶瓶，然后再胸喂，直至喂奶结束。这种抗议的行为在你的泌乳量提升后会减少。

＊ 向医护人员咨询，了解如何用药物帮助促进泌乳。

＊ 观察宝宝的尿布，确定他吃到足够的奶水。他吃母乳越多，粪便就会越软，颜色越发黄。

＊ 阅读第十一章中关于喂养收养宝宝的章节。如果从来没有怀孕过或者从来没有哺乳过的妈妈都能够母乳喂养，你当然更可以了。

一般来说，恢复你的乳汁供给所需的时间基本上等同于你已断奶的时间。如果你断奶有一个月，就需要一个月左右的时间恢复到可以满足宝宝所有营养需求的哺乳状态。如果恢复不到以前的泌乳水平，也不要失望，至少喂母乳能够保证宝宝可以获得母乳喂养的一些好处。在宝宝三个月以内断奶后再哺乳更容易成功。宝宝三个月后，也可能成功，但是宝宝越大，你就越难制造出足够的乳汁，完全满足他的营养需求。即使你必须添加辅助的抗过敏配方奶，你和宝宝也可以再次享受母乳喂养带来的亲密。你应该专注享受这种亲密感，不要只想着自己乳汁的多少。

宝宝腹绞痛

我的宝宝好像感到疼痛，特别是在我喂完奶之后。是我的奶水有问题吗？他是腹绞痛吗？

你的乳汁没有问题，但是可能是乳汁流出的方式或是你吃的某种食物让宝宝感到不适了。首先，记住，“腹绞痛”这个词的含义就是“医生不知道为什么宝宝哭闹难安抚”。所以，我们更倾向于使用“疼痛宝宝”这个词，来形容那些感到疼痛、哭闹难安抚的宝宝。这个形容可以激发妈妈和医护人员不断查寻罪魁祸首，也是大多数时候可以纠正的问题。宝宝如果在吃奶后哭闹抗议、难以安抚，可能会是以下原因造成的：

一些宝宝吃得太快，交替两侧乳房太快，以至于吃前奶就吃饱了，还没有吃到高脂肪的后奶。吃足前奶的话，热量的需求应该可以满足了，但是前奶中乳糖含量很高，如果进入肠道的乳糖量超出了宝宝肠道消化的能力，多余的乳糖就会发酵，产生气体，导致宝宝胀气，宝宝还会有突发性的拉稀，粪便颜色发绿（甚至还在吃着奶呢就爆发了），宝宝肛门口还会出现红色疼痛的疹子。这些症状的出现，任何人都会有意见的。这些宝宝并不是严格意义上的乳糖不耐受，实际上属于乳糖过剩症。要改变这种情况，妈妈应该先喂一侧乳房，直至宝宝满足了，自己决定停下来，然后再换到另一侧，让宝宝爱吸吮多久就多久。有时候，问题出在乳汁供应过多，那就让宝宝在两三个小时内只吃一侧乳房，然后再换到另一侧两三个小时。这样做，你的供应很快就能稳定下来，配合宝宝的需求了。

有时候，宝宝吃完奶后哭闹难安抚，是因为泌乳反射过激，导致宝宝在短时间内吃到太多奶水，大口吞咽的同时吸入了空气，让宝宝肚子不舒服，造成了腹绞痛的症状。

宝宝如果衔乳不紧，也会在吃奶时吸入空气。确定宝宝的嘴唇含住了乳晕部分，而且你听不见每一次吸吮都会打断吃奶过程而发出的“吧嗒”声。你要采用适合的拍嗝方法，频繁地给宝宝拍嗝。

妈妈乳汁中的外源异蛋白也是造成腹绞痛的常见原因。乳制品中的乳蛋白是最大也是最大可能的嫌疑犯（第四章中将讨论食物过敏及禁忌食物的问题，你也将了解如何找出饮食中的过敏源。）。

给吃母乳的宝宝拍嗝

在非西方的母乳喂养文化中，你很少看到人们给婴儿拍嗝排气。认为婴儿吃奶后需要拍嗝，让“肚子里的气出来”的观念起源于配方奶喂养方式的盛行。奶瓶出奶速度快，婴儿在急促的吞咽间隙被迫吞入了空气。但母乳喂养的婴儿较少出现肚子里有气的问题，他们在吃母乳时可以控制奶水流出的速度，可以放慢吸吮的节奏，可以更好地协调呼吸与吞咽。此外，母乳喂养的婴儿会以更直立的姿势吃奶，而且吃奶次数多，每次的量不大，这些特点都会减少吸入空气的可能。但是，母乳喂养的婴儿偶尔也是需要拍嗝的，特别是吃奶快的婴儿或者妈妈泌乳反射强烈的婴儿。

要减少宝宝吃母乳时吸入空气，你可以让宝宝竖直着吃奶（45°以上的角度），也可以托住乳房的重量，将宝宝抱紧在怀里，不让他晃离你的身体，这样能帮助宝宝舒适地衔紧乳房。在喂奶过程中或喂奶之后，观察宝宝有无需要拍嗝的信号：他可能会不愿换一侧乳房继续吃奶，或者在你放下他时，他四肢扭动，非常不情愿；他脸上露出痛苦的表情。有些宝宝在换边时拍嗝会让他们感到舒服，拍出肚子里的气，就有更多的空间继续吃奶了。这样做可以防止因为奶水压住气泡而引发的大口吐奶。如果宝宝满足了，就不需要拍嗝了——甚至他根本就不需要拍嗝。所以，不要因为有哪次喂奶后没有给宝宝拍出嗝来而觉得不安。小餐点之后往往是不需要拍嗝的；母乳大餐之后，通常是需要花些心思给宝宝拍出嗝来的。随着宝宝的长大，以及吃母乳的技巧日渐娴熟，拍嗝就不是那么重要了。下面是一些常用的拍嗝姿势：

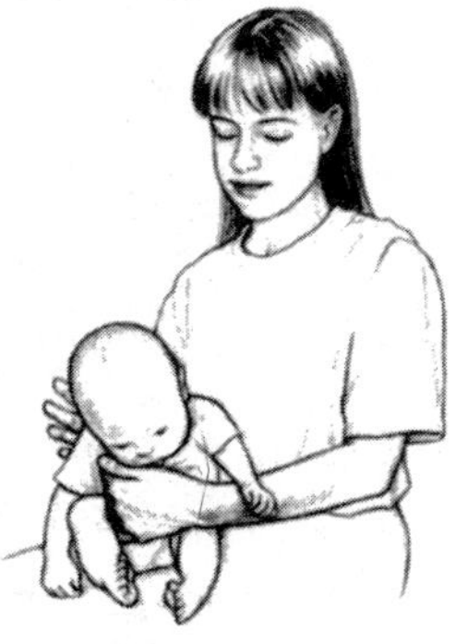
手上拍嗝

＊ 手上拍嗝　让宝宝坐在腿上，手掌根抵住他的肚子，让他的下巴靠在你的手掌上方，让宝宝身体前倾，大部分重量落在你的手掌根上，对他的肚子造成反压力，用另一只手拍宝宝的背部，将肚子里的气泡拍出。

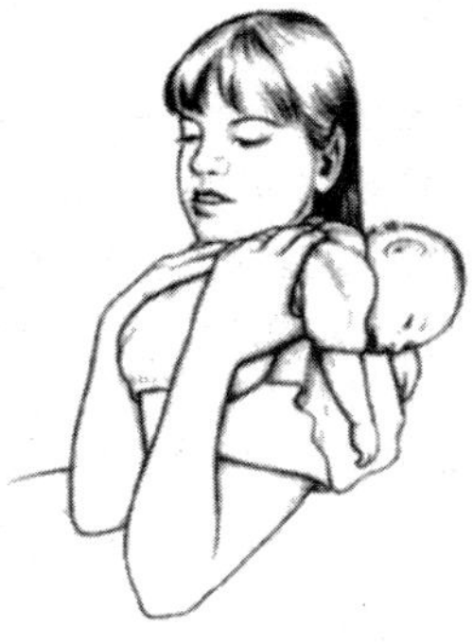
肩上拍嗝

＊ 肩上拍嗝　向上举起宝宝，让他趴到你的肩头，让你的肩头能作用于他的肚子，用手摩擦或拍打宝宝的背部。大拇指钩住宝宝的腋窝，稳住他的位置，如果宝宝趴在你的右肩头，就用右手稳住他。

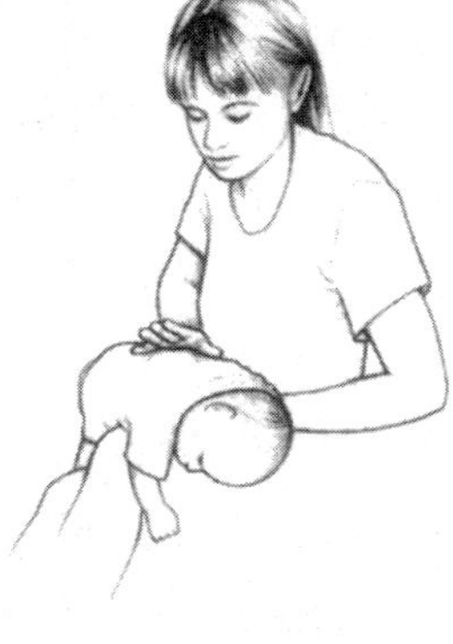
腿上拍嗝

＊ 腿上拍嗝　让宝宝趴在一侧大腿上（你可以两腿交叠或者两腿分开），让腿部抵住宝宝的肚子。用一只手扶住宝宝的头部，另一只手拍打或摩擦他的背部。

* 单只手臂拍嗝　这个姿势特别适用于在你忙碌时需要给宝宝拍嗝。让宝宝趴在你的前臂上，手腕抵住他的肚子，你可以简单地在屋内踱步，空出一只手做别的。这个姿势的一个缺点就是会造成宝宝吐奶吐到地上或是你的手臂上。

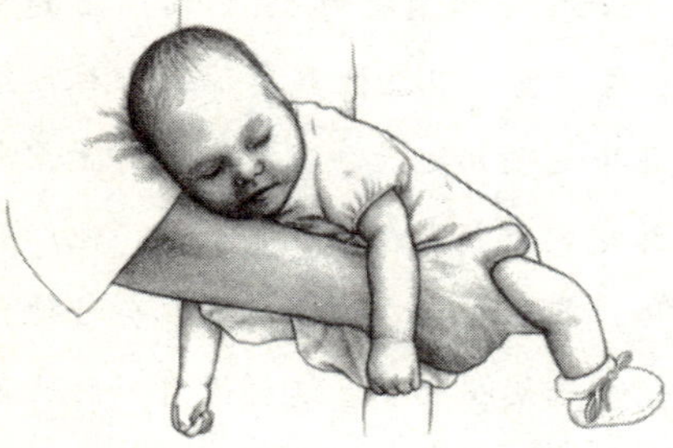

单只手臂拍嗝

* 背巾拍嗝　如果拍嗝拍不出来，用背巾竖直着将宝宝兜在胸前，直至肚子里的气出来。

* 夜间拍嗝　一般夜间喂奶是不需要拍嗝的，因为这个时候宝宝吃奶会比较从容，不会吸入太多空气。如果因为肚子里有气，引起宝宝不适，你都不用起身，只要侧卧着，让宝宝趴在你的臀部，给他拍嗝。

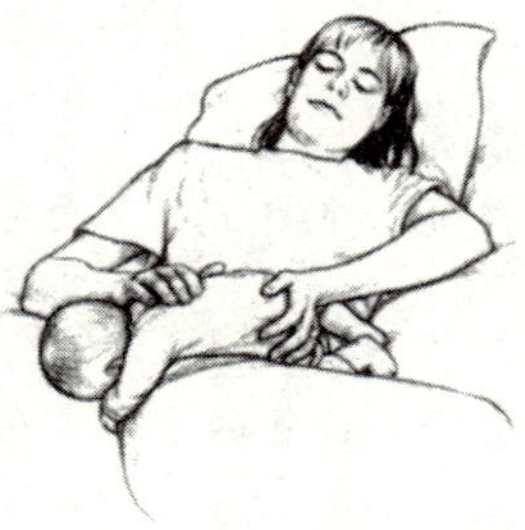

夜间拍嗝

* 膝盖至腰部拍嗝　有时候，宝宝不但需要从上面排气，还需要从下面排气。膝盖至腰部拍嗝的姿势可以帮助宝宝排出多余的气。

胃食管反流（GER）　最后，腹绞痛症状以及夜间惊醒的一个常见的隐藏病由就是胃食管反流，刺激性的胃酸反刍到宝宝的食管，造成疼痛。这种情况发生在成年人身上就叫做“胃灼热”。宝宝因为胃食管反流感到难受的症状包括：夜间疼醒、哭闹难安抚，尤其在吃奶后、频繁地吐奶（不是所有胃食管反流的宝宝都会经常吐奶）、一阵阵地腹痛、频繁的不明缘由的喘气及胸腔感染、在吃奶后声音沙哑。如果你或医生怀疑宝宝胃食管反流，首先要继续母乳喂养，因为研究表明，胃食管反流在母乳喂养的宝宝身上症状要轻。减轻反流症状的药物往往是抗酸剂，有些药会让乳汁很快地从胃中排出，而母乳比配方奶的排出速度要快一倍，所以，母乳喂养已经让你在治疗上领先了一步。

你还可以试试下面的治疗方法，让宝宝胃食管反流时不那么难受：喂奶次数翻倍，时间减半——少量、频繁地喂奶很重要。另外，利用地心引力对乳汁的作用，在喂奶后，静静地竖直着抱住宝宝至少三十分钟。与医生商议对宝宝最安全的睡姿，严重胃食管反流的宝宝最好趴着睡。你可以将婴儿床的床头抬高 30°角。宝宝食道与胃之间的肌肉阀发育成熟后（通常在第一年的下半年，你就会发现宝宝从胃食道反流中安全脱身了），这种疼痛的现象就会减少了。

五个月大的时候，雅各布看了四位儿科医生，最后确诊为胃食管反流。我永远都庆幸自己没有放弃！医生开的药中有一种是帮助消化、防止反流的。即使是再容易消化的婴儿食品，也不如母乳来得好！儿科专家第一次见到雅各布时，非常惊奇他看起来如此开心。专家告诉我，大多数宝宝在那种程度的胃食管反流之后，生长会受阻，容易生病。我确信是因为雅各布吃了母乳，才没有影响他的茁壮成长。

第三部分

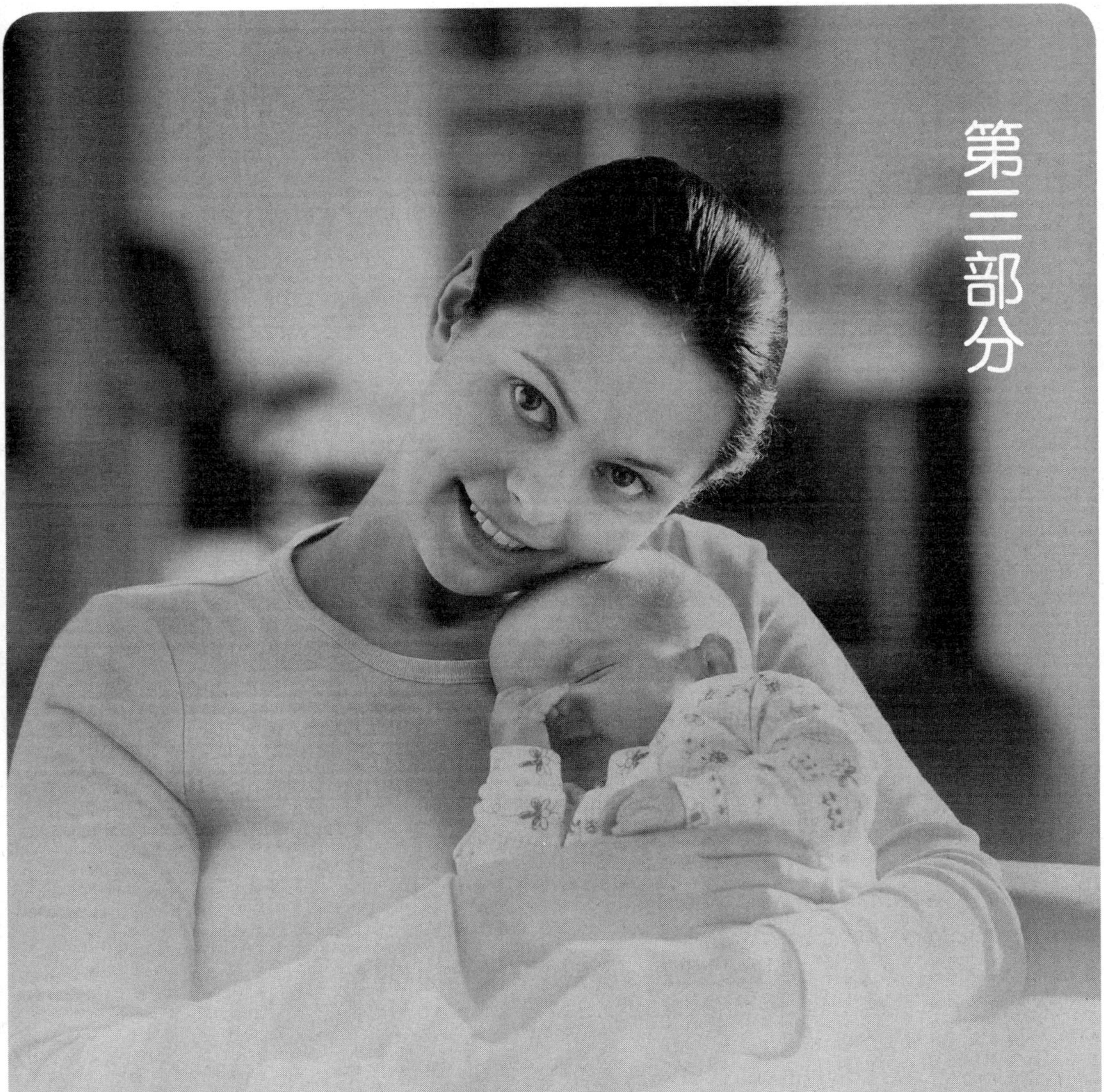

母乳喂养的学问：如何健康喂养？

日常饮食会影响你的乳汁，所以母乳喂养可以促使你改善自己的饮食习惯或是继续你在怀孕期就开始的健康饮食。以下章节为你提供了一堂有关营养与健康的速成课。我们希望你通过哺乳，让自己变得更健康、更苗条，也更健美。许多妈妈告诉我们，是母乳喂养让她们有动力使自己的生活方式变得更健康。我们还将讨论当生病必须吃药时，你该怎么做，因哺乳出现健康问题时，你又该怎么做。要告诉你的好消息是：哺乳期的禁忌药物非常有限。因哺乳而引发的健康问题，绝大多数可以有效预防或完全治愈。

第四章

哺乳期的营养与健康

哺乳期和怀孕期一样，都是由母体来滋养宝宝。宝宝在子宫里生长发育时，你的血液给宝宝带来营养。宝宝出生后，你的乳汁又给宝宝提供了所需养分。所有的母亲都会为她们的婴儿制造高质量的乳汁，但往往很多母亲自己的饮食摄入量反而不足。最新的营养学理论表明，如果母亲饮食营养丰富的话，她们制造的乳汁会更好。同时，母亲也能更好地应付照顾新生儿的压力和紧张生活。

母体在怀孕和哺乳期间能保留宝贵的养分，例如，这时的母体能更有效地吸收钙，减少钙流失出体外。在哺乳期不要盲目地追求节制饮食。简而言之，哺乳期的健康饮食就是要吃对身体有益的食物，并在量上要比平时还多些。

饮食要营养健康，食量要增加 20%

这一章具体介绍健康饮食，包括如何选择食物种类，既让你身体健康、精力充沛，又能让你甩掉怀孕时体内堆积的多余脂肪。同时，宝宝还能从你的乳汁里获得所有必需的营养。

更多热量，更多营养

一般来说，哺乳期的母亲每天需要大约 500 卡路里的额外热量，才能保证制造乳汁所需的能量。其实，每天制造乳汁所需的热量不止 500 卡路里，超出部分可以从怀孕期体内积累的脂肪中获取。因此，哺乳的母亲不需要过度节食就可以逐渐消耗掉多余脂肪，恢复到怀孕前的身材。

每个母亲具体需要的热量有所不同，这是由以下几个因素决定的：

* 活动强度：运动量大的母亲自然要比不爱动的母亲消耗更多的热量。

* 体型："香蕉"（苗条）体型的母亲代谢速度快，要比"苹果"或"梨"（圆润）体型的母亲消耗更多的热量。

* 婴儿需求：早产儿因为要"追赶生长"，需要额外的营养；体型瘦而且活泼好动的婴儿比安静不爱动的婴儿消耗更多的热量，也需要更多的乳汁；此外，双胞胎也需要更多的营养。

* 怀孕期的营养：如果你开始哺乳时就已经营养不足，体内没有过多的脂肪可供消耗，你就应该注意哺乳期的营养摄入。

营养价值最高的12种食物（排名不分先后）

食物种类	重要营养成分
牛油果（又名鳄梨）	维生素 B_1、维生素 B_3、叶酸、纤维、蛋白质、维生素 B_2、维生素 B_6、锌
鸡豆（又名鹰嘴豆，做成豆泥味道特别好）	蛋白质、纤维、叶酸、维生素 B_6，钙、锌、铁
蛋类	蛋白质、维生素 A、维生素 B_2、维生素 B_{12}、叶酸
鱼类（三文鱼、金枪鱼）	蛋白质、维生素 B_3、维生素 B_{12}、锌、铁、Ω-3 脂肪酸
亚麻籽及亚麻籽油	Ω-3 脂肪酸，籽中富含蛋白质、纤维、维生素 B_1、维生素 B_2、维生素 B_3
芸豆	蛋白质、纤维、维生素 B_1、叶酸、钙、锌、铁
扁豆	蛋白质、纤维、维生素 B_2、维生素 B_6、叶酸、铁，健肠胃食品
红薯	纤维、维生素 A、β-胡萝卜素、维生素 C、维生素 B_2、植物营养素

续 表

食物种类	重要营养成分
豆腐（老豆腐）	蛋白质、纤维、维生素 A、维生素 B_1、叶酸、钙、锌、铁、不饱和脂肪、植物营养素
西红柿	维生素 A、维生素 C、植物营养素（特别是番茄红素）
全谷食品	蛋白质、纤维、维生素 A、维生素 B_1、维生素 B_2、维生素 B_3、维生素 B_{12}、叶酸、锌、铁
酸奶（原味，脱脂）	蛋白质、钙、锌、叶酸、维生素 B_2、有益结肠健康的乳酸菌
其他健康食物	
杏仁	蛋白质、纤维、维生素 B_2、钙、锌、铁、维生素 E、不饱和脂肪
荣誉榜	
洋蓟（又名朝鲜蓟）	蛋白质、纤维、维生素 A、维生素 C、维生素 B_1、维生素 B_2、维生素 B_3、叶酸、钙、锌、铁
西兰花	维生素 A、维生素 C、叶酸、β-胡萝卜素、植物营养素
哈密瓜	类胡萝卜素、维生素 A、维生素 C、β-胡萝卜素
橙	纤维、钙、维生素 A、叶酸、维生素 C、类胡萝卜素
木瓜	纤维、维生素 C、叶酸、植物营养素
花生酱	蛋白质、纤维、维生素 B3、锌、维生素 E
粉红葡萄柚	维生素 C、纤维、类胡萝卜素
大豆果	蛋白质、叶酸、钙、锌、铁、维生素 E
菠菜	维生素 A、叶酸、钙
葵花子	蛋白质、不饱和脂肪、纤维、维生素 B_3、叶酸、锌、铁、维生素 E、硒
火鸡	蛋白质、维生素 B_3、维生素 B_{12}、锌、铁

不用计算卡路里

你在哺乳期不需要计算着卡路里吃东西，热量高并不能代表食物的质量高。最新的研究表明，对于营养均衡的哺乳妈妈来说，额外的“500 卡路里”可能偏高了，大多数妈妈在产后储备有足够的脂肪用于制造乳汁。

所以，你应该重点关注食物的营养，而非热量。多吃营养密度高的食物——高营养、低热量，我们称这样的食物为“成长食物”。

请参照我们的食物指南表，其中列举的食物有助你和宝宝保证营养充足、身体健康。饮食注意品种多样，每天大约 2400 卡路里的热量对大多数哺乳妈妈来说就够了。

喂养小贴士： 准备“快餐”。在冰箱里多储存一些速冻熟菜，这样你就不用花很多时间做饭，多些时间给你的宝宝了。通常，傍晚有段时间宝宝最需要人陪伴（我们戏称这个时间为“快乐时光”），你就没时间做晚饭了。

增加饮水量

你在哺乳期要多喝水，但也不要过量。我们都知道水的平衡原理：消耗的水多，补充的水就要多，所以只要照着做就行了。正常情况下，六个月大的婴儿每天要喝约 1 夸脱（946 毫升）的母乳，其中 90%是水。这就意味着，哺乳妈妈每天要多喝四杯水，每杯 8 盎司（约 236 毫升）。不过，你也别强制性地喝水，因为即使喝了超过身体所需的水，也不会让你产出更多的乳汁。事实上，我们发现了一个奇怪的生化现象：过多的饮水反而会减少乳汁。下面是有关合理饮水的建议。

* 口渴并不能完全代表你的需水量，所以口渴时，喝水要比只是用来解渴多一些。
* 在随身的尿布包包里备一瓶水。

每天至少喝十杯 8 盎司（约 236 毫升）的水

要养成喝水的习惯，每次喂奶时都喝一杯 8 盎司（约 236 毫升）的水，其他时间再多喝几杯。宝宝吃奶的时候，你就要补充水分。如果你养成每次喂奶都喝一杯水的习惯（通常一天 8—10 次），你的饮水量就够了。

体内制造乳汁的荷尔蒙能够帮助你的身体保存水分，所以即使你饮水量不够，也不会影响乳汁的含水量或产量。但是，这容易造成你便秘、疲劳，影响注意力高度集中。通过观察，你会知道自己有没有喝够水，如果饮水量充足，你的口腔是湿润的，不会便秘，尿液呈无色或浅黄色。如果尿液一直是苹果汁的颜色，说明你的肾在提醒你要多喝水。如果感到口干舌燥，一般来讲，你就是水分不足了。

营养小贴士

喝水，还是喝果汁

哺乳妈妈最好还是喝水。如果想要一些变化，可以往水里挤些柠檬汁或香柠汁，也可以加一点你喜欢的果汁。不过，果汁不属于营养密度高的食物，它低营养、高热量，喝多了还会让人发胖。

钙的故事

你也许听说哺乳期妇女骨骼中的钙会流失，所以担心自己会因哺乳而患上骨质疏松症。事实上，研究表明这种说法只说对了一半：哺乳期间，无论母体摄入多少钙，还是会消耗自身骨骼中的钙用以制造乳汁。但是，失之东隅，收之桑榆，这时钙的流失只是暂时的。断奶后，母体骨骼获得的钙会比因哺乳而消耗的还要多，母体比哺乳前拥有更健康的骨质密度。因此，曾经哺乳过的妇女发生骨质疏松和骨折的可能性比从未哺乳过的妇女要低。母乳喂养可以保护母婴双方都健康。你的身体在哺乳期会尽力保存钙质，某些荷尔蒙也会提高肠胃对钙的吸收，减少不能吸收的钙通过肾脏排出。母乳喂养对健康益处多多，钙的故事只是其中的一个。你大可放心哺乳，享受自然的生殖循环。

催乳营养饮品

这种饮品富含蛋白质（40—50克），清爽可口，营养均衡，含有适量的碳水化合物和健康的脂肪（主要是Ω-3脂肪）。

牛奶或豆质饮料2杯

酸奶1杯

亚麻籽粉1大勺

冰冻香蕉1根

你喜欢的冰冻水果各1/2杯（蓝莓、草莓、木瓜等）

多种维生素/多种营养素粉剂、巧克力粉或香草粉1份

豆腐 3 盎司（约 85 克）

大豆卵磷脂 1 份

花生酱 1 大勺（可选）

大豆隔离粉 1 份*

将以上材料搅拌均匀即可食用。如需了解更多营养配方及营养资讯，可登录 www.lactade.com 网站。

* 研究表明每天服用 30 克的大豆蛋白补充剂可以使泌乳量提高 25%。

禁忌食物

大多数哺乳妈妈可以在饮食上没有什么禁忌，想吃什么就吃什么，不会影响宝宝，所以不要因为要严格限制饮食而影响你享受哺乳的过程。乳汁会因为你吃的食物而有不同的味道，所以吃你喜欢的食物可以让宝宝领略饮食文化的各种风味，习惯自家的烹饪特色。哺乳妈妈吃的食物品种多样，婴儿也就能跟着品尝不同的味道。

有时婴儿烦躁哭闹或出现其他问题可能会归咎于哺乳妈妈吃的某样食物。在最初六个月里，婴儿的肠道壁还没有发育完全，当某些物质从妈妈的消化系统通过母乳进入婴儿体内时，会很容易引起婴儿的肠胃不适。而且，由于婴儿肠道功能有限，妈妈饮食中潜在的过敏源可能会通过母乳进入婴儿体内，并进入血液。如果婴儿比较敏感的话，就会产生红疹或疝气等过敏反应。六个月后，婴儿的肠道壁发育日臻成熟——我们称之为“闭合过程”——宝宝就不会那么容易对哺乳妈妈吃的食物产生过敏了（这也解释了为什么大多数婴儿六个月后就很少患有由饮食而引起的疝气了。）。虽然食物过敏的情况因人而异，但下面列举的食物常常会造成哺乳期婴儿的不适：

乳制品

研究证明牛奶里的β-乳球蛋白容易引起过敏，它能够透过哺乳妈妈的肠道进入乳汁，再通过喝母乳婴儿的未成熟肠道，少量地进入婴儿的血液。研究表明，很多哺乳妈妈长期所怀疑的情况是对的：如果哺乳妈妈的膳食中排除了乳制品，婴儿的疝气绞痛现象就会比较少见。通常对乳制品（及其他食品）过敏的现象在六个月以后会逐步减少，因为婴儿的肠道壁发育成熟后可以筛除潜在的过敏源。记住，容易引起过敏的是乳制品里的牛奶蛋白以及其他种类的蛋白质，例如鸡蛋白和小麦里的谷蛋白，而不是乳糖或其他成分。加工食品中也可能含有牛奶蛋白，但在成分表上的名称会有所差别（所以你要留意乳清、酪蛋白和酪蛋白酸钠等名称）。如果婴儿的疝气疼痛症状是由妈妈的饮食引起的话，通常在妈妈停食可疑食物的一两天内，症状就会消失。但是，乳制品里的蛋白质比大多数其他蛋白质在哺乳妈妈的血液中停留得久，所以需要十天到两周才能彻底从母婴体内排除。还要注意的是，如果你不吃乳制品的话，得保证自己通过其他途径获得足够的钙质。

你是不需要通过喝牛奶来制造乳汁的（毕竟奶牛也不喝奶），但牛奶却是营养密度最高的食物之一，尤其是蛋白质和钙的良好来源。许多哺乳妈妈发现，如果她们自己不喝牛奶，宝宝就很少烦躁哭闹。但她们可以多多少少地吃点奶酪或酸奶，这不会影响她们的宝宝。酸奶比等量的牛奶含更多的钙和蛋白质，而且牛奶里潜在的过敏蛋白在酸奶发酵的过程中转变了。

喂养小贴士：少许过敏源没有大碍。大多数的食物过敏源都有个门槛效应：你吃的量大，婴儿会感到不适；吃的量小，就没什么影响。喝一杯牛奶或许不会让你的宝宝产生过敏症状，但如果一下子喝四杯，说不定能让你的宝宝疝气痛上一个星期。所以，对那些可能引起宝宝过敏的食物，你可以分几顿吃、每顿少吃一点，这比一顿吃上许多好些。乳制品、小麦制品以及柑橘类水果一般都属于这类有门槛效应的食物：吃多会让宝宝难受，吃少了则不要紧。

变色奶

妈妈的乳汁不仅反映出她所吃食物的味道，还能反映出食物的颜色。如果大量食用绿色及黄色蔬菜（含有大量的β-胡萝卜素）就会影响乳汁的颜色。由食物而使乳汁带有几分颜色不足为奇，毕竟你的食物会转变为宝宝的食物。同样，某些药物也会改变乳汁的颜色。你还会发现，那些含有人工色素的饮料（比如含有红色或橙色色素的水果饮料）也会影响乳汁的颜色。少量的色素虽然不会影响宝宝，但你还是不喝为妙。

易“生气”食物

哺乳妈妈吃了容易胀气的食物会造成宝宝胀气么？民间智慧认为，哺乳妈妈应该避免十字花科的蔬菜，例如西兰花、花椰菜、卷心菜，以及球芽甘蓝，另外还要避免洋葱和青椒。妈妈的气是不会传给宝宝的，但这些蔬菜里的某些物质有可能进入妈妈的血液以及乳汁，再传给宝宝。但是，这些蔬菜营养非常丰富，所以除非万不得已，不要放弃食用。通常胀气是可以避免的。你可以经常性地少量食用或者将蔬菜煮熟了吃而不生食（抑或相反，只要你和宝宝能适应）。如果宝宝对你吃的某种食物过敏，一般会在几个小时内出现症状，快的话两个小时，慢的话需要二十四小时。

辛辣食物

除非宝宝特别敏感，否则哺乳妈妈根本不需要只吃口味清淡的食物。我们之前也提过，宝宝通过你乳汁里不同的味道可以熟悉家中的菜肴口味。试验表明，哺乳妈妈在吃完大蒜后一到两个小时，乳汁就会有大蒜的味道，而这时她们的宝宝反而喝得更加津津有味，也比平常多。虽然有的婴儿会抗拒妈妈在餐馆里大快朵颐之后分泌的乳汁，但绝大多数的婴儿能够很好地适应母乳的味道。如果喂奶时宝宝烦躁哭闹，有可能只是不适应乳汁味道的轻微改变，而不是真的过敏。一旦停止食用不受宝宝欢迎的食物，二十四小时，甚至更快，你的乳汁味道就会恢复正常。你可以尝试做个味道测试：如果你吃了一个新口味的食品后，你的宝宝突然抗拒吃母乳或者在喝完母乳后烦躁哭闹，你可以尝一下自己的乳汁，看看是不是味道变了。

含咖啡因的食物

研究证明，即使哺乳妈妈大量饮用含咖啡因的饮品，也只有极少量的咖啡因会通过母乳进入婴儿体内，既不会影响婴儿的心跳，也不会影响婴儿的睡眠。这对于爱喝咖啡的哺乳妈妈来说不失为一个好消息。但有一点要注意，早产儿将咖啡因排出体外的速度要比足月生的婴儿慢很多，所以给早产儿喂奶的妈妈最好控制咖啡因的摄入。有时，母亲的观察结果与科学研究结果相矛盾，有些哺乳妈妈发现自己的孩子对咖啡因过敏，所以，如果你觉得咖啡因对你的宝宝有影响，你还是少食用含咖啡因的咖啡、茶、软饮料、巧克力，以及某些感冒药物为好。

妈妈吃什么宝宝会不适

妈妈们往往将宝宝哭闹归咎于某种食物，为此，她们冒着营养不全的危险，也会停食一些营养丰富的食物。其实，你并不需要在饮食上走极端，以便发现影响宝宝的食物。下面我们介绍一种简单的四步法，让你找出你平常吃的东西中有什么会让宝宝不适。（这个四步法适用于任何人查找潜在的食物过敏源——无论是开始吃固体食物的婴儿还是你自己。）

敏感食物

对食物的敏感性因人而异，下面列出的食物是常见容易引发婴儿过敏的食物：

- 生的花椰菜
- 球芽甘蓝
- 生的卷心菜
- 花菜
- 过量柑橘类水果
- 玉米
- 乳制品
- 蛋白
- 辣椒
- 处方药及非处方药
- 洋葱
- 花生及花生酱
- 孕期维生素（处方药型，含铁盐）
- 贝类
- 豆类制品
- 麻辣食品
- 西红柿
- 面筋补铁剂

步骤一：列一个敏感食物表 并且列出你认为可能与之相关的症状和行为，比如疝气、胀气、严重便秘或腹泻、夜间睡眠不好，或者是宝宝肛门口的一圈红色的"印记"。

敏感食物表范例

可疑敏感食物	过敏症状	停吃一周后
牛奶	傍晚长时间（1—2 小时）大哭	疝气减少 夜间醒来，但不哭叫
花生	夜间哭醒 4 次以上	无明显作用

步骤二：了解亲戚们对食物过敏的情况 询问婴儿父母双方的家庭成员，了解哪些食物曾经让他们过敏，询问时要超越那些最常见的罪魁祸首（乳制品、小麦、蛋白、玉米、坚果、大豆以及十字花科的蔬菜）。

步骤三：停食可疑食物 你可以一样一样地停食可疑食物，但是如果你吃的东西让宝宝真的痛苦难受，你可以一下子停食所有可疑食物，坚持一周到十天。然后尽可能客观判断，留意最明显的迹象和症状，看看停食后症状是否消失。因为要从你体内完全排除某种食物需要十天到两周时间，所以你要耐心等待结果（如果你从膳食中排除大量可疑食物，就应当寻求营养师的建议，保证你依然能获得必需的营养。）。

步骤四：挑战敏感食物 当你怀疑某种食物是过敏源时，试着再吃一次，先少量，然后逐步增加食用量。如果宝宝的过敏症状再次出现，至少两个月都不要再吃这种食物了。等宝宝长大一点后，你可以再试一下。你不需将这种食物完全剔除，因为你会发现，少量地吃，一个星期只吃一两次的话，不会对宝宝有太大影响。

幸好，随着宝宝肠胃日渐发育成熟，你渐渐地不需害怕引起宝宝过敏而“忌口”，可以慢慢恢复到母乳喂养前的饮食习惯。

营养问与答

特殊的情况需要特别的养分，以确保妈妈身体健康和宝宝茁壮成长。

素食

怀孕前不久我开始吃素，觉得这样吃让我更健康。我可以在哺乳期间继续不吃肉食吗?

可以。作为素食主义者，你制造乳汁的能力并不受影响，但是，根据最新的研究结果，我们对哺乳期间吃素持保留态度。“素食主义者”意味着一个人只吃植物类食物，“严格素食主义者”会避免食用任何动物类的食物，包括乳制品和蛋类，“奶素食者”会食用乳制品，“奶蛋素食者”会食用乳制品和蛋类，“鱼类素食者”除了植物类食物外，也食用鱼类、乳制品及蛋类。营养学研究结果表明，对于大多数人来说，尤其对哺乳妈妈来说，“鱼类素食者”的饮食最为健康。

关于素食，我们最担心的是它对“聪明的脂肪”DHA的影响（见第一章）。一些研究表明严格素食妈妈的母乳喂养婴儿要比非素食妈妈的母乳喂养婴儿的DHA水平低。虽然有研究表明，两种母乳相比，DHA含量并无差别，但我们还是认为，谨慎起见，“素食主义者”妈妈最好还是在饮食中添加鱼类。每周两至三次、每次食用4盎司（约110克）鱼，能够确保哺乳妈妈的乳汁中不会缺少这种重要的脂肪酸。在儿科实践过程中，我们看到过好几个这样的例子：在妈妈的饮食中添加Ω-3脂肪酸，即鱼类、亚麻籽或亚麻籽油，婴儿的干燥皮肤及湿疹都有了显著改善。

让人聪明的脂肪

脂肪是母乳中最重要的营养成分。你也许会觉得不可思议，因为成年人的健康饮食强调的是低脂食物，脂肪被视为洪水猛兽。然而，人类大脑的发育需要某些特定的脂肪。婴儿在第一年里，大脑容量会增长到出生时的三倍，而60%的大脑组织是由脂肪构成的。脂肪是脑细胞膜以及髓磷脂的主要成分，髓磷脂是包裹在神经细胞外的隔离鞘，有助于神经脉冲的快速传递。因为婴儿大脑发育需要脂肪，所以母乳中50%的热量是以脂肪的形式存在的。

对大脑发育起重要作用的不仅仅是脂肪的量，脂肪的种类也很关键。人类的乳汁富含Ω-3脂肪酸DHA（二十二碳六烯酸）和AA（花生四烯酸），对大脑的发育都非常重要。这些益智脂肪从某种程度上解释了为什么母乳喂养的婴儿更聪明。但是，最近关于“标准美国饮食”（SAD）如何影响母乳质量的研究显示了令人担忧的发现：美国哺乳妈妈的乳汁中益智脂肪的含量较低，一些国家的标准饮食包含更多海产品，例如马来西亚妈妈的乳汁就比美国妈妈的乳汁含有更多的益智脂肪。

研究结果表明，不仅仅是美国的婴儿缺乏这些让人聪明的脂肪，美国妈妈也需要补充益智Ω-3脂肪。幸运的是，你可以通过经常吃鱼，尤其是三文鱼、金枪鱼之类的冷水鱼，或者通过每天服用纽曼斯DHA胶囊，补充100—200毫克DHA，来增加你乳汁中和宝宝体内的DHA。你也可以通过食用亚麻籽油、菜籽油和大豆油，获得特殊的养分，帮助你的身体制造DHA。为了获得足够的DHA，让宝宝更聪明，我们建议哺乳妈妈的每日饮食中含有4盎司（约

110 克）的鱼和一大勺亚麻籽油。

美国饮食中还有一个问题，会影响母乳中的脂肪，这个问题出在氢化脂肪上。氢化脂肪是工厂里在高压下用氢原子催化不饱和油脂而制造出来的生化脂肪，氢化的过程使得液体油能转变为室温下固体或半固体的脂肪，例如植物油可以被用来制成人造黄油。氢化脂肪不易变坏，可以长期储存，也不会像油一样变得有哈喇味，所以在美国超市出售的许多加工食品和包装食品中都加入了氢化脂肪（到超市里转一转，在食品包装上的成分表里找这个词，你会惊讶有多少加工食品中含有氢化脂肪）。

氢化的过程改变了脂肪的化学结构，产生了反型脂肪酸，食用后会提高胆固醇、干扰免疫系统。因为美国饮食中氢化脂肪含量过高，美国哺乳妈妈的乳汁中也含有大量的反型脂肪酸，而此类脂肪并不是婴儿大脑发育所需的脂肪，相反，它对大脑和身体组织发育的过程还会有许多潜在的影响。所以，我们建议哺乳妈妈在饮食中避免氢化脂肪。

最后要提醒你的是：虽然饮食中好的脂肪能够提高母乳的质量，但是，不要因为你的饮食不够健康就误认为配方奶比你的乳汁更好。你的乳汁可以为宝宝提供许多营养和免疫物质，促进宝宝健康成长，即使你的饮食有欠完美，母乳仍然比任何人工配方奶要强。

可能缺失的营养 我们建议那些在哺乳期间严格素食的妈妈寻求哺乳营养专家的意见。“严格素食者”应该特别注意获取以下营养成分，因为这些营养成分大多只存在于动物类食物中：

* 维生素 B_{12}。维生素 B_{12} 是周边神经功能发挥作用所必需的，虽然动物类食物仍然是维生素 B_{12} 的最好来源，哺乳妈妈还是可以通过服用 B_{12} 增补剂或是大量食用富含 B_{12} 的食物，例如麦片以及豆制品，来避免 B_{12} 的缺失。

* 锌。锌对于健康的肌肤及健康的免疫系统来说是必需的，可以通过服用以下食物，避免缺锌：谷物、麦芽粉、鸡豆、扁豆、豆腐、洋蓟、坚果、亚麻籽，以及其他豆类。

* 维生素 B_2。也称为核黄素，对于保持细胞膜的健康状态是必需的。如果缺失，皮肤会不健康，人也会感到疲劳。在加强的全谷制品、鳄梨以及坚果

中，均含有少量的 B_2。“素食主义者”喜欢服用多种维生素增补剂，以获得足够的维生素 B_2。

对于“严格素食主义者”妈妈来说，营养可以很全面，她们的乳汁中很少缺钙，因为有许多植物源的钙质。而且，哺乳妈妈比非哺乳妈妈更能有效地储存食物性钙质。

羊吃草，不停嘴

在照顾我刚出生的宝宝过程中，我发现自己很难坐下来真正享用一日三餐。结果一天下来，我就不停地东吃一口、西吃一口，觉得自己没有好好吃。

只要你东吃一口、西吃一口的是营养食品，你就不用担心了。营养充足的哺乳妈妈往往会“像孩子一样吃饭”，每天吃 6—8 次小餐，而不是一日三顿大餐。实际上，妈妈和宝宝的身体都适宜“羊吃草”的方式，一天中不停地吃，而不是在有限的几顿里吃很多。你可以延续怀孕期间的“羊吃草”的饮食方式，那时，你日益变大的子宫使得你很难用一顿大餐填饱肚子。如果你喜欢这样的方式，就要吃营养密度高的食物，不要吃饼干和薯片，特别是如果你想减掉一些体重。每天仅仅是多吃 100 卡路里的垃圾食品（那些热量超高但营养有限的食品），一年下来就是 12 磅的脂肪。你可以准备自己的零食盘，从本章列举的二十四种最佳食品中挑你喜欢的吃（在最初几周里，让别人帮你准备好健康食品，放在冰箱里，便于你取用。）。将零食盘放在喂奶站里，在给宝宝提供营养的时候，自己也可以补充能量。

补充维生素

我在母乳喂养期间需要吃维生素增补剂吗？

通常，最好是从食物而不是增补剂中获得营养成分。如果你的宝宝足月、健康、茁壮地成长，你自己营养也充足的话，一般不需要补充维生素或矿物质。但是很多哺乳妈妈和医护人员认为，继续服用孕期维生素或其他维生素及矿物质增补剂，可以在哺乳期提供一份“营养保险”。当然，如果宝宝有额外的营养需求或是妈妈营养不足，这种保险措施就很必要了。但要注意，有人认为某些处方孕期维生素片中所含的盐分会使一些婴儿变得烦躁。

喝酒

我可以在母乳喂养期间偶尔喝点酒吗？

可以，这是安全的，但前提是你要按照“规则”来喝。曾几何时，人们认为喝酒可以帮助哺乳妈妈放松，促使她们下奶，还认为啤酒可以提高哺乳妈妈的泌乳量（她们喝酒的目的估计首先还是放松，提高泌乳量是次要的。）。但是，最新的研究结果让人们开始质疑哺乳妈妈喝酒是否明智和安全。酒精会迅速进入血液，而乳汁中的酒精浓度与血液中的酒精浓度是一样的。如果空腹喝酒，30—60 分钟后，乳汁中的酒精浓度达到最高；如果不是空腹，60—90 分钟后，浓度达到最高。和所有的毒品一样，酒精的副作用也与剂量相关，也就是说，取决于你喝多少。

研究结果表明，哺乳妈妈少量地喝酒，例如一杯 4 盎司（约 118 毫升）的葡萄酒或一瓶啤酒，不会对泌乳反射产生负面的作用。但是，超过一定的量，即每公斤体重0.05克酒精（举个例子，对一个体重 60 公斤或 130 磅的妈妈来说，就是大约 8 盎司的葡萄酒或两瓶 12 盎司的啤酒），酒精就会抑制泌乳反射，减少乳汁的分泌。实验结果证明，酒精抑制催乳素和催产素，从而抑制泌乳量。一项研究表明，妈妈如果有长期的饮酒习惯（每天两到三杯），她们 1 岁大的孩子在运动发育测试中的分数就会偏低，但是没有心智发育上的问题。许多有关酒精对母乳喂养影响的研究尚无定论，很多妈妈就得出结论：“不确定，就不做。”目前，研究结果倾向于支持这样的观点：偶尔喝点酒，例如一杯葡萄酒或啤酒，不会对妈妈和婴儿有害。大量喝酒或是每天都喝就很难说了。摄入过量的酒精会影响你对孩子需求的反应能力，使你不能够好好地照顾孩子。

如果你偶尔喝了一杯葡萄酒（例如，在与丈夫共进浪漫晚餐时），你可以设法尽量减少传给宝宝的酒精量。在喝酒之前先给宝宝喂奶，喝酒量仅限一杯葡萄酒或啤酒，而且一边吃东西一边慢慢地喝，尽量在喝酒两个小时以后再喂宝宝吃奶。

也就是说，你不需要在喝了酒精饮料之后泵奶，并将泵出的奶丢弃。乳汁中的酒精含量与血液中的酒精含量是平衡的，所以，等你的身体代谢了血液中的酒精后，你的乳汁中也不含酒精了。你不需要为了给不含酒精的奶腾地方，把“不好的奶”泵出来（一项研究表明，妈妈在喝过一杯掺了酒精的橙汁后，她们的宝宝吃奶少了，也许是因为酒精改变了母乳的味道。因此也可以理解，为什么在你喝了一杯鸡尾酒之后，宝宝会烦躁不安。)。

吸烟与母乳喂养

我有烟瘾，但我又想母乳喂养。哺乳期抽烟有害吗？

吸烟和宝宝是不兼容的。尽管抽烟是非常难戒掉的习惯，你为了宝宝、为了自己、为了家庭也应该戒掉——至少要大幅度减少抽烟量。如果抽烟，所有那些你不希望发生在宝宝身上的坏事情，发生的可能性都会增加。

想象一下，你要带宝宝走进一个房间，进门前你注意到一个标牌，上面写着："警告：这个房间里有大约4000中不同的有毒气体，其中一些会致癌、对肺有损伤、尤其对婴儿的呼吸道有害。"显然，你不会带宝宝进那个房间了。但是，如果你或家人抽烟的话，那个房间就是你的宝宝所接触的环境。

下面列举了吸烟的诸多危害，我们对吸烟的控诉可能言辞激烈，但在这个问题上，我们绝不让步。根据我们的经验，鉴于尼古丁会让人上瘾，除非是真正了解到自己抽烟会对宝宝造成无比的伤害，那些抽烟的妈妈是无法戒烟的。读一读下面的研究结果，看看抽烟是如何影响尚在腹中和已经出世的宝宝的。

吸烟影响宝宝生长 研究结果表明，妈妈在怀孕期间抽烟，尤其是重度抽烟（一天一包以上），她们的孩子身体生长和大脑发育都会受到影响。这样的孩子出生时，新生儿阿普加评分偏低，个头也偏小（称为"宫内发育迟缓"），童年期间，他们的个子也会偏矮，更容易有学习障碍、多动症和各种行为问题。

吸烟影响妊娠结果 吸烟容易引起以下妊娠病症：不育、宫外孕、胎盘前置（胎盘过早分离）、胎盘异常（又被称为"瘾君子胎盘"）、早产，以及宫内发育迟缓。妈妈在怀孕期间抽烟，新生儿死亡率会高出20%，如果抽烟量超过一天35支，新生儿死亡率会高出35%。

吸烟影响宝宝的智力 研究表明，吸烟使宝宝在子宫内大脑发育迟缓，会造成1岁时的智力测试分数低下、上学后的学习成绩低下、IQ智商低下。此外，动物实验中，研究人员发现尼古丁破坏大脑中呼吸控制中心的发育。这表明，尼古丁会增加婴儿猝死症的发生几率。

吸烟影响宝宝的呼吸 香烟的烟雾会夺去婴儿的氧气，从而干扰大脑中呼吸控制中心的发育。长期缺氧，人体会补偿性地制造更多的叫"2，3-二磷酸甘油酸”（2，3 - DPG）的化学物质，加强氧气输送。研究人员发现，生活在有烟环境里，孩子体内这种物质含量较高，这表明这些孩子的身体因为被剥夺了氧气而作出补偿。在这种环境里长大的婴儿，更容易患呼吸道疾病，包括肺炎、哮喘、耳朵感染、支气管炎、鼻窦感染，以及哮吼（义膜性喉炎）。

吸烟影响宝宝幼小的心脏 吸烟不仅对宝宝的肺部造成损害，也会损害宝宝幼小的心脏。高密度胆固醇（HDL），也就是“好的胆固醇”，能够预防心脏疾病，但在父母抽烟的孩子体内，此类胆固醇水平偏低。香烟中的毒素也会影响心率的自动调整。

吸烟造成宝宝鼻子不通 婴儿的鼻道对烟雾非常敏感，受到刺激后，会分泌黏液，造成鼻塞，让婴儿难以呼吸。婴儿大多习惯于用鼻子呼吸，也就是会坚持用鼻子呼吸，不像成年人在鼻塞时会轻松地改用嘴巴呼吸。下呼吸道壁上有丝状的纤毛，会前后摆动清理黏液，帮助通气道通畅。但烟雾会破坏纤毛的清理能力，使得通气道堵塞，容易引起感染。父母抽烟的孩子去医院看呼吸道感染的次数是别的孩子的 2—3 倍。

吸烟影响母乳喂养 研究表明，抽烟的哺乳妈妈泌乳反射少，乳汁供给量少，也容易提早断奶。而且，她们的乳汁中尼古丁含量比她们血液中的尼古丁含量高出 3 倍。这就表明，她们的宝宝不但吸入毒素，还“喝毒”。进入宝宝血液中的可替宁、尼古丁以及另一种尼古丁副产品——硫氰酸盐的含量与妈妈每天抽烟的支数成正比。

吸烟影响妈妈的直觉 催乳素调节乳汁分泌，被认为是“妈妈的直觉”的生理基础。研究表明，抽烟妈妈体内的催乳素水平偏低，这使她们很难照顾好自己的宝宝。而且，这些宝宝往往会更经常发生“腹绞痛”（想必也是尼古丁造成的）。如此一来，宝宝的需求变大了，而妈妈满足宝宝需求的能力却降低了。

吸烟增加婴儿猝死症的发生率 引起婴儿猝死症有三大危险因素：趴着睡，没有用母乳喂养，以及父母亲吸烟。以下是相关的骇人数据：

* 怀孕期间妈妈抽烟，宝宝的猝死率是其他宝宝的 3 倍。
* 妈妈每天抽 20 支烟以上，宝宝的猝死率增长 5 倍。
* 如果父母亲都抽烟，宝宝的猝死率再翻一番。父母都抽烟，比妈妈一个人抽烟的危害要大一倍。

* 妈妈不抽烟，但爸爸抽烟，猝死率也增加。

给宝宝一个无烟环境

在你自己努力戒烟的同时，可以尝试下面的建议，让宝宝享受一个无烟的环境：

1. 不要在宝宝所在的房间里抽烟，不要在汽车里抽烟，这样可以减少宝宝接触到有害的化学物质（但宝宝还是会吸入你衣物上沾染的有害物质）。

2. 如果必须要抽烟，喂完奶后立即抽，这样你的身体可以在下次喂奶前排除掉一些血液中的尼古丁。尼古丁的半衰期是 90 分钟，也就是说，你在抽烟一个半小时之后，血液中的尼古丁能排出一半。所以，如果你过三个小时给宝宝喂奶，大多数（但不是全部）的有害物质就从你的血液中清除了。下次喂奶时，乳汁中的尼古丁含量还会很高，因为乳汁中的尼古丁含量会高于血液中的含量。事实上，母乳中的尼古丁含量足以引起成人产生尼古丁相关症状。

3. 尼古丁胶姆糖或尼古丁贴片又如何呢？宝宝仍然会受到尼古丁影响，只不过母乳中的尼古丁含量要比吸烟低。但是，宝宝可以免于吸烟带来的其他有毒物质，包括氧化碳和硫氰酸盐。

4. 如需了解戒烟方法，可以联系美国癌症协会（800—227—2345）或美国肺协会（212—315—8700）。理查德·温泽与黛安·史密斯合著《孕妇自助戒烟指南》(A Pregnant Woman's Self-Help Guide to Quit Smoking) 提供了为期十天、分二十个步骤进行的戒烟方案，并介绍实用戒烟方法。可在图书馆借阅或书店购买。

青少年妈妈，两个人的营养

我是个青少年妈妈，不知道是否有足够的营养来母乳喂养我的宝宝？

是的，你既然能生孩子，一定也能分泌乳汁，但是你需要格外注意加强营养。你不但要喂养孩子，让他成长，你自己也还处于成长的阶段，如果营养不良，你自身的成长可能受阻，但对宝宝可能没有太大影响。你的宝宝需要一个健康、营养充足的妈妈。为宝宝着想，你要远离垃圾食品，注意饮食均衡，吃各种有营养的食物。你可以享用本章列出的二十四种最佳食品，也可以遵循食品指南轮（见下文第 105 页）。你也完全可以吃零食，但要确定你吃的东西不仅美味有趣，而且营养丰富。

哺乳期照样健康苗条

你没有必要变成一个肥胖、丰满的妈妈才能进行哺乳。事实上，母乳喂养会让你更容易减掉怀孕期间体内积累的脂肪。制造乳汁每天最多消耗 500 卡路里，这也就是说，大多数妈妈可以每天比平时多吃 500 卡路里的食物，而不会增重，换句话说，每天多吃的少于 500 卡路里的话，就可以减肥了。怀孕期的脂肪堆积是造物主帮你买的保险，确保孩子出生后你有足够的能量分泌乳汁。你进行母乳喂养，身体就会取用堆积的脂肪，不用节食，就可以轻松减重了。这个额外的减肥作用不错吧？一项研究表明，与用配方奶喂养的妈妈相比，母乳喂养的妈妈在产后减肥更快、臀围减少更多、也更快地恢复到怀孕前的体重。另一项研究发现，产后 4—6 个月里，摄入同样多的卡路里，母乳喂养的妈妈要比用配方奶喂养的妈妈减重更多。

产后减重（也就是减肥）安全并且实际的标准是一个月一磅（450 克），第一年甩去 12 磅的多余脂肪。听起来好像不多，实际是很多的。12 磅的脂肪堆起来有一个篮球那么大。如果速成减肥，你可能很快能减重很多，但那个减去的重量包括水的重量和肌肉的重量，水的重量最终还是会回去的。缓慢但稳步的减掉脂肪意味着更加能保持体重，不会反弹，而且减去的是脂肪，不是肌肉。如果你想一个月减掉超过 1 磅，你是可以做到的。我们建议每周不要超过 1 磅，即一个月 4 磅。一周 1 磅的目标可以通过以下安全、健康的方式实现：

增加运动量、吃一样多　对于大多数女人来说，减肥最好是通过运动，而不是通过饮食。运动可以很有趣，但严格吃健康食品却没有那么吸引人。而且，运动消耗脂肪，这才是你的主要目的。采用限制型饮食时，你剥夺了自己获得某些养分的权利。如果你吃健康食品，例如食品指南轮里列出的那些食物，加上每天一小时的运动，你可以达到一周减 1 磅脂肪的效果。

适当运动、少吃垃圾食品　最安全的减肥方法是通过运动，而不是通过饮食，但你可以将两者相结合。每天至少锻炼 30 分钟，再加上每天少摄入 200

个没有营养的卡路里（相当于三块巧克力饼干或一个甜甜圈），你就可以达到一周减1磅的效果。

母乳喂养期间安全、适量的运动

此时你的身体不仅属于你，也属于宝宝，所以你需要更好地照顾自己。

运动前先喂奶 在运动前先喂奶，喂奶时间可以长一些，这样不仅让宝宝吃得尽兴，也会让你更舒服些。有些妈妈觉得乳房胀满奶时运动很不自在。

撑托乳房 运动时穿上合身的棉质运动型胸衣，减少运动过程中的乳房推挤和乳头摩擦。

补充水分 运动前喝两杯水，运动过程中也喝几口，运动后再多喝水。如果不是高强度地运动一小时以上直至筋疲力尽（哺乳妈妈很少有能力、不想、更不该如此剧烈运动），喝水就可以达到运动型饮料的效果：补充身体水分，减少肌肉疲劳，经济健康，不含没有营养的添加物。

运动后，如果宝宝拒绝吃奶，也不必担心 几年前，研究人员宣称，哺乳妈妈在运动后乳汁会“变质”，导致婴儿暂时拒绝吃母乳。这样的研究结果没什么根据，却广为流传。任何研究结果中当科学性与常识性有分歧时，首先应质疑所谓的科学正确与否。从生物化学角度来解释，这种拒奶行为是因为运动肌肉代谢的副产品——乳酸在母乳中的含量增加，导致乳汁有点怪味。但对上述研究进一步推敲，就会发现有很多理由质疑其研究结果。事实上，多年来，大多数哺乳妈妈并未注意到运动后有明显的拒奶问题，尤其当哺乳妈妈只是适量运动，没有到筋疲力尽的程度。如果在你运动后，宝宝吃奶时表现得躁动不安，过半个小时左右再喂，不管当初是什么原因让宝宝不安，这个时候应该好了。引起宝宝不安的另一种解释是你运动后皮肤因出汗而带有咸味，身体也会有汗水的味道。运动出汗后冲洗乳房或是洗澡，然后再给宝宝喂奶。

少量运动、节制饮食 这种组合最不容易达到持久减肥的效果，你还错失了运动为你带来的身体上和情绪上的好处。采用这种方法，你摄入的营养和热量只够维持自身需要，哺乳消耗了额外的能量，以此减少体内脂肪。如果想通过节食来减肥，你应该咨询熟悉哺乳期减肥知识的营养师，一起制订一套安全、健康的饮食计划，制订计划时需要考虑以下因素：

* 你的基本营养需求。基本营养需求既包括保持自身健康所需的热量和营养，也包括减肥时保质保量地制造乳汁所需的热量和其他营养成分。单是计算卡路里并不能告诉你是否获得了必需的营养物质，控制卡路里的饮食对于没有怀孕、不在哺乳的女人来说是安全有效的，因为她们体内往往储存有充足的维生素和基本营养物质，可以避免营养缺失。而哺乳妈妈对营养有更多的需求，所以要格外注意。

* 你的体型。苗条的女性（“香蕉”形）会比圆润的女性（“苹果”或“梨”形）消耗更多的热量。

* 特殊饮食需求。营养师会考虑你和宝宝是否有特殊的饮食需求，例如你患有孕妇糖尿病、要喂养双胞胎、生活节奏快等等。

基于以上因素，营养师能够为你制订出安全的减肥方案，既考虑到满足你每日的营养需求，又能让你一周减去 1 磅的体重。对大多数哺乳妈妈来说，这就意味着每天均衡饮食，从我们在食品指南轮上推荐的饮食中获取 1800—2400 卡路里。如果平均每天的饮食热量在 1500 卡路里以下，哺乳妈妈就很难获得足够的营养。

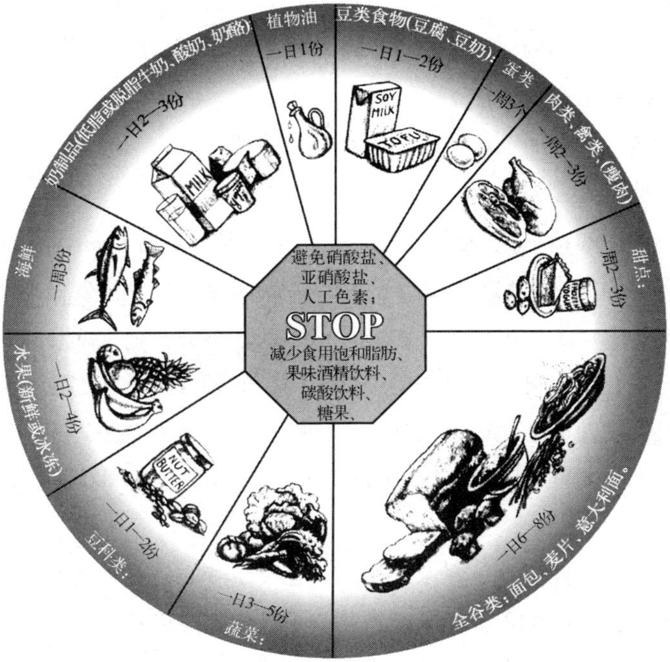

食品指南轮

大多数哺乳妈妈，尤其是那些在怀孕期长胖很多、营养充足的哺乳妈妈，可以安全地一周减去 1 磅体重，而不影响乳汁的分泌。怀孕期增重很少、营养不良的妈妈则需要循序渐进地进行减肥，一个月减 1—2 磅，确保母子双方的营养和健康不受影响。

健康生活 L. E. A. N. 四要素

对妈妈有益的东西也对宝宝有益。如果你身体健康并为此感到满意，你对自己、对母乳喂养、对教养孩子也都会感觉更好。同时，改善生活方式和生活态度也能让你更容易照顾好自己和宝宝。现在有许多不同的减肥饮食和运动方案，而我们通过在诊所和自己家庭内的实践，发现健康生活有几个简单的要素，我们称之为 L. E. A. N. 四要素——L 指生活方式（lifestyle）、E 指运动（Exercise）、A 指态度（Attitude）、N 指营养（Nutrition）。

身材苗条并不意味着骨瘦如柴，而是指你的体脂适中，符合体型及健康标准。在我们看来，要变得苗条，不单单要摆脱脂肪，也要摆脱生活中影响健康的不良习惯，要专注于对你最重要的事物。下面我们将简单介绍健康生活 L. E. A. N. 四要素计划。

生活方式 罗列一下你的生活方式，去掉那些影响母乳喂养及教养孩子的事情。远离那些对你教养孩子的方式指手画脚的人（至少在与那些人谈话时避免谈到教养孩子的话题）。避免耗能过多，不必要的室内外活动和工作。例如，如果工作需要你大吃大喝，让你没有精力照顾宝宝，你就需要做些改变。学习放松的方式：听音乐、祈祷或冥想、读书看报、享受一个人或与丈夫在一起的宁静时光。多开怀大笑，读有趣的书、看喜剧电影都能帮你感觉生活的美好。

运动 有规律的适量运动能够使你保持体重，帮你减压。运动可以帮助你实现其他三要素所要求的改变。（下面会介绍照看宝宝期间获得足够运动的小贴士。）

态度 不但要摆脱身上多余的脂肪，还要改变心里那些影响母乳喂养及教养孩子的错误态度。你不能控制所有的状况，但你可以控制自己对各种状况的态度和反应。如果你在哺乳时遇到困难，不要总是沉溺其中，而要积极寻求帮助、解决困难。不要浪费精力操心生活中鸡毛蒜皮的小事，将注意力集中在重要的事情上，在自己努力的同时，也要寻求支持和帮助。你正在做的事，世上没有别人可以取代——用自己的乳汁滋养宝宝。

营养 哺乳妈妈饮食需要热量适中、营养密度高，要吃大量的新鲜水果和蔬菜，以及全谷类食品。合理的饮食可以让你保持健康，更好地应付生活的压力，多多注意你的饮食。

我们提出的健康生活四要素计划运用了协同增效的原理，四个方面均运作良好时，总体效果将大于各个方面效果的总和——就像1＋1＋1＋1等于5甚至等于10！一旦你尝试了这个四要素计划，它就会拥有自发性，你会感觉良好，并且会尽力保持这种感觉。产后抑郁症和过度疲劳是哺乳妈妈最常见的两个问题，会破坏母乳喂养，导致提前断奶，而四要素计划能够增强体质、改善情绪，让你能避免这些问题，你和宝宝也会更健康更快乐。

适量饮食

下面介绍几个饮食小贴士，让你能获得足够的营养保持身材和健康，同时能为宝宝制造足够的乳汁。

吃营养密度高的食物 利用哺乳这段时间去做一件你一直想做而未做的事：不再吃垃圾食品，而是多吃低热量、高营养的健康食品。避免热量密度高——热量高但营养价值低的食物，包括各种高脂肪、高糖分的食物。营养密度高的食物容易使你有满足感；垃圾食品则会让你越吃越想吃。在一项研究中，参与者被允许随意吃东西，结果表明，那些只选择高营养密度食物的人比那些吃精加工食物的人摄入的热量要小。

去掉脂肪 要习惯于吃低脂的日常食品，例如低脂或脱脂的酸奶和牛奶。不要用普通酸奶油配烤土豆吃或作蘸酱，代之以酸奶或脱脂酸奶油。鸡去皮后再加以烹饪，脂肪量能减半。要想保持苗条，脂肪含量在平时所摄入的食品总热量中的比例应低于20％。食品包装上的营养成分标签会告诉你每一份中含有多少热量，其中有多少热量来自脂肪，这样你就可以计算出百分比了。一般来说，每天的脂肪摄入量要保持在每天摄入的总热量的20％以下。除了减少脂肪摄入，吃好的脂肪同样重要。多吃海鲜以及亚麻油或植物油等，它们含有“必需脂肪酸”，少吃动物类脂肪，更要避免“人造脂肪”，也就是氢化脂肪，因为这种脂肪会使胆固醇水平升高，危害健康。

多吃纤维 高纤维的食物给你带来饱腹感，又不会让你摄入很多热量，属于营养密度高的的食物。考虑多吃以下食物：苹果、洋蓟、杏、牛油果、糠、西兰花、豆类和浆果类，它们都热量小、营养丰富，还能填饱你的肚子。其他富含纤维的高营养密度食物还有扁豆、红薯、西梅、梨、菠菜、葡萄柚，以及豌豆。

不要小瞧零食 你也许不知道，如果每天放纵一次，例如吃 1 块巧克力饼干或 5—10 片薯片，一年下来，就会吃进 10 磅的额外脂肪。这些小零食没有什么营养，还含有大量脂肪和热量，所以要格外注意那些美味的高热量食品，例如咖啡蛋糕、馅饼皮、热狗、甜甜圈和牛角面包。对一些人来说，只要从每天的饮食中剔除其中一样，就足以保持体型了。你也可以用什锦干果来代替以上食品，里面放上生杏仁、葵花子、葡萄干、核桃、干木瓜片，甚至还可以加点巧克力碎片，这样的零食既健康，又解馋。

尽量多运动

如前所述，运动是哺乳期减肥最安全的方法，但是对于哺乳妈妈，尤其是宝宝需求大的那些妈妈来说，实行四要素计划中最困难的部分就是每天找到时间锻炼。一天中，大多数时间怀里抱着宝宝，给他喂奶，你会坐得多，动得少。夜间哺乳、安抚哭闹的宝宝，以及在宝宝生长加速期参加了二十四小时的喂奶马拉松之后，你根本不会想到锻炼这事儿。如果家里还有学步幼儿或其他大孩子，你更是找不到锻炼的时间了。然而，为了自己，为了宝宝，你还是要尽量多运动。实际上，解决宝宝哭闹或是妈妈疲惫的最好方法，就是母子俩一起出门散散步。上午用背巾或是结实的婴儿推车带宝宝出门，愉快地走上两个小时，回家吃饭、休息，下午如果需要，还可以再出门。

两个人的运动

你可能会叹着气说："我很累，也没有时间锻炼。"然而有规律的运动能够缓解疲劳，虽然这听起来有些不可思议。尝试一下，你很快就会注意到运动的好处。众所周知，"如果你不花时间锻炼，就得花时间去医院。"

为了减掉产后多出来的体重，可以用背巾兜着宝宝，轻快地走路 30—60 分钟。带着宝宝，你才能出门，同时宝宝的重量也加大了运动强度。宝宝每个月长 1—2 磅，妈妈也能减掉 1—2 磅。如果你还有个学步幼儿或上幼儿园的孩子，让他坐在婴儿车里，三个人一起散步。

把宝宝兜在身上走路，对于安抚哭闹的宝宝非常有用，特别是傍晚时分宝宝容易哭闹的“热闹时光”（大人也容易在某个特定时段感到烦躁）。兜着宝宝在小区或公园里走走，可以安抚宝宝，随着妈妈的步伐，宝宝往往心平气静，甚至能睡着。

还有其他方式可以让宝宝参与你的锻炼。下面是一些经验丰富的妈妈提供的小贴士：

* 随着音乐跳舞。抱着宝宝或是用背巾兜着宝宝，伴随着音乐舞动半小时，你既享受到了乐趣，也燃烧了热量，还赶走了压力。冬天天气恶劣不能出门时，这是一项很好的运动。

* 锻炼的同时和宝宝玩。躺在地板上做仰卧起坐时，将宝宝放在小腹位置，让他靠在你屈起的膝盖上，每次你抬起上身时都“嘘”一声。你还可以将宝宝举起放下，锻炼上身力量。或者在做低强度有氧运动的时候，用背巾兜着或背着宝宝。抱着宝宝锻炼时，要注意自己的动作，不要因为用力错误而拉伤肌肉。

* 逗宝宝开心。如果你在锻炼时还继续和宝宝说话，对他笑，逗他开心，有些宝宝会很乐意在一边看着你锻炼的。

* 尽量找机会动一动。照顾宝宝期间，运动安排要灵活。今天可以用背巾兜着宝宝逛商店，明天下雨，就在家找点事做，哪怕背着宝宝做做家务，你也能达到活动的目的。

如果你想独自锻炼，可以让你丈夫下班后照顾宝宝，自己轻松地散散步。做爸爸的会享受和宝宝独处，并且也乐于见到经过锻炼调整后平静、快乐的妻子。

根据我们的经验，如果缺少了一周至少四次、每次至少 30 分钟的运动量，产后减肥计划就很难奏效。运动可以提高你的基础代谢率（BMR）——就像提高汽车发动机空转速度，能够燃烧更多的汽油一样。你的身体在锻炼时能够燃烧脂肪，在锻炼后 6—12 小时仍能继续燃烧脂肪。运动还可以帮你调节食欲，使你对食物的欲望与身体的需要趋于一致。

尤其重要的是，运动能使肌体释放恩多芬（内啡肽），也就是人体内提升情绪的荷尔蒙。最不想动的日子，正是你最应该出去活动一下的时候，也是最能注意到恩多芬起作用的时候。恩多芬可以解除紧张、舒缓压力，让你在焦虑时平静下来，走出抑郁。运动是最便宜的抗抑郁药，连副作用都是有益的。

运动对荷尔蒙还有一个额外的好处，就是在运动后20—40分钟内，泌乳素水平会提高。运动还能增加体内抵抗疾病的抗体和白血球细胞，增强免疫力。负重运动，例如走路，可以强健骨骼，预防骨质疏松，因为它能保留体内的钙质，这对哺乳妈妈十分重要。运动锻炼肌肉的同时能够提高代谢率，因为维持肌肉要比维持脂肪需要更多的热量。所以，运动甚至能让你吃得更多。当然，你也可以躺在沙发上大吃特吃，但这样你就会错过运动荷尔蒙给你带来的种种好处。

第五章

哺乳期的用药

进入你体内的物质也会进入你的乳汁，所以，在服用任何药物之前，你必须考虑它会不会影响你的宝宝、会不会影响你的乳汁分泌。至少在宝宝刚出生的那几个月里，哺乳妈妈和宝宝可以看做一个单一的生物系统，因为这时宝宝完全依赖于你所提供的营养。在本章中，我们将教你如何在哺乳期聪明地选择药物并安全服用。

哺乳期安全用药

首先，哺乳期服用药物必须考虑以下三点：你需要服用药物吗？所用药物会影响宝宝吗？所用药物会影响你分泌乳汁的能力吗？对这几个问题的回答会让你大致了解服用药物的利与弊。

自我测验

问问自己病情究竟怎么样了？要实事求是。有时吃药是更好的选择，不仅可以让你的病情得到控制和治疗，也间接地对宝宝有利，尽管宝宝会接触到渗入乳汁中的少量药物。如果你生病了却苦撑几天不吃药，这会减少你的乳汁分泌，而且你在生病的状态下也无法做个好妈妈。服用药物往往可以减轻你的病情，让你早日康复，在某些情况下，用药是必须的。换个角度说，如果你只是微恙，比如一般感冒，你可以考虑药物以外的治疗方法。虽然那些非处方感冒药在哺乳期基本上都可以安全服用，它们往往没什么效果，而一些土办法说不定能让你的感冒好得更快，比如熏蒸、多喝水、多休息、给身体充分的时间自然康复。

测试医生

你去看病时一定要告诉医生你在哺乳，而且你很看重母乳喂养，不想人为断奶。你要让医生明白，哪怕治疗方案让你只是暂时中断哺乳，你都宁愿尽量去寻求其他的替代方案。向医生表明自己的立场：不但要治好自己的病，还要继续给孩子喂奶。一旦意识到母乳喂养对你和宝宝有多重要，医生就会积极研究如何用其他方案来给你治病。哺乳期完全不能服用的药物毕竟还是少数，所以一般都能找到不需要停止哺乳的治疗方案。如果医生对某一种药物不完全肯定，就会要求你停止喂奶，这个时候你不妨问问其他医生的意见或者参考本章中提供的信息来源，也最好能把本章列出的信息来源给你的医生看，明智的医生都会愿意了解、学习关于哺乳期安全用药的最新信息的。实际上，大多数药物治疗不一定要求你提前断奶。

哺乳期安全用药

绿灯：可以服用！

以下药物短期服用是安全的，如果服用超过 1—2 周，应向医生咨询。

- 对乙酰氨基酚（扑热息痛）
- 阿昔洛韦（无环鸟苷）
- 局部麻醉剂（例如牙科用麻醉剂）
- 抗酸药
- 抗生素（氯唑西林，头孢菌素，四环素[i]和磺胺类药物[ii]）
- 抗凝（血）剂
- 抗癫痫药
- 抗组胺药
- 阿斯巴甜代糖（纽特阿斯巴甜）
- 哮喘药（色甘酸钠，吸入型支气管扩张剂）
- 钡
- 氯喹（抗疟药）
- 可的松
- 减充血剂
- 洋地黄
- 利尿剂
- 布洛芬
- 胰岛素
- 水杨酸亚铋
- 轻泻剂
- 肌肉松弛剂
- 蛲虫药物
- 普萘洛尔
- 丙基硫氧嘧啶
- 硅有机树脂植入物
- 甲状腺药物
- 疫苗
- 维生素

黄灯：小心服用！

以下药物在哺乳期服用的安全性取决于若干因素：剂量、婴儿年龄、治疗期长短、用药及哺乳时间的安排。如需长期服用，应向熟悉哺乳期用药的医生咨询。

- 酒精
- 抗抑郁药
- 阿司匹林
- 可待因
- 杜冷丁
- 麦角菌类药
- 全身麻醉[iii]
- 吲哚美辛（消炎痛）
- 异烟肼
- 锂[iv]
- 胃复安
- 甲硝唑（灭滴灵）[v]
- 吗啡
- 口服避孕药
- 帕罗西汀
- 苯巴比妥（一种镇静催眠剂）
- 百忧解（氟西汀）
- 瓦利姆镇定药（安定）
- 左洛复

续

哺乳期安全用药

红灯：禁用！

以下药物在哺乳期禁用。

安非他命	林丹	溴隐亭
抗代谢药物（抗癌药物）	大麻	五氯酚（天使粉，PCP）
可卡因	甲氨蝶呤	用于诊断测试的放射性药物[vi]
环孢素	麦苏林（去氧苯巴比妥）	
海洛因	尼古丁	

[i]服用不要超过 10 天

[ii]哺乳新生儿期间不要服用

[iii]多数全身麻醉 6—12 小时后可安全哺乳

[iv]有专家认为在哺乳期应完全禁用锂，也有专家认为可以只要监控婴儿血液的锂含量即可小心服用

[v]专家建议一次性服用 2 克的剂量，12—24 小时后即可哺乳

[vi]可能需要暂时中断哺乳，应向核医学专家咨询

业内人士建议你如何与医生打交道：很多时候，是否有必要进行药物治疗会落入一个“灰色地带”——举个例子，已持续一段时间的感冒是不是不用抗生素就会痊愈？抑或感冒加重转变为鼻窦炎或肺部感染，从而必须使用抗生素？如果你清楚地让医生知道，你对自己的健康负责，愿意尝试非药物治疗，那医生就不会轻易地给你开药。你要让医生了解，你需要的是他对你病情的专业判断，而不只是开药。如果医生觉得你期望药物治疗，他一般会给你开药。药物治疗前，你可以咨询一下儿科医生或者家庭医生，他们通常比较了解药物进入母乳后可能产生的影响，其他医生接触较多的是成人或大小孩，很少给母乳妈妈看病，所以你在看其他科医生的时候，可以要求他和儿科医生讨论一下用药问题。

选择药物时需考虑的因素

以下几个因素会影响医生给哺乳妈妈开药时如何选择药物。你可以和医生探讨一下这几个因素，还可以让医生参考一下我们在本章提供的有关母乳含药问题的信息来源。

* 多数药物都会进入乳汁，但大多情况只是少量进入——通常是你服用剂量的 1%或更少。

＊ 如果有好几种药物都可以有效地治疗你的病，医生应该选择进入乳汁最少的药物。用药途径也会影响药物进入及排出血液和乳汁的速度。例如，有些药物有口服剂和吸入剂的不同形式，它们在体内排出所需的时间也不同。

＊ 最好服用一天三至四次的短效药物，这可能比日服一次的长效药物要麻烦些，但它们从你血液和乳汁中排出的速度也快，而且婴儿也更容易代谢短效药物，这就避免了药物在婴儿体内堆积。

＊ 考虑婴儿的年龄。给早产儿或新生儿的妈妈开药时要更为谨慎，因为这些妈妈每天可能要喂十次奶，而 1 岁的婴儿可能一天只要喂四次。吃奶频繁的婴儿自然摄入的药物就多，小婴儿个头又小，就会导致药物在他体内的含量更高，而大一点的婴儿肝脏和肾的功能更完善，更能代谢排除药物。

＊ 如果不确定药物对婴儿可能产生的影响，医生可以在你服药期监控婴儿的身体状况么？可以通过检查你乳汁中的药物含量，检查婴儿血液中的药物含量，或者密切关注婴儿行为的变化。

＊ 如果医生开的药不适合哺乳妈妈服用，却又是对症下药，可以治疗你的病，你可能就需要在服药期间暂时断奶，直至药物从你身体中排清后再重新喂奶。服药期间，可以用手挤奶或使用吸奶器泵奶以维持泌乳量。

＊ 有些药物对婴儿无害，但对制造乳汁的荷尔蒙有抑制作用，从而影响你的泌乳量。

＊ 因为很难了解所有关于哺乳期用药安全的信息，医护人员往往采取“拿不准就不用”的准则。许多医生在不确定药物对母乳的影响时，都会建议你断奶治疗，这其实是假设配方奶等同于母乳，大多数人，甚至很多医生都这么认为，但这是错误的假设。让婴儿接触母乳中的药物还是接触配方奶，这要权衡决定。

＊ 如果某种用药或治疗过程需要你彻底断奶，你可以询问一下治疗是否可以等到孩子大一点或自然断奶之后。母乳中的药物对大一点的婴儿来说问题不大，但是，如果你计划一直哺乳到宝宝自己断奶，这一天的到来会比你或医生预期要晚很多。

＊ 在哺乳期同时服用几种药物的时候要特别注意，一种药物可能单独服用时属于安全的，但和其他药物混用时就不安全了。开药前，你一定要告诉医

生你正在服用什么药物。药剂师往往可以为你提供药物交互作用的可靠信息。

* 你要明白，对你在哺乳期用药的建议往往是基于法律方面的考虑，而不是基于科学研究成果。制药公司提供的药物信息，包括药物包装盒内的说明或是《医生案头参考》(PDR)，往往会建议在服药期停止哺乳。制药公司之所以这样建议，是为了在法律上保护自己，避免卷入官司。同时，也避免花大量经费来研究该药物在哺乳期服用的安全性。哺乳妈妈的医护人员应该依靠额外的信息来源，就像本章中所列举的一些信息来源，提供正确并且有利哺乳的信息，尽量避免婴儿不必要的断奶。

安全小贴士：如果你和宝宝同睡一张床——很多妈妈为了夜间喂奶方便会和宝宝同睡——在你服用有镇定或催眠效果的感冒药时，不要和宝宝睡在一起，因为这些药物会降低你对宝宝在身边的意识。

了解如何正确服用药物 在你和医生达成共识，选择了最佳药物之后，你还需要了解服用剂量、副作用（例如腹痛、头痛、腹泻），以及宝宝可能出现的副作用。在药房拿到药物之后，检查一下标签，确保和医生说的一致。要知道，医生往往不会和病人讨论药物的副作用，原因有二：一是该药只会对少数人产生副作用；二是如果你意识到会有某种副作用，心理因素会让你要么产生真的副作用，要么产生假想的副作用。

安排好服药时间 向医生咨询有关药物的信息，帮助你安排好服药和喂奶的时间，使得药物最大可能地进入你的体内却最小可能地进入乳汁。如果药物属于要小心服用的，最好在喂奶之后立即服用。大多数药物在服用1—2小时后，在乳汁中含量最高，在两次喂奶的间隔，药物基本从乳汁中散掉。至于日服一次的药，最好挑宝宝最长的一次喂奶间隔前服用（一般是晚上宝宝刚睡的时候），如果药物有让人兴奋的副作用，你也可以换一个白天的时间服药。这类药物在乳汁中的最高含量时间对什么时候服用没有什么影响。

安排好服药时间可以最大程度地减少母乳中的含药量，但是也不要因此打乱你和宝宝正常的喂奶时间。如果宝宝日夜都会频繁地吃奶，你就干脆直接照说明服药，宝宝该吃奶时就喂，这样反而更好。

将奶泵出并丢弃 有些药物要求哺乳妈妈暂时断奶，比如X光诊断过程中使用的放射性物质。如果医生建议你等体内潜在的有害药物全部消散后再喂奶，你可以在这段时间里每隔三到四个小时泵一次奶并丢弃。同时，用你之前在冰箱里储存的安全母乳喂宝宝。

储存备用母乳

就像将钱存入银行以备不时之需，你最好也能在冰箱里储存备用母乳，这样即使因为某些原因你有一两天不能喂奶也不要紧。在冰箱里开个"母乳账户"吧，存上几天分量的"白金"奶，有备无患。

常用药问与答

哺乳妈妈也会生病，需要治疗，而且能够安全地服用大多数药物。你也可以选择一些传统的治疗方法，以减少服用处方或非处方药。如果患有慢性病，你甚至还会发现在给宝宝喂奶的时候你的症状有所减轻。

医生为你开药时，应该告诉医生自己在母乳喂养。有的母亲会羞于告诉医生自己还在喂大婴儿或者学步幼儿。下面，我们为你提供了哺乳期服药的一般指导，而你还是要和医生讨论自己的具体情况。如果病人表明治病同时继续哺乳的意愿，医生也能从中了解许多知识。

抗过敏药

过敏症和哮喘让我吃不消了，我正在母乳喂养，有什么药物可以放心服用呢?

生病的时候，你很难维持良好的乳汁供应，也不能很好地照顾宝宝。所以最好把病治好，而不是因为正在哺乳就不加治疗，认为自己必须要熬过去。你的情况表明家族中有过敏史，这样一来，母乳就显得尤其重要。你喂奶时间越长，宝宝就越不容易遗传你的过敏，而且哺乳可能会暂时缓解你的过敏症状。如果是因为压力引发或加重过敏和哮喘病情，母乳喂养还可以刺激你体内的镇静激素，由此减缓病情。常用的处方及非处方抗过敏药物都可以在哺乳期安全地服用，这些药包括抗组胺药、吸入型支气管扩张剂、色甘酸、减充血剂以及可的松喷雾剂及片剂。某些新生儿的母亲如果大量服用茶碱，新生儿会出现暂时性过敏。但在婴儿六个月以后，哺乳妈妈就可以安全服用茶碱了。目前在对哮喘病的治疗上，含有沙丁胺醇的吸入剂更新也更安全，取代了大多数含茶碱的药物。除非医生有其他更好的建议，哺乳妈妈最好选用含沙丁胺醇的吸入型支气管扩张剂而不是片剂。吸入型支气管扩张剂疗效好，副作用小，较少进入母体的血液，所以在母乳中含量较小。

抗生素和感冒药

我在冬天会经常感冒，有时候还会发展成支气管炎，需要服用抗生素治疗。究竟哪些药物可以放心服用呢？

哺乳期间你可以放心服用所有常用抗生素和各种处方及非处方感冒药（减充血剂、抗组胺药和止咳药）。如果有睡眠问题，你可以使用含右美沙芬（DM）的止咳糖浆。如果你不是在用母乳喂养新生儿，有必要的话，你甚至可以在几晚睡前服用含可待因的止咳糖浆。尽量避免日服一次的长效药，最好选用日服三四次的短效药，每次都在喂奶后立即服用。先用单一成分的药物（减充血剂或者抗组胺药），不行再混合服用。最后，你别忘记还有非药物治疗感冒的好办法："蒸汽疗法"和"鼻管疗法"。对着蒸面器蒸上 20 分钟，可以减少呼吸通道堵塞的分泌物，如果加上一滴桉树油和一滴薰衣草油，蒸汽效果会更好。你还可以买一个盐水喷鼻剂，鼻子塞住了就随时喷一喷。这两个疗法简单安全，可以防止因感冒和过敏而堆积的分泌物聚集到鼻窦及呼吸通道中，从而有效预防感冒引起的鼻窦炎或支气管炎。

新生儿哺乳期内，应该避免使用磺胺类抗生素，因为新生儿的肝脏还不能充分地代谢磺胺。如果医生认为没有同等效果的替代物，你也可以服用新出的喹诺酮抗生素（例如氧氟沙星和环丙沙星）。这类药物是新药，安全性还不确定，所以最好在晚上最后一次喂奶后服用。一旦宝宝出现腹泻等胃肠道症状，就立即停止用药。

开处方常识！

考虑到哺乳期服用抗生素有安全问题，医生们通常遵循这样一条原则：如果该抗生素可以直接用于婴儿，那就肯定可以安全地用于哺乳的母亲。

抗抑郁药

我的医生想让我服用抗抑郁药物，建议我给宝宝断奶，但我不想放弃母乳喂养，我可不可以在服药的同时继续喂奶呢？

答案是可以，但要慎用。最常用的抗抑郁药都属于一类被称为5—羟色胺再摄取抑制剂（SSRI）的药物，例如百忧解（氟西汀）、帕罗西汀和左洛复（舍曲林）。这些药都是通过提高大脑里神经化学物质——羟色胺的含量，使情绪得到自然提升。它们的不同之处主要在于药效强度和可能产生的副作用。不同的药，药效也因人而异。在哺乳期服用的话，左洛复可能是最安全的，研究表明，哺乳妈妈服用左洛复，在婴儿血液中却没有发现该药物，即使有，含量也微乎其微。安全性其次的是帕罗西汀，百忧解是最不安全的。但即便如此，百忧解也是可以在哺乳期服用的。只有一例报告显示，哺乳妈妈服用百忧解导致婴儿出现严重腹绞痛。

在服用抗抑郁药之前，可以先考虑其他的治疗办法。下面的发现也许能让你情绪好一点：很多妈妈在生孩子之前还需要服用抗抑郁药的，生完孩子之后，母乳喂养的放松作用使得她们大幅度减少抗抑郁药的用量，有的干脆彻底摆脱了抗抑郁药。有关实用的非药物抗抑郁疗法，见本书第三章“减压”章节。轻微的抑郁往往源于生活方式中一些简单的变化，你还可以尝试一下我们在第四章中介绍的L. E. A. N方法，该方法强调生活方式、锻炼、心态调整以及营养，做好这四方面就有助于减轻抑郁。

医生有时候会建议服用抗抑郁药或其他精神药物的妈妈断奶，这对医生来说是最简单也最保险的方法。而你需要寻求更多的信息或者努力促使医生了解更多关于哺乳期用药的知识。让开药的医生明白你希望继续哺乳，这是你对孩子关爱的重要方面。突然断奶可能会导致抑郁，所以断奶对你情感上的影响不能不考虑。对医生表明你需要对哺乳安全的药物，如果抑郁使你不能很好地表达自己的愿望，可以让你丈夫或是善于表达的朋友帮助你和医生沟通。

当你和医生都觉得你应该服用SSRI药物的时候，先从能达到效果的最少剂量的左洛复开始，如果治疗效果不好，征求医生的意见，试试帕罗西汀。如果医生希望你用百忧解，那就从最小剂量开始服用，再逐步加大剂量。服用大剂量此类药物的时候，如果你担心会影响宝宝，可以要求医生测一下宝宝血液中的SSRI药物含量。可以分两次进行测试，每次最好在你服药后2—6小时。

但这样的测试有部分只能在特殊的实验室里进行，所以价格比较高。我们建议你在服用大剂量百忧解时再考虑测试。如果宝宝血液里药物含量低，你就可以在哺乳期间放心服用百忧解了。

如果需要在服用 SSRI 或其他抗抑郁药的同时使用任何其他药物，你一定要征得医生或药剂师的同意。SSRI 药物不应该与以下药物一起服用：锂、甲腈咪胺（抗胃溃疡药）、含茶碱药物、抗痉挛药以及其他类型的抗抑郁药物。

锂是用来治疗躁狂抑郁症的，对于哺乳妈妈来说，锂被列为黄灯型药物（即可以小心使用）。如果别无选择，你和医生确定必须用锂，而你又不想停止哺乳，你是可以用锂的。前提是：要在服药期密切监控宝宝血液的锂含量。和其他药物一样，你喂奶越频繁，宝宝年纪越小，就越要注意药物对宝宝的影响。

除了多虑平，大多数三环类抗抑郁药都被列为“哺乳期可安全服用的药物”。哺乳期可以服用阿米替林，也可以偶尔服用安定（烦宁），但不建议长期服用。

科学证明贯叶连翘是一种有效的抗抑郁药物，但其在哺乳期服用的安全性还未被证实，但有权威人士认为贯叶连翘会降低泌乳量。如果你考虑服用该药，最好能咨询一位了解该药物在哺乳期服用安全性最新动态的医生。就像许多草药一样，贯叶连翘的服用剂量因人而异，所以要仔细观察其影响。有些妈妈服用后泌乳量并没有变化，她们的宝宝也没有受到影响，但还有些妈妈就会受到影响。

让人欣慰的是，许多抗抑郁药只要在哺乳期谨慎服用，都是安全的。事实上，有些哺乳妈妈在服用了治疗精神神经疾病的药物后，泌乳量还有了可喜的提高——但这绝对不能成为你要服用该药的理由。有趣的是，有些在怀孕之前需要服用抗抑郁药的妈妈在哺乳期间被医生告知不再需要服用抗抑郁药了，或者可以减少抗抑郁药的服用剂量。

止痛药

我在哺乳期间如果发烧头疼或是身体疼痛可以服用止痛药物么？

可以，几乎所有的止痛药和退烧药都是安全的。对乙酰氨基酚（扑热息痛，泰诺）是最安全的止痛退烧药，因为你服用之后只有少量药物会进入乳汁。布洛芬（阿德维尔布洛芬和摩特林）也是安全的。另外，哺乳期也可以服用麻醉性镇痛剂（可待因、杜冷丁以及吗啡），但需要小心，这三种药物中吗啡对婴儿的影响最小。有报告说妈妈在生产后服用含可待因的镇痛剂后，她们的新生儿出现呼吸困难的症状，而哺乳妈妈注射杜冷丁之后，她们的宝宝会变得嗜睡、不愿意吃奶。哺乳期偶尔使用麻醉性止痛药是可以的，但长期使用不安全。此外，要知道疼痛是会抑制泌乳，总是可以找到对妈妈有效、对宝宝安全的止痛药的。

念珠菌及其他阴道感染

我常患有阴道酵母菌感染，在哺乳期可以服用哪些药物呢？

制霉菌素是最古老，也是最安全治疗酵母菌（念珠菌）感染的药物，它也常常被用来治疗婴儿的鹅口疮和尿布疹。该药不能很好地透过皮肤或口腔及阴道黏膜被吸收，所以哺乳妈妈如果使用，也不会有什么药物传给宝宝。其他抗真菌药膏，比如灭菌灵和克霉唑软膏抗菌效果也很好，比起口服药，我们可能更推荐使用外用药膏，因为这些药膏里的活性物质只会少量地进入哺乳妈妈体内，进入乳汁里的就更少了。

大扶康（氟康唑）在哺乳期服用也是安全的，如果哺乳妈妈乳头上有酵母菌感染，宝宝也应该接受治疗。（见第六章）

对于某些非酵母菌阴道感染，医生会推荐使用灭滴灵（甲硝唑），该药被列为哺乳妈妈的黄灯型药物（即可以小心使用）。研究证明，如果哺乳妈妈服用该药十天，一天三次，只有极少量的药物会进入婴儿体内。尽管如此，长期服用灭滴灵的安全性还未被证实，所以现在推荐的剂量是一次性服用 2 克，12 个小时以后再进行哺乳。

哺乳期用药知识

你越多地了解药物对乳汁和宝宝的影响，就越能安全、明智地在哺乳期使用药物。药物的很多特性决定了它们会不会进入乳汁以及进入多少。下面几个因素是医生开药时会考虑的，很多安全药物名单也是基于这些因素而列：

＊ 药物从体内清除需要多长时间。这个时间是用半衰期来计算的：即一半的药物排出血液所需要的时间。推荐使用半衰期短的药物。

＊ 药物的溶解性。脂溶性药物在乳汁里停留的时间要比水溶性的药物长。

＊ 药物的分子量。分子体积越大就越不容易透过腺体的壁膜进入乳汁。

＊ 药物的吸收。有些药物，例如通便剂，只对肠道作用，被肠道吸收，不会有多少进入母体的血液进而影响婴儿。

还有许多其他的生化因素会影响药物进入乳汁的分量。凭借对某种药物的了解，医生或药理学家往往可以预测到该药物会不会大量进入乳汁。

无痛分娩

我不想在分娩时太过痛苦，希望在生产过程中使用镇痛剂。同时我也非常想给孩子喂母乳，所以想知道生产时用的那些镇痛剂会对母乳喂养有不良影响吗？

一般不会。在生产时常用的止痛剂（例如纳布啡、芬太尼、吗啡以及布比卡因）在你的初乳转变为正常乳汁时就几乎完全排除体外了，所以不会影响你分泌乳汁，也不会大量进入你的乳汁。

在生产过程中使用杜冷丁止痛的话，会造成宝宝在最初的几天里嗜睡，对吃奶提不起兴趣。这类止痛药物的影响会因为用药剂量和用药时间不同而有所差别。人们曾经认为在进行硬脊膜外麻醉时使用的药物会造成婴儿嗜睡及不愿吃奶，但如今随着研究的发展、科技的进步、使用剂量的减少，人们普遍认为硬脊膜外麻醉不会影响母乳喂养。研究证明短期的硬脊膜外麻醉（不超过 4 小时）不会使太多的药物进入母体血液而影响新生儿。为了减少硬脊膜外麻醉药物对婴儿可能有的影响，也为了让产妇能更有效地用力，最好在生产的用力阶段停止注射硬脊膜外麻醉药物。

妈妈们应该了解硬脊膜外麻醉会对乳头有点小影响，麻醉过程中（或是无麻醉生产过程中）静脉注射的液体会引起液体在乳房聚集，使乳头和乳晕部位鼓胀，这会让有些妈妈感到困扰，但这个症状几天后就会消退，不会影响母乳喂养。如果有影响的话，你可以咨询哺乳顾问，她或许会推荐你使用温和的利尿剂。

看牙科以及轻度麻醉

我有蛀牙，在哺乳期去补牙的话安全么？

安全。牙科使用的局部麻醉只会用微量的麻醉药物，所以不会有多少药物进入你的乳汁，你补完牙后哺乳完全没有问题。另外，为牙齿拍 X 光片也不会对哺乳妈妈及婴儿产生影响。

在牙病治疗过程中，牙医常常会使用轻度麻醉以减轻病人在治疗过程中的不适，这样的轻度麻醉一般不会对哺乳产生影响，因为吸入的药物（通常是氧化亚氮）会很快从你血液中清除，不会有多少进入乳汁。如果医生不反对，你完全可以在轻度麻醉后进行哺乳。如果担心某种麻醉药会进入乳汁，你可以在麻醉前先给宝宝喂奶，过 3—4 个小时以后再喂。医生会告诉你所用的药物要过多久能从你体内清除。

口服避孕药

哺乳期可以服用避孕药吗？

这要看是哪种避孕药。避孕药的影响有两方面，一是对泌乳的影响，二是激素对婴儿可能产生的影响。有些口服避孕药既有雌激素又有孕激素（黄体酮），含有雌激素的避孕药会影响哺乳妈妈，因为雌激素抑制泌乳，只含孕激素的避孕药（又称迷你丸）未被发现影响泌乳，但是每个人对激素的反应都不同。这些避孕药里的合成激素会有少量进入乳汁，但没有证据表明这会危及婴儿。跟踪研究表明，长远来看，哺乳妈妈服用含雌激素或不含雌激素的避孕药物不会对她们的孩子造成什么影响。即便如此，有些医生还是质疑哺乳期妇女使用激素避孕药的做法，因为这可能会对孩子的性发育或生殖发育产生不为人知的长远影响。

考虑到含雌激素的避孕药会影响泌乳，大多数医生和哺乳妈妈都会选择只含孕激素的避孕药（比如迷你丸）或者是只含孕激素的植入型避孕药（例如诺普兰皮下埋植避孕药）。但是，因为它们在抑制排卵的效果上比既有雌激素又有孕激素的混合避孕药差一些，所以服用时一定要严遵医嘱，哪怕偶尔漏服一片都会导致避孕失败。

由于两方面原因，医生通常建议你在产后六周以后（最好是三个月之后）

再开始服用避孕药：首先，你的泌乳量和哺乳模式在那个时候已经比较固定了。其次，宝宝大一些了，能更好地代谢母乳里可能含有的激素。如果你决定使用含有雌激素和孕激素的混合避孕药，应该等到产后六个月，宝宝开始吃辅食后再进行。某个品牌的口服避孕药可能会影响一位妈妈的泌乳量，但对另一位妈妈没有影响，所以口服避孕药的处方也因人而异，取决于各人对药物的反应。如果某种口服避孕药影响了你的泌乳量（或者说你根本不想尝试避孕药），你可以考虑其他避孕方式。有一点你要记住，那就是母乳喂养方法得当的话，哺乳本身在前六个月里的避孕效果不比避孕药差（参见第三章哺乳期闭经章节）。

催乳草药

哺乳期可以喝草药茶吗？我听说有些草药可以促进乳汁分泌。

记住，草药也是药。事实上，许多商品药是从草药中提炼出来的。所以服用草药时要像服用处方药或非处方药那样加以判断并谨慎使用。实际上，服用草药可能更要加倍谨慎，因为大多数草药不受美国食品药物管理局（FDA）条例的控制，它们的安全性及药效都未被证实。你在超市里能买到的草药茶一般不具有药性，但是如果大剂量服用其他的草药就应该谨慎。

虽然很多草药被标榜可以促进乳汁分泌，但是这缺少科学依据。说某些草药增加乳汁分泌（被称为催乳剂）的都是轶事性报道，就是某个妈妈描述自己的感觉。这样的报道没有对照性科学研究来的可靠，妈妈们对泌乳量的评估也很主观。这并不是说这些催乳剂没有效果或者不安全，只是它们还没有被研究证实。最流行的两种催乳剂是茴香和葫芦巴种子，经常被做成茶包。也许它们真有催乳的功效，至少从表面上看对人体无害。其他被当做催乳剂的草药有圣蓟、益母草、荨麻、红覆盆子、玻璃苣和甘菊。而紫草、黄樟、人参和甘草之类的草药和草药茶可能对人体有危害性副作用，需要谨慎使用，尤其不要大剂量地服用。

有些草药可能是因为药理作用增加了乳汁的分泌，但我们相信对于许多哺乳妈妈来说，催乳剂主要是作为安慰剂而起作用。任何物质，只要哺乳妈妈相信它可以催乳，它就可以增加乳汁的分泌。此外，考虑一下仪式效应，一位妈妈要花时间为自己准备草药茶，要花时间喝茶，这就让她有时间放松休息，在这样放松的环境下，她可能产生更多的乳汁。我们还是要你记住——能确保分泌更多乳汁的办法就是多多给你的宝宝喂奶。

放射性检查

我要做 X 光检查，会对母乳喂养有害吗？

不会。X 光，甚至是乳腺照影，在哺乳期都是安全的。产生 X 射线的辐射闪光对你的乳汁不会产生影响。另一方面，有些诊断性测试，例如骨扫描、甲状腺和肾检查，过程中会用放射性化合物（称为放射性核素），所以医生通常会要求你停止哺乳一天左右。你可以咨询放射科医生，确定放射性物质从你体内清除所需的时间。不同的放射性化合物清除的速度也不同，所以让医生使用对哺乳影响最小的药物。尽可能在检查前一刻给宝宝喂一次奶，在禁哺乳期间，将奶泵出丢弃，同时给宝宝喂储存的母乳。如果医生不确定什么时候可以安全恢复哺乳，你可以把泵出的奶取样送去放射室扫描，检查里面是否还留有放射性物质。

第六章

母乳喂养的疑难杂症

吃奶的宝宝需要一个健康的妈妈，但是，和人体的其他器官一样，乳房也会得病、疼痛、堵塞或感染。值得庆幸的是，大多数妈妈不会出现这些问题。但我们还是希望你能了解哺乳妈妈最常出现的一些问题，以及如何预防、治疗这些问题，如何将母乳喂养成功地进行到底。

乳头疼痛

在宝宝学习如何有效衔乳期间，你可能会经受疼痛的感觉，如果你的皮肤白嫩，就更容易感到疼痛。不采取措施，乳头疼痛会演变为乳头皲裂。如果喂奶的过程中一直疼，或是疼痛感在产后一周还未消失，就说明宝宝的衔乳或吸吮方式有问题，需要纠正（也有可能是因为妈妈或宝宝有病理上的问题，导致乳头疼痛，例如血管或某些结构功能紊乱或是受到感染，这时，就需要获得经验丰富的哺乳顾问的帮助。）。疼痛有它的作用，它提醒你有问题需要加以解决，当母乳喂养因为疼痛，不再令人感到愉悦，就是你需要采取措施加以纠正的时候了。

改善衔乳

乳头疼痛时，当务之急是查看宝宝吃奶的姿势以及衔乳的方式。改进宝宝吃奶的方式，可以将吸吮的压力转加在乳晕上，而不在敏感的乳头上。如果你的乳头上出现一个横条红色印痕，或是乳头底部出现暂时性凹陷，都表明宝宝在吸吮或咬磨你的乳头，而不是挤压乳晕吃奶。参照第二章中的衔乳指导，核实以下几方面：

＊确保宝宝衔乳包住尽可能多的乳晕部分。

＊确保宝宝的双唇是外翻的。宝宝衔乳后，妈妈往往很难看到宝宝的下唇是否外翻，所以你可以找一位经验丰富的哺乳妈妈或专业的哺乳顾问，对宝宝的衔乳方式（特别针对“张大嘴巴”和“下唇翻转”两方面），加以评估。

＊喂奶时，检查宝宝的舌头。轻轻下拉宝宝的下唇，你应该看到宝宝舌头的前端伸出到下齿龈上方，罩在下唇和乳房中间。

乳房疼痛：严重程度一览表

因素	正常乳房充盈	涨奶	乳管堵塞	乳腺炎
通常发作时间	产后2—4天	产后前两周	喂奶后最明显	产后第三周最常见；整个哺乳期间均可能发生
部位	两侧乳房	两侧乳房	一侧乳房局部	一侧乳房
乳房的感觉	通常感觉肿胀、不适；未发硬，但紧绷	发硬、肿胀、疼痛、发热	乳晕下面有轻微疼痛的肿块，表面皮肤发红	非常疼痛：发烫、一触即痛、肿胀、出现红色印记
妈妈发烧情形	无	低烧（38.3摄氏度）	无	高于38.3摄氏度
妈妈的感受	良好	良好	良好；会在乳头开口处看到白色堵塞物	疼痛、疲倦、发寒，出现流感的症状
治疗方法	频繁、无限制地喂奶；清空乳房	频繁、无限制地喂奶；清空乳房；冷热交替敷乳房；休息	频繁、无限制地喂奶；湿热敷；按摩被堵乳管，缓解堵塞，促进乳流顺畅	频繁、无限制地喂奶；清空乳房；休息、放松；医生可以开抗生素治疗

＊尝试“三明治夹乳法”（见第二章），让宝宝含住更多的乳房。

＊抱宝宝吃奶时，将他抱紧在身边，让他贴近你的乳房（见第二章）。

＊停止使用任何奶瓶或安抚奶嘴。

你必须坚持不懈地教会宝宝有效衔乳，即使这意味着在开始喂奶时反复将宝宝抱离乳房，重新开始。越早开始这么做，母乳喂养就越不会带来疼痛。如果乳头不仅仅是疼，而是进入了疼痛、开裂或出血的阶段，你就要寻求哺乳顾问的帮助。

缓解疼痛

改进宝宝的衔乳技巧，可以让你舒适哺乳，长期受益。要知道，疼痛感不会一直持续——几天后就应该有所缓解。要立即缓解疼痛，可以尝试以下建议：

采用不同的哺乳姿势 交替采用摇篮式、橄榄球式、反转摇篮式，以及侧卧式姿势喂奶。不同的姿势可以分散宝宝的吸吮对疼痛部位的压力。

先喂稍微不痛的那侧乳房 让宝宝先在不那么疼痛的那侧乳房吃饱，或者，如果你需要清空疼痛的乳房，在泌乳反射出现后改让宝宝吸吮疼痛的那侧。通常在乳汁流出后，乳头的疼痛情形也会好转。

鼓励宝宝少食多餐 在宝宝饿极之前就喂他吃奶，这样他的吸吮就不会过猛，并且能好好地接受你对他衔乳的指导。

保护乳头 准备给宝宝喂奶时，用拇指和食指轻轻滑动，将乳晕处的皮肤向前拉，这会在乳头底部形成皱褶，更好地保护疼痛的乳头。

用手指做安抚工具 每次喂奶后期，宝宝如果长时间安抚吸吮，可能会让你难以忍受。宝宝需要安抚，而你的乳头不堪重荷，这时，不要让宝宝用安抚奶嘴，让他吸吮你的食指（爸爸们，好好摩擦你的食指，将粉色的指垫朝上，让宝宝吸吮）。这样一来，宝宝就不会因吸过安抚奶嘴或奶瓶，而产生乳头混淆或偏好人造奶头。安抚奶嘴底部很窄，宝宝不用张大嘴巴就可以含住，他学会这种方法后，再用在妈妈的乳房上，就会造成衔乳不当，让乳头更加疼痛。让宝宝吸吮大人的手指获得安抚，既可以保持肌肤的贴近，又可以模拟宝宝吸吮乳房，因为手指可以更深入宝宝的嘴巴。

避免肿胀 不要将喂奶时间限制得过短，造成乳房肿胀，肿胀还会导致宝宝衔乳不当，让乳头疼痛。

麻痹乳头 如果你的乳头特别疼，在喂奶前可以用湿布包冰块，麻痹一下乳头。

护理疼痛的乳头

你希望尽一切可能让乳头舒服点，早点痊愈。下面提供的小贴士，经过时间的验证，能够有效地缓解乳头疼痛：

* 喂奶后，用柔软的棉布将乳头轻轻拍干（如果拍得疼，就自然晾干）。确保乳头在“空闲”时保持干爽。如果可行，在喂奶后，不要急着掀起哺乳胸罩的翻盖，而是敞着上衣，直至乳头晾干。或者，干脆不穿胸罩，特别是在晚上，你可以垫一条浴巾用以吸收漏出的奶水。喂奶后，使用干净、干爽的乳垫，不要用有塑料衬里的那种，要确保你疼痛的皮肤不会接触到水分。

* 不要使用吹风机之类的方法快速弄干乳头，有些乳头可以接受这种做法，但这样可能会让乳头更脆弱，更容易皲裂，因为这时不只是皮肤的表层干了，皮肤本身也都干了。

* 白天，让乳头暴露在阳光下几分钟（2—3 分钟即可）。

* 为了减轻乳头疼痛，帮助乳头痊愈，可以使用处理过的羊毛脂软膏，就是去掉过敏成分后的羊毛脂，例如 Lansinoh 羊毛脂护乳霜。在喂奶后，涂上护乳霜，揉入乳头。不要涂抹那些对宝宝不安全，需要在下次喂奶前洗掉的油或霜（多疼呀！）。药用的羊毛脂对促进皲裂乳头的愈合特别有效。这种软膏的作用原理是“伤口保湿愈合法”，让乳晕和乳头的皮肤保持自身天然的水分，防止皲裂，加速愈合（参见第七章中有关乳头霜的讨论。）。

* 不要用肥皂清洗乳头。乳晕上的小突起都是腺体，能够分泌有清洁、润滑作用的油脂，而肥皂会洗去这些天然的油脂，造成乳头干燥、皲裂。

* 胸罩不要太紧，会挤压乳头，也不要太粗糙，会刺激乳头。如果不穿胸罩，穿一件柔软的 T 恤衫，乳头会更舒服的。

* 如果乳头一触即痛，可以在胸罩内戴乳房罩（见第七章），以避免胸罩的布料碰到疼痛的乳头，让乳头只接触空气。你可以通过哺乳顾问获得乳房罩，哺乳顾问还可以为你找出引起乳头疼痛的原因，帮助你解决问题。

别无他法时

上面方法都试过之后，如果乳房还是疼痛，你就应该寻求哺乳顾问的帮助，解决疼痛的问题。如果你的乳头需要休息一下，哺乳顾问会建议以下做法：

使用乳头罩 这是一种柔软的硅胶奶头，正好罩在你的乳头和乳晕部位（见第七章）。宝宝吸吮乳头罩，从妈妈的乳房获得乳汁。乳头罩可以减轻宝宝有力吸吮带来的疼痛感，能够暂时解决一些衔乳不当的问题。有时候，哺乳妈妈乳头疼痛难忍，乳头罩会是那几天里的救命稻草，但是研究表明，使用乳头罩喂奶时，因为宝宝很难挤压到乳头罩下面的乳晕，所以吃到的奶水会减少20%—50%。为了解决这个问题，只能使用新型的又薄又软的硅胶乳头罩，确保宝宝的嘴唇外翻，含住罩在乳晕上方的乳头罩部位——不仅仅是乳头部位。使用乳头罩尽量不超过几天时间，因为如果使用过多，有些宝宝会出现衔乳问题。此外，长期使用乳头罩，会使你出现泌乳量问题，这是因为乳房获得的刺激不够的缘故。让宝宝戒乳头罩时，可以只在每次喂奶开始时使用乳头罩，一旦宝宝开始衔乳吃奶了，迅速取下乳头罩，让宝宝直接含住乳房。最终，从一开始就不再使用乳头罩，也能让宝宝含住乳房了。对乳头罩的态度等同于安抚奶嘴：需要再用、不要滥用、尽快停用。

使用吸奶器，让乳房休息 用一天时间，让宝宝在不太疼痛的那侧乳房吸吮吃奶，用吸奶器在疼痛的那侧乳房泵奶。但是要注意，如果吸奶器吸力太大，或者乳头摩擦到吸奶器的边缘，就容易刺激乳头。用吸奶器泵出的奶可以用杯子、喂奶注射器，或勺子喂给宝宝吃。如果用人造奶头喂泵出的奶，往往会更难解决引起乳头疼痛的衔乳问题。

如果尝试了所有这些方法，乳头还是疼痛，可能就是乳头酵母感染了，也称假丝酵母菌。经过几周或几个月的舒适喂养之后，如果出现乳头疼痛，几乎都是由酵母菌引起的。

哺乳疼痛

有些宝宝将乳房紧紧含住，妈妈需要教会他温柔的吃奶方式。在宝宝衔乳前，用手指按摩宝宝的颚肌（位于宝宝脸颊两侧，耳朵下方一英寸）和双唇，让宝宝的双唇和吸吮肌肉放松，接着用沾有乳汁的乳头摩擦宝宝的嘴唇，确保他张大嘴巴，衔乳时能够完全越过乳头，包住乳晕。宝宝吃奶时，用食指下压他的下巴，防止他咬下去（见第二章图示）。这样做可以促使宝宝的舌头伸出，放在下齿龈上方，在吃奶过程中缓冲对乳房的压力。在你压下宝宝下巴的时候，立即就能感到压力减小了。你可能需要花些时间在喂奶时一直压住宝宝的下巴，直至宝宝学会放松衔乳的方式。此外，更频繁地哺乳，你可以防止宝宝饿过头，狼吞虎咽地吸吮会给你带来疼痛。留意宝宝肚子饿的早期信号，不要等到他开始搜寻乳头或放声大哭了再喂。如果宝宝就只会给出这些迟来的信号，试着在几天里，主动叫醒宝宝，在他饿极了之前就给他喂奶。

乳房肿胀

产后2—4天，你可能会一觉睡醒，忽然发现自己的乳房一夜间大了两个罩杯。那是制造乳汁的荷尔蒙造成的！如果有人问你："你出奶了吗？"此时你就可以给出肯定的回答。有位妈妈这么描述："宝宝出生四天后，我一觉醒来，胸口压了两个巨石，让我疼痛不已。"

这种乳房急剧增大、充盈的过程被称为生理性肿胀，它是由于产后荷尔蒙变化造成血液循环及泌乳的快速增长而引起的。事实上，"出奶"的说法从生物学上讲是不正确的，你的身体在怀孕后期就开始分泌初乳，产后会分泌更多。正确的说法是：你的泌乳量突然增加，而非开始"出奶"。乳房突然地充盈、发硬会让你措手不及，你的乳房在这最初的几天里，也会有点不舒服，因为乳房充盈的速度比宝宝清空乳房的速度快。腺体的活动引起乳房组织膨胀，一旦宝宝学会吃更多的乳汁，需求和供给相当，你和宝宝就能达到双方都满意的乳汁供需平衡，不舒服的感觉也会消失，你的乳房不再那么大了，但能稳定、有效地制造乳汁。生理性的乳房肿胀通常在初为人母的新妈妈中更加剧烈，不适更加明显，随着更多孩子的出生，剧烈程度会有所缓解。

美国儿科医学会"成功母乳喂养指导方针"

下列内容摘自美国儿科医学会关于母乳喂养的声明。

1. 母乳是所有婴儿，包括早产儿及患病婴儿的首选食物，少有例外。如何喂养婴儿的最终决定权在于婴儿的母亲，儿科医生应该向婴儿的父母提供全面、最新的信息，让父母在了解有关母乳喂养的好处及方法之后，再作出喂养方式的决定。如果母婴无法直接胸喂，应该给婴儿提供挤出的母乳，如必要，可在早产儿的母乳中添加强化剂。医生在建议停止母乳喂养或建议提前断奶之前，应该充分权衡母乳喂养的益处。

2. 母乳喂养应该尽早开始，通常在婴儿出生后一小时内。除非有特殊情况，新生儿在恢复期间应该与母亲待在一起。应避免或尽量减少影响母乳喂养或损伤新生儿的医疗措施。

3. 一旦新生儿发出饥饿信号，例如警觉性提高、动作增多、嘴巴做吸吮动作，或开始搜寻乳头，就应该进行喂养，不要等到婴儿发出啼哭这个迟来的信号。新生儿应该每 24 小时吃 8—12 次，吃饱为止，通常每次在每侧乳房吃 10—15 分钟。出生后的最初几周，婴儿如果吃奶主动性不强，吃奶间隔超过 4 小时，应该唤醒婴儿给他喂奶。母婴同室有助于有效地开始母乳喂养。产后 24—48 小时内，专业医务人员应对母乳喂养的情况进行观察，加以正式评估，并作出详细书面记录。出院 48—72 小时后的复诊过程中，应再次进行评估及记录。住院期间及出院后，母亲如能记录每次喂奶时间，持续多久，以及母乳喂养最初几天里婴儿的排尿、排便情况，将大大有助于医务人员的评估工作。

4. 除非医疗需要，否则不应该给母乳喂养的新生儿喂辅助食品（水、葡萄糖水、配方奶等）。如果充分了解母乳喂养并喂养得当的话，就无需添加辅助食品。尽量避免喂辅助食品以及使用安抚奶嘴，如一定要用，则应等到能很好地进行母乳喂养之后。

5. 如在产后 48 小时内出院，所有进行母乳喂养的母婴都应该在新生儿 2—4 天大时接受儿科医生或其他了解母乳喂养的医护人员的检查。除了体重以及常规健康检查，医务人员应该观察母乳喂养的情形，确定喂养行为正确、成功。在新生儿 5—7 天大之前，应该检查婴儿是否有黄疸、水分补充是否充足、是否有与年龄相符的排泄模式（每日至少 6 次排尿、3—4 次排便）。所有的新生儿在满月前都应接受检查。

6. 婴儿出生后的头六个月里，纯母乳喂养可以为婴儿提供理想的营养物质，足以支持婴儿得到最佳的生长和发展。在一周岁前断奶的婴儿，不应该喂牛奶，而要喂添加铁质的婴儿配方奶。母乳喂养的婴儿，可以在六个月之后逐步添加含铁丰富的固体食物，辅助母乳喂养。母乳喂养至少要持续十二个月，此后，如果母婴双方都乐意，可以一直进行下去。

7. 婴儿出生后的头六个月里，一般不需要给母乳喂养的婴儿提供水、果汁、以及其他食物。有些婴儿则可能需要在头六个月里添加维生素D和铁（母亲缺乏维生素D的婴儿及晒太阳不足的婴儿需要补充维生素D；体内含铁量低或贫血的婴儿需要补充铁）。无论婴儿是母乳喂养还是配方奶喂养，在头六个月里，不应该添加氟。六个月至三岁期间，母乳喂养的婴儿（以及配方奶喂养的婴儿）只应在饮用水严重缺氟（<0.3 ppm）的情况下，才需要添加氟。

8. 如果母乳喂养的母婴需要住院治疗，应尽量维持母乳喂养，最好直接胸喂，如必要，也可给婴儿喂泵出的母乳。

当正常的乳房充盈变为疼痛的肿胀

如果宝宝不能有效地吸空乳房，早期正常的乳房充盈会演变为病理性的（不正常的）肿胀，妈妈的乳房会发硬、疼痛，妈妈也可能轻微发烧。乳房的膨胀会让乳头变扁，宝宝就不能正确地衔乳，这种情况下，宝宝只能吸吮到一点点乳头，不能将足够的乳晕组织含入嘴巴以挤压乳窦，结果就是，泌乳荷尔蒙继续泌乳，但宝宝不能吸出乳汁，妈妈的乳房更加肿胀，而宝宝也吃不饱。饥饿的宝宝更加用力吸吮，但因为方法不对，会让乳头受伤。细菌会透过皮肤上的伤口进入母体，使妈妈患上乳腺炎。

预防及应付肿胀

幸运的是，正常的生理性肿胀演变成严重的问题是可以预防的。如果乳房充盈的速度比清空的速度快，肿胀就会更严重，所以，你可以通过清空乳房来避免肿胀的不适。以下建议可以帮助你应付乳房肿胀的情形：

* 在宝宝出生后头几天里，就教会宝宝有效衔乳，特别是第二章中描述的张大嘴巴和下唇翻转。产后一两天里，你的乳房还没有出奶，比较柔软，宝宝也最容易学会正确的衔乳方式。

* 产后立即母婴同室，进行频繁、无限制的母乳喂养。不要理会那些旨在“保护乳头”的建议，而将喂奶时间限制在5—10分钟。研究证明，限制喂奶时间导致宝宝不能充分地吸空乳房，不仅造成乳头疼痛，也使肿胀更为严重。

* 至少在最初几周里，日夜都要频繁地喂奶。过早地让宝宝睡长觉，会导致你的乳房肿胀。宝宝能睡整夜觉，对妈妈来讲是喜忧参半：能休息好了，但乳房却肿胀了。

* 如果宝宝还没有掌握有效衔乳的技巧，而你的乳房肿胀不适，可以用医疗级别的吸奶器泵出一些乳汁。这样做，会让你的乳晕变软一些，方便宝宝更有效地衔乳，吸空你的乳房。

* 如果乳房太过肿胀，造成宝宝难以正确衔乳，而你手边又没有吸奶器，你可以在喂奶前用手挤出一些乳汁，让乳晕变软一些，使得宝宝能有效衔乳（见第七章图示）。然后，采用“三明治夹乳法”（见第二章）。记住，在宝宝衔乳后继续用手握住乳房，以防它“弹回去”。

* 为了缓解肿胀进行挤奶时，只要挤到你感觉舒适些就可以了，因为挤出过多的乳汁可能会刺激更多乳汁的分泌。

* 如果你的乳房肿胀疼痛，挤奶或泵奶时要轻柔一些，太过用力挤奶会损伤皮下的乳房组织，导致乳腺炎。

* 在挤奶或喂奶前，用温水冲淋一下乳房，将喷淋头从乳房前方对准乳头，同时用手按摩乳房。这种温暖的感觉有助于激发泌乳反射，让你在挤奶或喂奶时，乳汁更快地流出。还可以采用其他温暖、润湿乳房的方法，例如探身将乳房置于一盆温热的盐水之上（地球引力有助于你以这个姿势挤奶）或者对乳房进行热敷。

* 基本上，你需要做的就是让乳汁出来，如果宝宝不能很好地吃奶，你就需要定时泵奶，避免乳涨，并维持乳汁分泌。在哺乳早期频繁地清空乳房可以帮助你在之后的几周或几个月里都能有很好的乳汁供给量。

* 最重要的是不要停止母乳喂养。乳房必须清空，如果宝宝不吃奶，使用吸奶器或用手挤奶，乳房持续肿胀会导致乳腺炎。

* 在喂奶间隔可以冷敷乳房以缓解疼痛、减少肿胀。可以用密封塑料袋装上碎冰，包在一条轻巧的毛巾里，也可以使用装有冰冻蔬菜的塑料袋。虽然用热毛巾敷或是热水澡也可以减轻疼痛，但热气会加速血液流向乳房，反而加剧肿胀。所以，只是在喂奶或挤奶前，才用热气刺激泌乳反射。

* 延长每次喂奶时间，确定宝宝吸空你的乳房，直至乳房变软。

* 服用布洛芬缓解疼痛，并消炎。

* 乳房肿胀时，为了防止乳头疼痛，可以每日多次泵出或挤出几滴乳汁，然后轻轻地将这种舒缓疼痛的天然润肤品揉入乳头。

* 不要使用过紧的或紧压乳房下部的胸罩，这样的胸罩会滞留乳汁，导致乳房肿胀及乳腺炎（参见第七章，了解如何选择合适的哺乳胸罩。）。

* 休息！休息！还是休息！休息对乳房肿胀有着神奇的疗效，让你小睡的频率和时间加倍。

* 你也许听说过用卷心菜叶子治疗乳房肿胀的方法：将卷心菜叶子彻底洗净，冷藏或加热后，敷在乳房上。尽管相关的对照研究表明，这种方法并不比以上列出的标准治疗方法更有效，但许多妈妈表示这种方法效果很好。当然，比起使用冰袋时你必须平躺，在胸罩里塞上卷心菜叶子（先用擀面杖碾碎叶子）要简单方便得多。你可以在 24 小时里分 2—3 次，每次 20—30 分钟，将一两片卷心菜叶子盖在两侧乳房上，直至肿胀有所缓解。

最初几周之后的乳房肿胀

如果你在几周顺利的母乳喂养之后，突然出现乳房肿胀，这可能是一个信号，表明乳汁的供需关系失衡：宝宝吃奶的间隔太长、没有好好吃奶或者你压力太大，影响了喂奶模式或泌乳反射。经验丰富的哺乳妈妈会将乳房肿胀看做一个提醒，让自已暂时放下其他事情，花几天时间和宝宝重建良好的关系，她们会更频繁、更长久地给宝宝喂奶，这样很快又会恢复到令母婴均感舒适的母乳喂养模式。

乳　腺　炎

乳房肿胀不能缓解时，往往会引起乳房组织产生炎症，称为乳腺炎。乳腺炎不一定意味着感染，乳腺炎的“炎”，就像关节炎的“炎”，代表着炎症，表现为肿胀、脆弱、发红，以及疼痛。一般来讲，妈妈（以及医生）很难判定炎症是由肿胀引起的还是由乳管堵塞引起的（这两种情况都不需要抗生素治疗）、或是真正的感染（通常会需要抗生素治疗）。

需要注意的征兆

如果你感到疲惫、不适、隐痛不止、发冷，怀疑自己染上流感，就要赶紧看医生。患有乳腺炎的妈妈有时甚至在发烧或注意到乳房疼痛之前，就出现这些类似流感的症状。

以下是乳腺炎的一些其他症状：

* 局部或全部乳房剧烈疼痛、发热、脆弱、发红或肿胀。有些妈妈能明确指出发炎部位，还有些妈妈感觉整个乳房都一触即痛。

* 发冷或感到发烧，体温能达到101华氏度（38.3摄氏度）以上（但并不总是如此）。

* 你感到自己的病情愈来愈严重，乳房愈来愈疼痛，发烧症状更为显著。（如果是单纯的肿胀、乳管堵塞，或没有感染的乳腺炎，你会逐渐感到好转，而不是病情加重。）

* 最近发生了可能引起乳腺炎的情形：乳头皲裂或出血、感到压力和疲惫、漏掉喂奶或喂奶间隔变长。

认为自己患上流感的哺乳妈妈很可能是患上了乳腺炎。

写给专业人士的话：如何提供帮助

如今，随着越来越多的妈妈在各种不同的情形下进行母乳喂养，也有越来越多的妈妈需要获得值得信赖的专业人士的支持，例如医院新生儿看护室的护士、儿科医生、家庭医生以及医生助理。作为专业人士，你们可以提供以下帮助。

1. **相信母乳喂养的好处**。信念系统是可以传染的，你越是相信那些妈妈可以、也应该进行母乳喂养，她们自己也会对此更加深信不疑。母乳喂养有一个重要的“核心组件”就是“我知道我能做到”这一信念。作为专业人士，你应该给出建议、提供便利并加以激励，让妈妈感到自信。很多妈妈都成为错误建议的受害者，她们的一些亲朋好友自己采用配方奶喂养，会对她说："我们母乳喂养没有成功，估计你也做不到。"在每个新妈妈的内心深处，都隐藏着一种担忧：我的母乳喂养也会失败吗？首先，你要让新妈妈了解，即使不进行母乳喂养，或是半途而废，她仍然可以是成功的母亲。同时，你的任务是推翻她从他人或社会文化中获得的负面建议及态度。曾经有一位妈妈在我这里做产检，据说她最初决定不采用母乳喂养，但是因为我如此积极地肯定母乳喂养，让她觉得我自然而然地认为她会母乳喂养，她真的决定这么做了，她对我的态度表示感谢。作为医护人员，我们应该传达给新父母一个信息：母乳喂养是正常行为，是主流，配方奶喂养不是。

2. **自我教育**。教师需要比学生对课程更加了解，你可以仔细阅读本书，尤其是第二章"开始母乳喂养"。你能帮助非常多的母婴，教他们以有效的衔乳方式开始母乳喂养，这也是你最能发挥作用的地方。下面是一些教育资源，可供参考：

* 母乳喂养医学会。PO Box 15945 - 284，Lenexa，KS 66295 - 5945；电话：913 - 541 - 9077；传真：913 - 541 - 0156；电子邮件：cwebber@applmeapro. com；网址：www. bfmed. org。可订阅该机构简讯。

* 母乳喂养医生研讨会。国际母乳会与美国小儿科医学会合办每年度的继续医学教育研讨会（CME）。如需获得相关信息，可以拨打国际母乳会电话847 - 519 - 7730，或登录母乳会网站：www. lalecheleague. org。

3. **雇佣哺乳顾问**。如今的新父母们都期望医院能够雇有哺乳顾问或能联系到哺乳顾问。事实上，当准父母们在选择医院时，大多会问及"你们医院有哺乳顾问吗"？大型管理式医疗保健计划会让医院雇佣哺乳顾问（如果没有雇佣，则表明医院管理不当），大多数医疗保险也能报销哺乳顾问的费用（基于母乳喂养能够减低医疗费用这一常识。）。

4. **拒绝免费配方奶**。提防带着赠品的配方奶推销员，学会识别配方奶公司提供的海报、宣传册，以及教育资料。你向病人提供的母乳喂养信息资料上如果出现配方奶公司的名称，或者你的办公室出现配方奶的罐子，那么你所传达的信息就是：配方奶喂养是主流。

5. **帮助上班族妈妈**。如果得到医护人员的鼓励和支持，重返职场的妈妈会考虑继续母乳喂养。作出额外的努力帮助哺乳妈妈，会让她感到你真想帮助她给她的宝宝最好的营养基础。

6. **母乳喂养给你带来的好处**。母乳喂养不仅给哺乳的妈妈和宝宝带来好处，也让医护人员从中受益。母乳喂养的妈妈更有直觉，因为她们对自己的宝宝了解甚多，并与宝宝建立了相互信任的关系，她们的宝宝会更乖，她们也会更明智地教养宝宝。这样就免去你花很多时间处理管教上的问题。

一旦了解到母乳喂养的重要意义，妈妈们就会尽力进行母乳喂养。专业人员的职责就是为她们提供信息，确认母乳喂养的重要意义，并提供支持，帮助她们实现母乳喂养的目标。

预防乳腺炎

预防乳腺炎最好的办法就是防止那些引起乳腺炎的因素出现。及时缓解乳房肿胀（见上文），乳汁不畅通时，会变得黏稠，堵塞乳管，容易引起乳腺炎。频繁地喂奶，不要限制喂奶的时间，如果你感到乳房充盈，就鼓励宝宝吃奶，不需要等到宝宝表示饿了才给他喂。不要趴着睡觉，或睡时侧身太过，这会导致乳房被挤在身体和床垫中间。照顾好自己，让自己的身心得到充分休息。乳腺炎反复发作往往是因为哺乳模式不规律：漏掉喂奶、用奶瓶代替胸喂，或是与宝宝分开时没有泵奶。乳腺炎反复发作也可能表明妈妈的免疫系统因为疲劳和压力而运作不良。乳腺炎是一个信号，提醒你关注自己的生活方式以及与宝宝的母乳喂养关系，对不当之处加以调整。

治疗乳腺炎

治疗乳腺炎的方法与治疗乳房肿胀的方法类似（见上文），只是治疗要强化些：

* 休息！休息！还是休息！你必须请病假，放开喂奶之外所有其他的工作，和宝宝一起上床休息、喂奶。休息可以缓解压力，恢复免疫系统的正常运作。

* 给乳房交替冷热敷。冷敷缓解疼痛；热敷促进血液循环，调动发炎部位的抗感染物质发挥作用。探身在一盆热水上、站着冲淋热水，或泡个热水澡。用热水或热的湿毛巾的湿热敷比加热垫的干热更为有效。许多妈妈发现，将乳房浸在温水中，要比盖着厚厚的热毛巾舒服多了。

* 将乳房浸在温水中时，轻轻地按摩疼痛部位，可以促进血液循环，调动发炎部位的免疫因子。

* 频繁地在发炎的那侧乳房喂奶。如果喂奶引起疼痛，就先喂不疼的那侧，在感到泌乳反射出现时，迅速地换到疼痛的那侧乳房。乳汁流通后，哺乳往往也会更加舒适。清空发炎的乳房很重要，和身体的其他部位一样，滞留的液体容易引起感染。宝宝比吸奶器能更有效地清空乳房，但是，如果宝宝不能很好地吃奶，你就需要用吸奶器泵奶或用手挤出乳汁。挤出的乳汁可以放心喂给宝宝吃。

* 变换宝宝吃奶的位置，让所有的乳管都能被清空。

* 发烧、疼痛时服用镇痛药。对乙酰氨基酚或布洛芬（也有消炎作用）可以在哺乳期间安全服用。持续的疼痛不仅会减弱制造、分泌乳汁的能力，还会抑制自身抗感染的能力。

* 像患流感时那样尽可能地多喝水，发烧和炎症会增加你的需水量。

* 补充营养，提高免疫力（尝试第四章中介绍的催乳营养饮品。）。

* 避免趴着睡或睡时侧身太过，那样容易导致乳房肿胀和乳管堵塞。

* 不要戴着胸罩睡觉。平时戴宽松的胸罩，以免挤压发炎部位。

何时需要抗生素治疗呢？如上所述，乳腺炎的炎症并不一定代表细菌感染，但人们往往很难知道乳腺炎是否已演变成了乳房感染。一旦怀疑自己患上乳腺炎，最好的办法就是立即咨询医生，了解是否需要抗生素治疗。在下列情形下，你也许并不需要抗生素治疗：

* 你没有乳腺炎反复发作的病史。

* 你没有感到病得那么重。

* 在过去几小时里，你的病情没有逐步恶化。

* 发烧的体温没有升高。

* 乳房疼痛没有加剧。

* 你可以轻易纠正起初导致肿胀的因素。

以下情形表明你需要抗生素治疗：

* 你有乳腺炎反复发作的病史。
* 发烧的体温继续升高。
* 在过去几小时里，你的病情逐步恶化。
* 你的乳头皲裂（提供了让细菌容易进入乳房组织的入口）。

在医疗实践中，我们遵循“尽早治疗”的原则。根据我们的实践（也有理论研究支持），在乳腺炎治疗中，妈妈服用抗生素过晚的话，会更容易结束胸喂、会有更严重的感染、也会更容易复发。

什么抗生素最好？引起乳腺炎感染的细菌通常是葡萄球菌，对此，两类最为安全、有效的抗生素为氯唑西林与头孢菌素。医生常开的其他抗生素包括安灭菌片与红霉素。这些抗生素均可以在哺乳期间安全服用。即使你在服用抗生素几天后，感到好转，还是要完成整个抗生素治疗疗程（通常为 10 天）；否则会有乳腺炎复发的危险。如果服用抗生素两三天后，没有感到好转，联系医生，医生可能会给你开另一种药。

乳腺的炎症会增加乳汁的钠含量，让乳汁变咸。大多数宝宝要么没有注意到，要么不在意，会继续吃奶。但有些宝宝会抵制这种味道的变化，哭闹或拒绝在那侧乳房吃奶。喂奶时你可以由没有感染的那侧乳房开始，在乳汁变咸的那侧乳房结束。随着炎症的消退，你的乳汁很快就会回复到之前的味道。

不要因为乳腺炎而停止母乳喂养。断奶增加了乳房感染恶化为乳房脓肿的可能性，后者需要手术引流。继续给宝宝喂奶是治疗乳房肿胀、乳腺炎以及乳房感染的最佳方法。

乳管堵塞

有时候，连通泌乳细胞和乳头的乳管会堵塞，造成乳晕下出现疼痛的肿块，也可能从肿块位置延伸至胸腔壁，出现楔形的红肿区域。与乳腺炎不同，乳管发生堵塞时，疼痛来得快，去得也快，除非乳管受到感染，否则你不会觉得自己生病了。然而，乳管堵塞后若不及时治疗的话，堵塞的乳管会受到感染，导致乳腺炎、感染、或乳房脓肿。可以参考以下建议，疏通乳管，预防受到感染。

* 记住预防乳房肿胀和乳腺炎的重要原则：竭尽所能让乳汁出来！继续在出现问题的那侧乳房喂奶，如果宝宝不愿意吃奶，就用吸奶器泵奶或用手挤奶。

* 宝宝在出现问题的那侧乳房吃奶时，调整宝宝的位置，让宝宝的下巴对准受到影响的部位，可以更好地清空那侧乳房。例如，如果肿块位于四点钟位置，采用橄榄球式抱法，让宝宝的下巴对准乳晕环上的四点钟位置（见第二章）。

* 在每次喂奶前，湿热敷乳房几分钟。

* 将出现问题的那侧乳房浸在温暖的盐水中或进行淋浴，参见上文关于治疗肿胀的描述。

* 休息，小睡时在床上喂奶。

* 变换宝宝吃奶的位置，让所有的乳管都能被清空。确保宝宝衔乳正确，能有效吃奶。采用橄榄球式抱法或侧卧姿势（见第二章）喂奶。每次喂奶前，按摩出现问题的那侧乳房，用手轻轻地从乳房上方，朝下顺着乳管，向乳头方向按摩。

* 如果你注意到乳头上出现小白头，那是被堵住的乳管在乳头上的开口顶端。如果这个开口一直堵着，就会阻挡乳汁流出，引起乳管堵塞和乳腺炎。湿热敷小白疱部位，然后用消毒过的针轻轻挑破小白疱，之后一两天里，用抗生素软膏加以涂抹，防止感染。

* 对乳管堵塞引起的肿胀、疼痛部位进行压力按摩，这样有助于乳管的疏通。压力按摩与普通按摩不同，按摩时，你的手并不在皮肤上移动，你只是用掌心越来越用力地按下去，使得乳管的堵塞物移向乳头。对乳房进行一般的旋转式按摩不仅非常疼痛，也不能有效地移动堵塞物，对乳房的滑动及摩擦动作也会损伤乳房组织。进行压力按摩时，从最接近胸腔壁的肿块边缘开始，用掌跟对那个区域压下，直至非常疼痛为止，保持压力直至疼痛减轻，然后再次加大压力，手不要移动，保持压力直至疼痛再次减轻。在同一部位逐渐加大压力，直至你压到压不下去为止。然后，抬起手，朝乳头方向移半英寸（约1.25厘米），在那个部位重复压力按摩。每次移动半英寸，重复压力按摩，直至乳

头。这样的按摩可以将凝结的乳汁逼出乳头的开口，看起来会像一根意大利面条。大多数时候，你并不能真正看到堵塞物出来，但是即使堵塞物没有出来，你至少也移动了它的位置，让它移向了乳头，等宝宝在乳房上吸吮时，就能靠吸力将它吸出来。每次都让宝宝从乳管堵塞的那侧乳房开始吃奶，宝宝刚开始的吸吮是最有力的。

* 为了防止乳管堵塞，喂奶时，让宝宝在不同的位置吃奶，鼻子对准“乳晕环”上的各个位置，以便清空所有的乳窦和乳管。

* 研究结果表明，每日服用一大勺口服卵磷脂颗粒，或者每日 3—4 次，每次服用 1200 毫克的卵磷脂胶囊，有助于预防并治疗乳管堵塞。你可以在催乳营养饮品中加入卵磷脂（见第四章）。

* 乳制品以及其他动物脂肪可能会增加乳管堵塞的可能，有些妈妈发现，限制或避免食用此类食物会有帮助。

* 一旦你的某个乳管堵塞（或某侧乳房感染），很容易在另一侧也出现同样的问题。找出病因很重要，这样你才能减少再次发生的可能。常见原因有妈妈太过忙碌或压力太大、宝宝错过吃奶时间、宝宝睡整夜觉、胸罩或胸衣太紧、婴儿背袋的带子压迫部分乳房、费力的上身运动或工作，例如跳绳或割草。

乳腺脓肿

偶尔涨奶、乳腺炎或堵塞的乳管会发展为局部的乳腺脓肿，就像皮下长的疖子。如果脓肿部位一直很疼，也没有随着乳管堵塞及乳腺炎的治疗而好转，医生就会怀疑是乳腺脓肿。乳房深处的脓肿也许用乳房超声波才能探测到，通常需要手术引流和抗生素治疗。除了医生建议的疗法之外，用湿热敷法敷感染部位，同时继续用未感染的那侧乳房喂奶。根据脓肿的位置和程度，医生会判断是否可以用感染的那侧乳房喂奶。无论是让宝宝吸吮，还是使用吸奶器，都要清空受感染的那侧乳房。手术时，让医生的手术切口尽量离乳晕远一些，这样手术后宝宝就能立即吃奶了。

乳头念珠菌感染

假丝酵母（又称酵母菌、念珠菌、鹅口疮）是一种真菌，喜爱温暖、黑暗、潮湿的生存环境，例如口腔黏膜、阴道、尿布区、皮肤褶皱、胸罩垫，以及湿润的乳头。如果你的乳头疼痛，并伴有以下任何一种症状，可能就是念珠菌感染了。

* 乳头极其疼痛，灼痛、发痒，或发红。
* 喂奶过程中或刚结束时，乳房刺痛（尤其在泌乳反射时）。
* 通常治疗乳头疼痛的方法都不管用。
* 宝宝生了鹅口疮（舌头及口腔壁上出现白色软干酪状斑块），并且/或者出现念珠菌尿布疹。
* 一段时间无痛喂奶后出现乳头疼痛。
* 你或宝宝正在或刚结束一段抗生素疗程，你的乳头突然开始疼痛。酵母菌感染常在抗生素治疗后出现。

预防念珠菌感染

下面介绍一些简单的方法，可以预防念珠菌感染或治疗轻微的感染。

* 每天吃酸奶，选择含活性菌的品牌。
* 酵母菌讨厌阳光，所以每天给胸罩和乳房进行日光浴。每日分几次，每次几分钟，让乳头暴露在阳光下。胸罩也晾晒在阳光下。
* 喂奶后让乳头自然晾干。
* 不要使用有塑料边的乳房垫，容易刺激皮肤，并会滞留漏出的乳汁。
* 每次喂奶都更换乳垫。
* 穿100%全棉胸罩，每日用非常热的水清洗胸罩和乳房垫，漂洗时，在水里加一杯醋。
* 每次喂奶后，以一杯水对一大勺醋的比例，调配醋水，用来冲洗乳头和乳晕。
* 彻底清洗乳房罩、奶瓶、奶嘴、安抚奶嘴、宝宝会咬的玩具，以及任

何会与你乳房接触到的吸奶器部件，每日用开水将这些东西煮上5分钟。毛巾和手巾中都容易藏匿酵母菌，所以在清洗之前不要重复使用。

治疗念珠菌感染

如果上面介绍的简单家庭疗法没有让症状好转，向医生咨询以下治疗方法：

* 遵医嘱，在乳头上涂抹抗真菌药膏（制霉菌素、克霉唑、咪康唑）。
* 如果你的乳头上有念珠菌感染，无论宝宝口中有无出现标志性白色斑块，也应该让宝宝接受鹅口疮治疗。医生会开抗真菌口用悬浮液，两周内每日三或四次涂抹在宝宝舌头、口腔顶及内壁上。
* 涂抹药膏72小时内，症状应该有所缓减，在症状完全消失后继续用药2周。如果72小时内没有起色，可以换其他药物或者增强涂抹次数及用量。
* 如果宝宝患有念珠菌尿布疹，可以用非处方类抗真菌药物治疗。
* 大量食用含活性菌的酸奶，并口服嗜酸乳酸杆菌。
* 如果念珠菌对以上标准疗法有抗性，咨询医生，可以在乳头上涂0.25%—0.5%甲紫溶液（紫药水），连续3天，每日2次。紫药水虽然难以清洗，但很有效。给宝宝口中也涂少量紫药水，一日一次，注意，紫药水过量会刺激宝宝敏感的口腔黏膜。使用紫药水之前，可以在宝宝的嘴唇上涂抹一层凡士林，免得在宝宝嘴上留下紫色的污迹。
* 每次喂奶后，在乳头和宝宝的嘴巴用药，因为那正是细菌感染的时候。
* 如果你有念珠菌感染，不要将挤出的乳汁冷冻备用。
* 要注意，酵母菌也可能隐匿在你丈夫身上，造成你再次感染。

如果医生建议你在喂奶前洗去乳头上的药膏，要用温水小心地清洗。虽然用念珠菌感染的乳房喂奶可能极其痛苦，但还是有必要清空感染的那侧乳房（通常两侧乳房同时感染），防止患上乳腺炎或是乳房深部组织也感染上念珠菌。因为感染的乳头特别敏感，所以特别要注意让宝宝正确衔乳，避免因吸吮不当而造成乳头受伤。喂好奶后，要小心地让宝宝离开乳房。

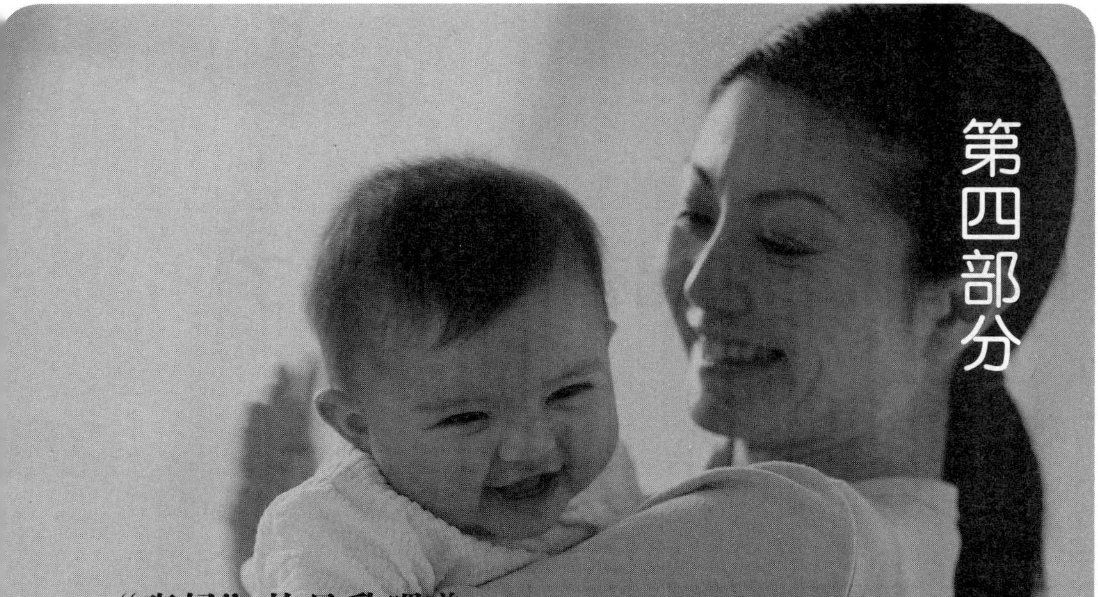

第四部分

“班妈”的母乳喂养

既要工作，又要哺乳？让我们来告诉你如何两者兼顾。想要胸喂和瓶喂交替着来？没问题！1998 年，新妈妈中采用母乳喂养所占的比例达到了十多年来的最高点，主要原因是越来越多的妈妈了解到母乳喂养意义重大。所以，在充满挑战的二十一世纪，即使生活节奏加快、生存压力变大，妈妈们仍然想方设法用母乳喂养自己的宝宝。在这一章节中，你将学会如何调整自己的生活，以便更好地进行母乳喂养。我们会告诉你如何应付新妈妈的繁忙生活——你会发现母乳喂养可不像朝九晚五的工作那么简单，你甚至在夜里也要喂宝宝。我们会与你分享夜间哺乳的好办法，让你既喂饱了宝宝，自己又能获得充足的睡眠。我们还会介绍目前市面上的哺乳产品和器具，现代妈妈可以选择使用，让自己的哺乳过程变得更简便。

现代社会也给爸爸们带来很多挑战。无论出于自愿还是被动，他们都要学会分担育儿的责任，进行“爸爸喂养”。对于哺乳妈妈来说，爸爸的理解和支持胜过一切。

哺乳妈妈是最有发言权的，真正的母乳喂养专家，所以在以下章节里，你还能读到许多哺乳妈妈分享的喂养小窍门，以及成功进行母乳喂养的秘诀——学习哺乳知识、获得专业人士的帮助、全心投入其中、接受多方的支援，再加几许幽默。

第七章

母乳喂养用品有这些就够了

只需翻看一下针对准爸妈和新爸妈的产品目录，你就会理解为什么哺乳妈妈有如此众多的消费需求了。市面上有很多产品都声称能让你的母乳喂养事业更轻松方便。但是，哪些产品是你真正需要的？哪些是可有可无的？哪些是纯属费钱的？你该如何挑选？以下是有关母乳喂养用品的消费指南。

乳头霜和乳头膏

乳头疼痛是极其常见的问题，所以，任何声称能预防或减轻疼痛的产品都会有市场。一定要记住，大多数情况下，乳头疼痛是宝宝没能有效衔乳或正确吸吮造成的，纠正宝宝不正确的吃奶方式是解决乳头疼痛的唯一途径（见第二章）。

但是，在你想办法解决哺乳问题的同时，你可能想涂些东西在疼痛的乳头上帮助乳头愈合，但你不能随便涂抹，因为乳头是要放入宝宝嘴里的。若你使用了含有石油基和其他不确定成分的产品，在哺乳前一定要将其从乳头上擦掉。如果你的乳头和乳晕疼痛已经是一触即发了，擦拭乳头不仅困难还会很痛。有些产品会让某些妈妈产生过敏反应，不但没有治疗效果，还使情况恶化。

我们推荐的产品是 Lansinoh 哺乳妈妈羊毛脂护乳霜（Lansinoh for Breastfeeding Mothers），该产品也是国际母乳会推荐认可的。Lansinoh 护乳霜由百分之百纯天然的羊毛脂高度提炼而成，无过敏源或添加剂，是一种黏稠但很有效的润肤剂。取少量于指尖软化，抹在乳头和乳晕上，能帮助皮肤保持内部水分，加速愈合。Lansinoh 护乳霜对于皲裂的乳头最有效，并能防止令人痛苦的结痂和脱落。你可以通过母乳会辅导员、国际母乳会、邮购产品目录，以及很多药店购买到该产品。Lansinoh 的姊妹产品天然肌肤重塑膏（Nature's Second Skin）对某些尿布疹，以及轻度割伤、烫伤和擦伤的治疗都很有用。

孕期及孕后乳房上出现伸拉痕是很常见的。伸拉痕很难预防，只能归咎于遗传因素让你的皮肤没有伸缩性。如果你的乳房在孕期或哺乳期干燥发痒，你可以涂些你中意的润肤液，但要避免涂到乳头和乳晕上。不要使用带香味的润肤液，因为宝宝不喜欢浓郁的香味，而且香水味会掩盖住宝宝更喜欢的妈妈自然的体香。

乳　垫

乳垫可以帮助吸收两次喂奶之间和喂奶时漏出来的奶水。把乳垫放在胸罩里，可以保持胸罩干爽，不让奶水漏到衣服上。大多数妈妈过了开始的几周后就没有漏奶的问题了，所以你基本上不需要长期使用乳垫，但是乳垫在刚开始的时候是很管用的。

你可以购买一次性乳垫，或是购买可以洗净再用的布制乳垫。要买乳头部位透气性好的乳垫。尽量避免使用有塑料衬里的乳垫，虽然它们看上去能更好地保护你的衣服，但这种类型的乳垫会保留湿气，导致乳头疼痛，并利于细菌滋生。你也可以自制乳垫：把叠好的棉手帕垫在胸罩里，或者在布尿布上剪下 4 英寸大小（约 10 厘米）的圆布。乳垫一湿就马上换掉。如果乳垫变干，粘在乳头上，先用温水弄湿乳垫，那样在取下乳垫时就不会弄伤皮肤了。

乳 房 罩

孕期和产后初期将乳房罩穿在胸罩里面，可以保护疼痛的乳头，也能帮助扁平或凹陷的乳头成形。乳房罩有一层外罩将胸罩和乳头隔离，还有一个内环压着乳晕，使乳头从中间的孔中突出。务必根据产品说明书正确使用乳房罩的内环。

当乳头十分敏感，连最柔软的胸罩布料都能引起触痛时，使用乳房罩会很有用（但请记住：不根治疼痛的起因，乳头是不会痊愈的，参见第二章。）。然而，对于扁平或凹陷的乳头，使用乳房罩的方法被逐渐淘汰。大多数哺乳专家认为教宝宝正确地衔乳才是解决乳头扁平或凹陷的最佳方法。

乳房罩穿在身上时是压着乳房组织的，因此可能会引起漏奶，甚至过度刺激泌乳。如果你需要使用乳房罩，不要一直穿着，更不要一连穿好几天。乳房罩里积存的奶水应该倒掉，因为你皮肤周围温暖的奶水正是病菌繁殖的温床。

忍受漏奶

是的，又是那些荷尔蒙在作怪。事实表明，漏奶女人体内的催乳素高于平均水平。在喂奶时间，如果不在宝宝身边，妈妈们很有可能经历“远程漏奶”。只要想到宝宝，就可能引起一股奶水流出，这又一次证明了母乳喂养既是体力活动也是脑力活动。漏奶可能发生在不合适的时候，例如在董事会上，或是做爱的时候。就好像宝宝在爸爸领带上吐的奶一样，漏奶也是你有个新生儿的证据。

这个正常的生理麻烦在母乳喂养的头几周里最为常见，通常随着时间的推移会有所好转，不过有三分之二的哺乳妈妈在喂奶六个月后还偶尔会有漏奶的现象。这里，我要告诉你对付这个母乳喂养副产品的一些诀窍：

* 要懂得漏奶是母乳喂养的自然现象。母乳感觉上湿嗒嗒的，干了还黏叽叽的，但它并不脏。做爱时漏奶也不足为奇，任何激发哺乳妈妈性欲的事物，同样会激发她的乳汁。

* 由于漏奶时会有泌乳反射的感觉，所以一旦你感到要漏奶，马上双手交叉抱于胸前，往里轻轻按压三十秒钟，可以抑制奶水外喷。

* 注意着装。印花布料能掩盖奶渍，而单色的衣服则会让奶渍更加明显。

* 出门戴上哺乳垫。必要时，在胸罩里垫上一块叠起来的纸巾、剪下一小块纸尿布，或是一块手帕。

* 喂奶时放一块布尿布在乳房下吸收漏出的奶水。把尿布的一头塞入不用的那侧乳房的胸罩里吸漏奶，另一头放在宝宝的下巴下吸收溢出的奶水。

和大多数因哺乳带来的麻烦一样，漏奶会随着时间的推移而越来越少发生。

乳头罩

乳头罩由薄软的硅胶制成，在喂奶的时候盖住妈妈的乳头和乳晕，这样就可以让宝宝吸吮乳头罩而非直接吸吮妈妈的乳头。有时人们会将乳头罩与前面介绍的乳房罩混淆。

乳头罩在喂奶的时候用来保护疼痛的乳头，它也可以用来帮助乳头扁平或凹陷的妈妈顺利地让宝宝吃上奶。

使用乳头罩有两个问题。第一，用了乳头罩，乳房就感受不到宝宝直接吸吮时带来的刺激，这会导致泌乳量的减少。第二，宝宝吃奶时习惯于吸吮乳房罩而非乳房，日后戒掉乳头罩会比较困难。

如果你正在对付乳头疼痛或是宝宝衔乳的问题，最好还是避免使用乳头罩，想办法直接解决问题。乳头罩不该成为对付乳头疼痛的第一道防线。一些哺乳专家发现乳头罩在某些十分特殊的情况下的确很有用，例如妈妈的乳头过大，或是宝宝的嘴巴和下颚结构过小，导致宝宝只能通过乳头罩才能衔乳吃到乳汁。

如果你要用乳头罩，试着只在喂奶的开始几分钟里使用。一旦宝宝衔乳成功，通过吸吮拉出了扁平的乳头，你就快速拿掉乳头罩，让宝宝直接含住乳房。让宝宝戒掉乳头罩，可以保证你维持充足的泌乳量。同时，在使用乳头罩期间，最好密切关注宝宝的体重。

在以前乳头罩还是由乳胶制成的年代，妈妈们被告知每天把乳头罩剪去一点，使宝宝最终转移到乳房上。现在新型的硅胶乳头罩就不能剪了，因为一剪就会出现锐利的边缘。

喂 奶 枕

专为哺乳妈妈设计的最新产品之一是喂奶枕——一个结实的半圆形支撑物，用来盖在腿上，把宝宝垫高到胸前。有些枕头也可以支撑妈妈的后腰。喂奶枕对于喂双胞胎的妈妈很有用，因为她们没有足够的手将两个宝宝都安置到合适的位置。如果你有一个娇小的早产儿或是患有肌肉无力症的宝宝，他们容易陷入普通的枕头或沙发靠枕里，喂奶枕会很有用。有些妈妈很喜欢喂奶专用枕所带来的便利。但使用某些喂奶枕会有一个问题，就是它会让宝宝平躺。为了帮助胃清空，并防止奶水流入中耳，给宝宝喂奶的时候应该至少以 30°的角度抬高宝宝。

喂奶枕可能在断奶后还会被继续使用。学步幼儿和学龄前的小朋友们肯定能发明这个大垫子的各种玩法。类似的枕头也会卖给做针线活的人，在他们缝纫的时候用来支撑胳膊和缝纫的东西。

喂 奶 脚 凳

你可以买一个喂奶脚凳，倾斜的角度恰好可以支撑你的双脚，抬高你的双腿，让你的后腰在喂奶时更舒服。如果你认为这个东西很有用，可以把它添加到你的喂奶空间里，这也是你在为宝宝全力付出的非常时期里关爱一下自己的方式。喂奶脚凳对于建立正确的姿势和衔乳非常有帮助。

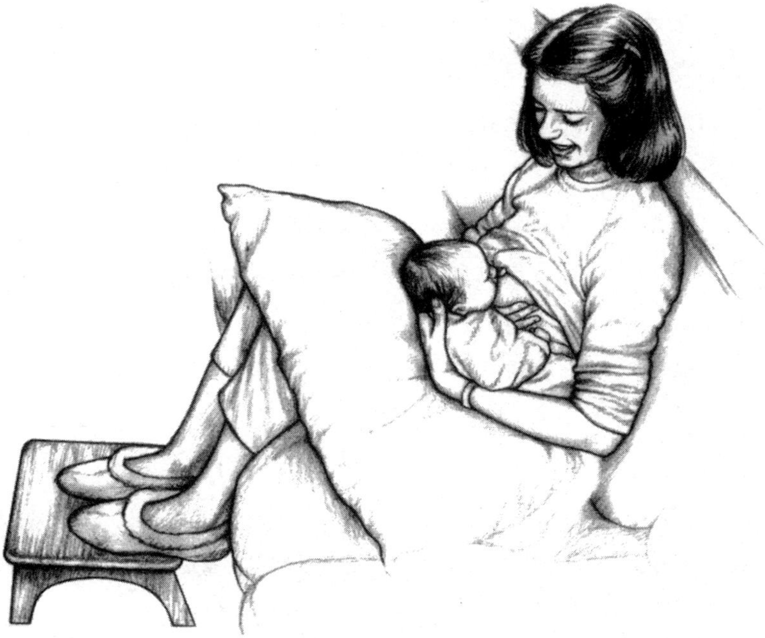

特殊哺乳器具

针对特殊的宝宝，例如早产儿、腭裂婴儿，或是有各种神经性问题的婴儿，可以使用各种特殊的喂奶器具。这些器具有特殊的奶头，或者有其他独特的喂奶方式。举个例子，一种名为“哈伯曼喂奶器”（Haberman Feeder）的奶瓶，是专给嘴脸异常的婴儿使用的，比如唇裂、腭裂、下颚后缩的婴儿，或是吸吮发育迟缓的婴儿。这种奶瓶有个长奶头和一个调节奶流的阀。哺乳专家或是受过专门培训的语言病理学家，知道如何帮助结构上或神经上有喂奶问题的婴儿，他们能为你的宝宝推荐最好的喂奶器。

若是必须喂辅助奶：可以采用非奶瓶的方法

奶瓶并不是哺乳期婴儿的唯一选择。由于人造奶头可能引起乳头混淆，以至更难解决母乳喂养的问题，所以，奶瓶并不是给小婴儿喂辅助奶的最佳选择。那你应该用什么呢？可以考虑以下的选择：

用杯子喂奶　如果医疗情况导致暂时无法进行母乳喂养，用杯子喂奶是一种安全又健康的非奶瓶喂奶方式。和那些用人造奶头喂奶的婴儿相比，用杯子喂奶的婴儿产生奶乳头混淆的可能性较小，也能更顺利地转到胸喂。如果在开始胸喂前就使用奶瓶，早产儿非常容易产生乳头混淆。研究结果表明，早产儿不但可以从杯子里吃奶，而且杯喂比瓶喂更能维持稳定的血氧水平，有助于早产儿更好地成长。一些婴儿室给才30周大的早产儿采取用杯子喂奶的方式，婴儿通过舔食而非吸吮的动作吃到奶，有点像小猫咪吃奶的样子。

给宝宝喂辅助奶的时候，用一个容量为1—2盎司（30—59毫升左右）的小杯子（小酒盅大小）。弹性塑料制成的杯子能让你把它压成壶嘴的形状。你也可以使用一次性的小塑料杯或者婴儿专用的喂奶杯。这些都可以在母乳喂养用品的产品目录或是吸奶器生产厂家那里找到。从哺乳顾问那里也可以得到供母乳喂养婴儿使用的塑料杯。试试这些用杯子喂奶的小贴士：

* 杯子里至少装半杯辅助奶。

* 在宝宝下巴下塞一块布尿布或手巾，或者用一个吸水的围兜，来吸收滴下的奶水。你可以用婴儿浴巾将宝宝裹紧，以免他的手乱动。

* 事先准备好几杯辅助奶，这样你就不会因为要重新装奶而打乱喂奶的节奏。

* 将宝宝抱在腿上，支撑宝宝保持直立的姿势。

* 将杯子放到宝宝嘴边，倾斜到奶水刚好触及宝宝的嘴唇。

* 要有耐心。让宝宝以他自己的速度舔食并吞咽奶水。不要把奶倒入宝宝的嘴里；这会引起宝宝喷奶或是呛奶。让宝宝自己设定速度，决定什么时候结束。

用勺子喂奶 你也可以用勺子给宝宝喂辅助奶。像用杯子喂奶时一样支撑宝宝让他直立坐在你腿上，将勺尖放在宝宝的下嘴唇上，一小勺一小勺地喂。让宝宝按照自己的速度喝奶和吞咽。

用眼药水滴瓶或注射器喂奶 将宝宝竖直抱在腿上，用一个塑料眼药水滴瓶将奶水滴入他的口中。喂奶注射器和滴瓶相似，只是容量大些。你也可以在胸喂时用注射器喂辅助奶。在宝宝衔乳后将注射器的头塞到宝宝嘴里，当宝宝吸吮的时候压下活塞给予奖励。

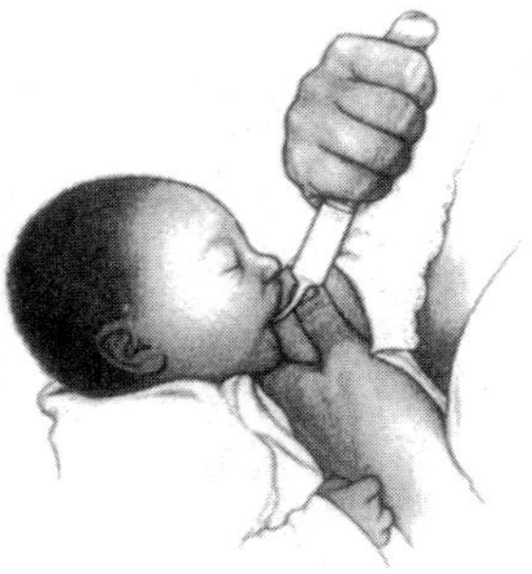
注射器喂奶

哺乳辅助器 （也被称为SNS——辅助营养系统）这个设备能让宝宝在吸吮乳房的同时获得配方奶或事先挤出的母乳。用绳子将一个装奶的容器（袋子或是塑料瓶）挂在妈妈的脖子上，容器的一端延伸出一根硅胶细管，由胶带固定到乳头上。宝宝衔乳的时候，将细管与乳头和乳晕一起含到嘴里。宝宝吸吮的时候，既获得妈妈乳房里的奶，同时也获得了辅助奶。吸吮帮助提高妈妈的泌奶量，而辅助奶则是奖励宝宝正确吸吮，教会他在胸喂时如何吃奶的一种方法。

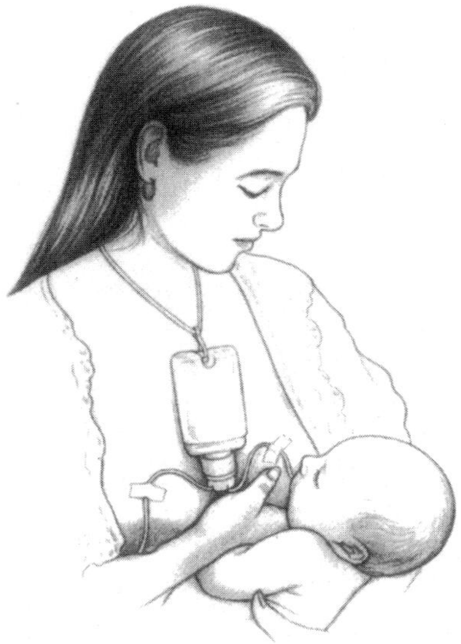
辅助营养系统

哺乳收养宝宝的妈妈，以及重新哺乳（在过早断奶后，重新给宝宝喂奶，再次建立泌乳量）的妈妈，可以使用哺乳辅助器来催奶。哺乳辅助器也可以给早产儿或者有各种吸吮问题的婴儿使用，但前提是宝宝必须能够并且愿意衔乳。

适应哺乳辅助器可能需要好几天，所以，它并非解决临时胸喂加辅助奶的办法。然而，在胸喂的同时又喂了辅助奶，毕其功于一役，省时又省力。而且宝宝可以待在妈妈胸前吃奶，不需改变喂奶的方式。

在使用哺乳辅助器之前，可以向哺乳顾问或母乳会辅导员咨询一下。她们会帮助你根据情况，做出最好的选择，也会帮你解决造成需要使用哺乳辅助器的哺乳问题。

喂养小贴士：由于你的乳头在喂奶时会被拉长，在固定细管的时候，你可以将管子的头超出你的乳头半英寸（约 1.25 厘米）。

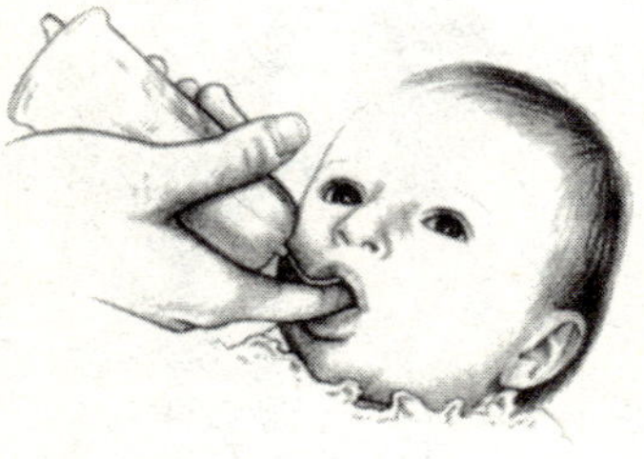

用手指喂奶

用手指喂奶 新生儿会吸吮大人的手指，可以配合哺乳辅助器，用手指给宝宝喂奶。将辅助器的细管用胶带固定在手指上，手指轻轻地放入宝宝的嘴里。宝宝吸吮时，奶水通过细管流入宝宝口中。你也可以配合注射器，用手指喂奶。当宝宝吸吮你手指的时候，将注射器的头部轻轻塞入宝宝嘴里，下压活塞即可喂奶。

如何将辅助奶喂入宝宝的肚子里，取决于你面临的是什么哺乳问题，以及你的个人喜好。在你试图解决宝宝衔乳问题的同时，杯子、勺子、注射器、滴瓶，以及手指喂奶都可以用。如果宝宝可以衔乳但是需要补充辅助奶，我们建议使用哺乳辅助器。哺乳顾问可以帮助你决定那种方式最适合你和宝宝，也可以帮你找到并购买特殊的喂奶装备。哺乳顾问还可以帮你建立一个计划，逐渐减少对辅助奶的需求。

胸喂期间最好的辅助奶就是妈妈自己挤出的乳汁。如果你的宝宝奶吃得不多，你就需要在胸喂后泵奶以刺激泌乳量。在胸喂后不久泵出的奶有很高的脂肪含量，是理想的辅助奶。

如果你必须使用配方奶辅助，向医生咨询该用哪种配方奶及其用量。

还有很多软杯和喂奶器适用于暂时性吸吮不足的婴儿，例如早产儿。这些都比会引起乳头混淆的奶瓶好（参见以上非奶瓶喂奶方式的内容。）。

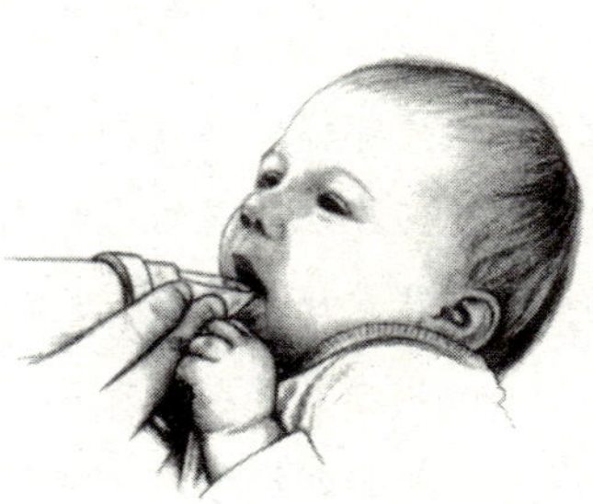

特殊喂养器具

胸罩的购买

你可能在怀孕初期就要买新的胸罩。乳房的变化在孕期开始的三个月里就开始了，大多数的妈妈在发现从前的牛仔裤穿不下的同时，也发现怀孕前的胸罩都嫌小了。如果你在孕期购买新的胸罩，可以直接购买哺乳胸罩。刚刚生产过后，这些哺乳胸罩可能并不合身，因为那时候你的乳房由于哺乳刚开始而肿胀，但是它们会在你哺乳生涯的某个时期重新合身。

哺乳胸罩的杯罩可以打开。打开杯罩上的副翼后，宝宝就可以吃到奶了，而胸罩的其他部分都留在原处。你能在商场的孕妇区或是专卖店找到哺乳胸罩。你可以花打折店的价钱买到价廉物美的哺乳胸罩，也可以花高价购买高质量的哺乳胸罩。很多给新妈妈的产品目录上也卖哺乳胸罩，还提供如何用皮尺测量胸罩尺寸的说明。当然，你也可以在互联网上购买哺乳胸罩和哺乳衣服。

如何选择

一开始，多选几种胸罩各买一件，试试看。找到你十分喜欢的类型后，就多买几个。在寻找最合适的胸罩时，你应该考虑以下因素：

* 副翼应该便于单手解开。如果你能用一只手就把它重新系好，就更好了。记住，你的另一只手里会抱着一个饥肠辘辘的宝宝。要想在公共场所隐蔽地喂奶，选择你不需要看也可以打开搭扣的胸罩。

* 胸罩在杯罩打开的情况下也能从下面支撑乳房。这样使喂奶更轻松，而且合上胸罩也更省事。

* 避免喂奶时前面完全打开的胸罩。喂完奶你会很难将乳房复位，重新系好搭扣。

* 哺乳胸罩应合身舒服。过紧的胸罩容易造成乳管阻塞，在有肩带和铁丝的部位堵住奶流，发生乳房感染。

* 避免铁丝，尤其在产后的头几周。如果你选择了有铁丝的胸罩，对合身与否要十分挑剔。乳房中的产奶组织向内一直延伸到你的胸腔，向上到达你的腋窝。铁丝除了会戳到你，让你烦扰之外，还会在该区域堵住乳管（在怀孕

期也不宜穿有铁丝的胸罩。因为每当你坐下的时候，铁丝会嵌入你往上伸展的肚子）。

* 杯罩应由透气布料制成，如100%的棉或是可以让皮肤透气的某种新型合成材料。很多合成材料不透气，会导致乳头周围持续地潮湿，促使细菌和酵母生长，引起疼痛。不要购买有塑料衬里的胸罩。

* 你将需要至少三件胸罩：一件穿在身上，一件正在洗涤，还有一件放在抽屉里备用。要是能多拥有几件，就意味着你换洗的频率可以低些。

尺寸

乳房在产后变化很大，你如何知道该买哪个尺寸的胸罩？购买时可以参考以下准则：

* 产后你的乳房会比平时大很多，所以，你可以在怀孕后期购买一两件稍微便宜些的，比你平时穿的胸罩大一号也大一个罩杯。这些胸罩会帮你度过产后的头几周。

* 通常在第二周之后，你的乳房大小基本确定了，你就可以购买更多合身的胸罩。

* 大多数的哺乳胸罩后面有好几排搭扣，可以允许孕期乳房变大和胸腔扩展。你购买的胸罩最好在扣上第二排搭扣时能合身，你就有了自由调节大小的空间。因为副翼是从两旁打开的，大多数的哺乳胸罩在杯罩上也有扩充的空间。

* 如果你是从产品目录上购买胸罩，最好按照零售商说明的测量方法，获得正确的尺寸。最后你买到的胸罩尺寸有可能和你想象的大相径庭，但也许会比在店里买的更合身。

* 大胸的女性需要支撑力更强的胸罩。

比起二十年前，现在市面上的哺乳胸罩款式多样，设计美观。有些妈妈发现她们在整个哺乳期间必须关注胸罩是否合身。有些妈妈，尤其是那些乳房较小的，则变得很随意，有些妈妈甚至干脆不戴胸罩。还有人会选择可以拉到乳房上面再拉下来，有弹性的非哺乳胸罩。

母乳喂养时你是否必须一件好的胸罩提供帮助？胸罩会预防乳房下垂和拉

伸吗？乳房的形状和坚挺程度多数受基因的影响，即使不喂奶的妇女也会发现她们的乳房在怀孕后有所变化。有些妈妈觉得她们的乳房在断奶后变小下垂，但是几个月后却又变得更加坚挺。

大多数妈妈觉得戴胸罩更舒服，但这因人而异。你要选择对你来说最合适的。

挑选合适的吸奶器

没有哪个妈妈会爱上吸奶器的。吸奶器不仅看着不像宝宝，也不能像宝宝那样高效地吸空乳房。然而，吸奶器是二十一世纪美国的职业母亲不得不接受的现实。对于胸喂有困难的妈妈，吸奶器可以帮助她们维持泌乳量，直到可以直接胸喂的那一天。

了解吸奶器

所有吸奶器的工作原理都相同：利用吸力将奶水从乳房里吸出，进入容器。不同吸奶器的区别在于提供吸力的方式、吸力的大小、吸放循环是如何控制的，以及每分钟吸奶器能够产生的吸放周期的次数。

手动吸奶器由妈妈提供动力，通过机械方式控制吸力：挤压扳机，移动圆筒，甚至用脚踩压。电动吸奶器的吸力由马达产生。有些电动吸奶器上有洞，妈妈们可以用手指遮住或露出它以调节吸力的强度和吸放周期。大多数电动吸奶器有固定的吸放周期，好一点的型号能让妈妈调节吸力的大小和速度。

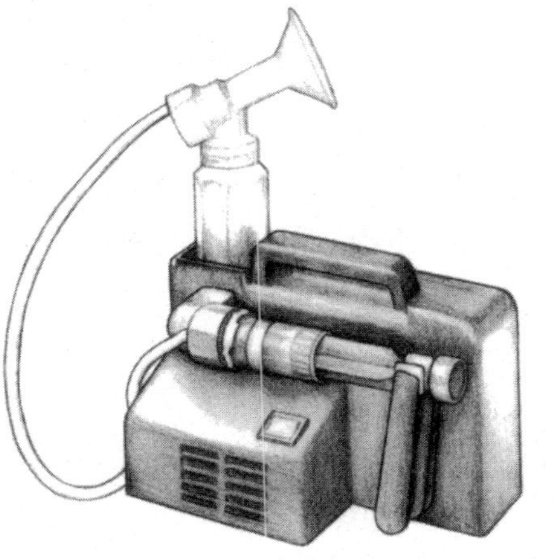
便携式电动/电池供电吸奶器

一般说来，每分钟吸放周期更多的吸奶器效率更高。便宜的小马达电动吸奶器每分钟大概只能产生 5 个吸放周期。吸放越慢，对你的乳头越不利，会遭受更长时间持续的抽吸。高质量的电动吸奶器，或租来的型号，可以达到每分钟吸放60次。

有些妈妈很容易泵奶，不管用什么吸奶器每次都可以吸出好几盎司，但是大多数的妈妈只有使用更高级的吸奶器才能泵出更多的奶。如果仅仅是为了给宝宝备一瓶奶偶尔一用，或在冰箱冷冻柜里存上一瓶奶以备不时之需，你就无需使用最好的吸奶器。但如果你的宝宝不能胸喂或是尚未学会胸喂，需要使用吸奶器来建立或保证你的泌乳量，你就应该租用或购买一个高质量的吸奶器。使用低质量的吸奶器会导致你费时费力并影响泌乳量，绝对不值。如果你是上班一族，要在工作时泵奶，选择什么样的吸奶器就取决于每天你和宝宝分开多久，在哪里泵奶，宝宝有多大，以及其他便利因素。不要为了省钱将就着用效率低的吸奶器。吸奶越简单方便，你就越能对工作和哺乳带来的挑战应付自如。

附近的打折店或药店货架上的吸奶器不是你唯一的选择，通常也不是最好的选择。向你的分娩老师、哺乳顾问或是母乳会辅导员咨询高质量吸奶器的来源。

选择适合的吸奶器

别在怀孕期里购买吸奶器，而是等孩子出生后，你对于自己的泵奶需求有更多的了解后再进行选购。在选择吸奶器的时候咨询哺乳顾问。众多的型号和配件很容易让人眼花缭乱、无从选择。如果你的哺乳顾问只出售或出租一个品牌的吸奶器，你可以和别的租卖竞争品牌的哺乳顾问谈一下。吸奶器属于个人使用的物品，即使是租用的，你也必须购买自己专用的配件。

市面上各式各样的吸奶器基本上可以归为几类（参见下面的列表）。你依靠吸奶器维持泌乳量的程度越高，使用高质量的吸奶器就越为重要。购买还是租用？做消费预算时，你可以考虑以下因素：

* 你为什么要泵奶？是否因为宝宝还不能胸喂，而你需要建立和维持泌乳量？如果是，你需要的吸奶器要比为了应急存奶而使用的质量更高。

* 你的宝宝多大了？你会泵奶很长时间吗？你可由此决定是租还是买。

* 你是不是计划还要一个宝宝，会再次用到吸奶器吗？

* 你是不是需要双泵型（两侧乳房同时吸奶）的便利和速度？

* 比较一下吸奶器的开销和另一个选择：配方奶喂养的开销。相比之下，连稍贵一些的吸奶器都显得经济实惠。

* 用电池的吸奶器消耗电池很快。有电源适配器的吸奶器可以提供你所需的灵活性，不需要每次依赖电池提供电源。不是每个地方都有电源插座，考虑一下你经常泵奶的地方需要什么样的电源。

* 你需要轻巧便携的吸奶器吗？你每天带着吸奶器上下班，还是将它放在一个固定的地方？

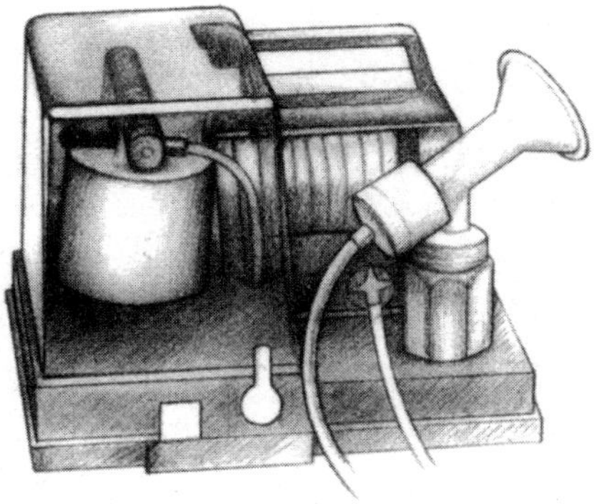

医疗级别吸奶器

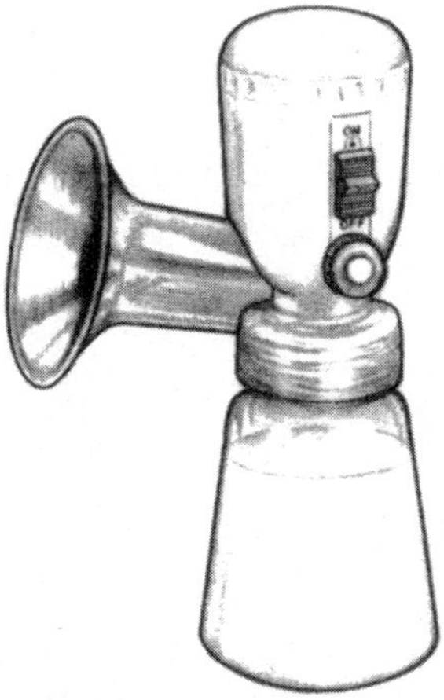

电池供电吸奶器

* 泵奶时间和胸喂时间一样长（平均在三十分钟左右）。双泵吸奶器不仅使时间减半，也产生更多的奶水和更高的催乳素水平。双泵吸奶器看起来需要两只手帮忙，但能干的妈妈们不久就会轻车熟路，只需用一只前臂就可以同时扶住两个吸奶罩，有时借助桌子就能腾出一只手接电话，翻文件，或吃午饭。美德乐（Medela）公司甚至还出售一种配件，可以将吸奶器勾在胸罩上，无需用手操作吸奶器。

吸奶器购买指南

款　式	主要品牌	原　理	何时使用
球型手动吸奶器（"自行车喇叭"吸奶器）		挤压球体，产生吸力，将奶水吸入吸奶器。	
圆筒型手动吸奶器	Egnell 圆筒手动吸奶器 Kaneson 舒适至上吸奶器 Medela 弹簧快速吸奶器 Medela 轻松手动吸奶器	两个塑料圆筒嵌套。将内筒拉出，产生吸力，将奶水吸入外筒。	妈妈为了偶尔和宝宝的分开而泵奶——泵奶次数一天不超过一次。
其他类型的手动吸奶器	Egnell 单手吸奶器 Medela 踏板吸奶器 Avent Isis 吸奶器	使用各种不同的机械方法产生吸力。	妈妈为了偶尔和宝宝的分开而泵奶——泵奶次数一天不超过一次。
低价电动或电池供电的吸奶器	Medela 小型电动吸奶器 MagMag 轻柔挤奶器	小马达产生吸力。可以使用电池或是电源插座。	妈妈为了偶尔和宝宝的分开而泵奶，需要自动泵奶的便利。
便携式电动吸奶器	Ameda "非你莫属" Medela 时尚吸奶器 Nurture Ⅲ	马达产生自动的吸放周期。（使用 Nurture Ⅲ吸奶器时，妈妈必须调整吸放周期。）	妈妈每天和宝宝要分开，在此期间泵奶。
中号自动活塞吸奶器	Lactina 精选 Egnell 精英	质量更好的马达产生自动吸放周期。	妈妈每天和宝宝要分开，在此期间泵奶。或因为宝宝还不能胸喂而需建立和维持泌乳量。
大号自动活塞吸奶器（医疗级吸奶器）	Egnell SMB Egnell Lact-E Medela 经典	高质量的马达产生自动吸放周期。	妈妈每天和宝宝要分开，在此期间泵奶。或因为宝宝还不能胸喂而需建立和维持泌乳量。

价位	优点	缺点	点评
便宜		不能有效地吸空乳房；吸力可能损害乳房组织。球体不能清洗，必须丢弃奶水。	我们不推荐此类吸奶器。
＄20—＄35	简单、轻便、易清洗；可以在任何地方使用。	需要两只手帮忙，妈妈不能同时吸两侧乳房；操作起来费劲。	Medela 弹簧快速吸奶器可以与该公司的电动吸奶器一起使用。圆筒里的弹簧使吸奶容易些。
＄30—＄55	简单、轻便、易清洗；可以在任何地方使用。可以使用 Medela 踏板吸奶器、或者同时使用两个 Egnell 或 Avent 吸奶器同时吸两侧乳房。	操作起来费劲。	手动吸奶器可以与生产厂家的电动吸奶器一起使用。
＄50—＄100（加上电池的花费——电池更换频繁）	小巧、可携带，可以在任何地方使用。使用 Medela 小型电动吸奶器可以同时吸两侧乳房。	有些吸奶器需要妈妈调整吸放周期。噪音大。马达会被磨损。便宜些的型号通常速度慢许多。	虽然一开始的开销比下面的型号要便宜，但是对于几个月内每天要泵两三次奶的上班族妈妈们来说就不合算了。这种吸奶器在维持泌乳量上没有下面更贵的型号有效。
＄150—＄300	轻巧、便携、安静。妈妈按自己的舒适水平调节吸力。吸奶器设计为两侧乳房同时吸奶。	这类吸奶器对大多数上班族妈妈们很有效，有些妈妈觉得她们需要一个每分钟吸放周期更多的吸奶器。	此类吸奶器是为了方便上班族妈妈而设计的。购买时可以再配一个背包，用来放置吸奶器、母乳和其他配件，包括充电电池和汽车点烟器的适配器。
租金大概为每月＄55或者每天＄3，加上购买配件的开销（大约＄35）。若你租用几个月，价格会低一些。	比下面的大号吸奶器轻巧；可以携带着上下班。高效、方便、安静。吸奶器设计为两侧乳房同时吸奶。可调节吸力水平。	这类吸奶器在大多数情况下有效，有些妈妈们发现使用大号吸奶器能更好地维持泌乳量。	此类吸奶器可以用电池供电，在没有电源插座的地方也可以使用。也配有汽车点烟器的适配器。
租金大概为每月＄55或者每天＄3，加上购买配件的开销（大约＄35）。若你租用几个月，租金会低一些。	宝宝还不能胸喂时建立和维持泌乳量的最好的吸奶器。高效、方便、安静。两侧乳房同时吸奶。可调节吸力水平。	笨重，需要电源插座。有些要求三孔插座。	在吸空乳房方面，仅次于正确有效衔乳吃奶的宝宝。

吸奶步骤

吸奶器的零件乍看之下很复杂，但是学会使用并不难。可以按以下这些简单的指示进行泵奶。

1. **准备** 组装好吸奶器。第一次使用前，按照产品说明将吸奶器洗净消毒。将吸奶器放在桌上，在桌边舒适的椅子里坐下。将存奶的容器放在触手可及的地方（见下文）。

2. **放松** 花几分钟时间做深呼吸，闭上眼睛，想象宝宝在怀里吃奶的场景。或者想象自己身处一个清静安宁的地方。这个步骤帮助你放松，有助于泌乳反射。

3. **行动** 将乳头置于吸奶器凸缘中间（两侧乳房同时吸奶时，两个乳头均置于凸缘中间）。如果随机有不同大小的凸缘，选择最合适的——不要太大，以你的乳头和乳晕在吸奶时不会和塑料发生摩擦为准。启动吸奶器。如果有好几档吸力，应从最轻的那档开始试。如必要，你可以增加吸力吸出更多的奶水。一开始，你会在凸缘里看到只有奶水滴出，但泌乳反射触发后，你就会看到奶水从奶头里喷射出来（挺酷的，是吧?）。如果你的吸奶器是手动控制周期的型号，只要保持吸奶 3 到 5 秒；不要等疼了才放手！

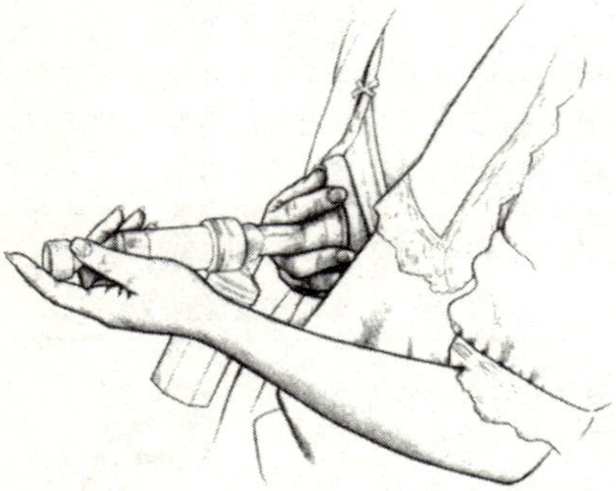
泵奶

4. **停止** 持续泵奶，直到奶水不再流出（如果你泌乳量不高，每侧乳房吸 10 到 15 分钟。）。如果你每次只吸一侧，直到那侧没有奶水流出后，再换到另一侧，泵到另一侧也没有奶水。然后再轮换。如果两侧乳房同时吸奶，奶流停了之后再吸一到两分钟，看看是不是会触发另一轮泌乳而吸出更多的奶水。

5. **存奶** 把奶水倒入选好的存储容器里，盖紧盖子，注明日期，根据使用时间（见下文），加以冷藏或冷冻。

简易方式：手挤

你的双手是天然的原始吸奶器——而且使用便利！对大多数女人来说，用手挤奶效果很好。尽管手挤不是你把奶水弄出来的首选方法，却是一项有用的技能，当你遭遇涨奶，而手边又没有吸奶器，手就可以发挥作用了。每个妈妈都应该学会这项技能。不需要经常泵奶的妈妈会发现手挤是她们唯一需要的“吸奶器”。有些妈妈发现，比起吸奶器的塑料配件，她们的乳房对手挤时肌肤之间的接触更有感觉。下面来讲怎样用手挤奶：

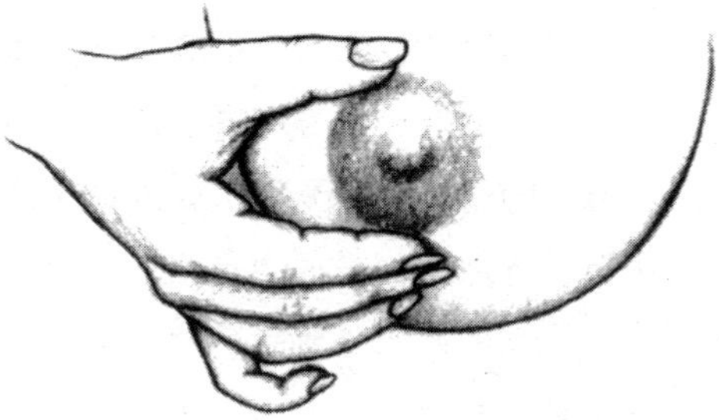

手挤（正面）

1. 将手放在乳房上，拇指在上，其余手指在下，离乳头一英寸到一英寸半。如果你的乳房是个钟，你的拇指应在 12 点的位置，而你的其余手指在 6 点的位置。不要把乳房包在手里。你的拇指和其余手指应该径直地在乳头的上下两边。

2. 拇指和其余手指直接往后朝胸腔壁的方向挤压乳房组织，不要拉开拇指和其余手指之间的距离，只是将它们往后压向乳房。

3. 向前转动你的拇指和四指，将奶水从乳窦里挤出，乳窦位于乳晕下乳头后面。手指不要在皮肤上滑动——那样很快会使你疼痛。

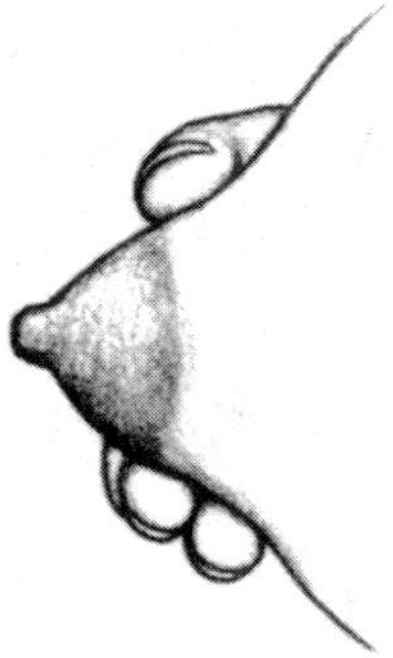

手挤（侧面图）

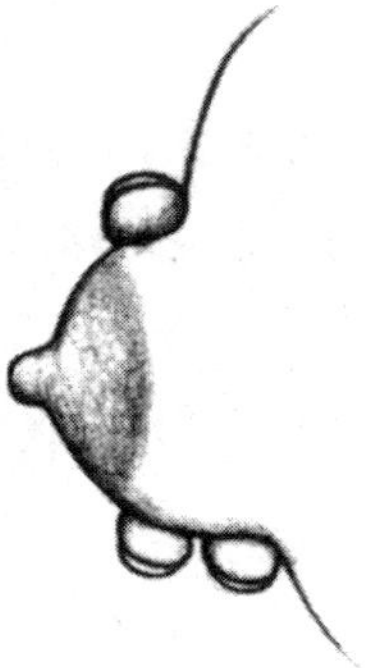

手挤：压向胸腔

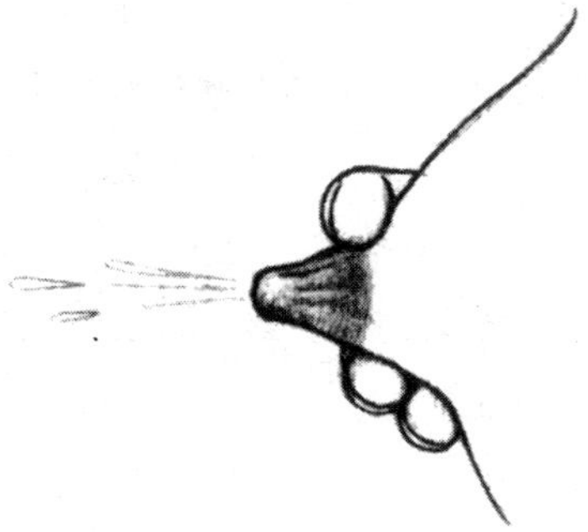

手挤：转动、挤压

4. 重复以上步骤（放置、挤压、转动），直至不再有奶水流出。然后将拇指放于 11 点的位置，其余四指放于 5 点位置，再挤。用双手在一侧乳房上挤奶，再换到另一侧，直到你将所有的奶窦都挤空。一旦看到有奶水从你的乳头里喷出，你就知道你是在挤压乳房下面的奶窦（这也是宝宝在有效衔乳时，牙床所在的位置)。

手挤的诀窍是找到放手指的位置。多加试验，直到你找到正确的位置。请人示范会事半功倍。乳房按摩配合手挤对于刺激泌乳反射是很有效的方法。先按摩，再挤奶，再次按摩，重复挤奶的程序。

在用手挤奶时，奶水会向各个方向喷出。如果是为了解决涨奶，你可以前倾于水槽上或是将奶挤到一块毛巾里。如果你想存奶，你需要一个装奶的容器。有些妈妈能将奶头对准奶瓶口挤奶，你也可以使用宽口容器，比如大咖啡杯。美德乐（Medela）出产一种挤奶用的特殊漏斗，可以装奶并将奶水汇入标准的婴儿奶瓶。

17条小贴士——让你泵奶更有效

刺激泌乳反射

1. 只要有时间，泵奶的频率和喂奶一样——通常每两到三个小时一次。按照一套例行程序进行泵奶：地点，椅子，零食。把装备安放好，精神放松，然后开始泵奶，这些能帮助泌乳反射成为条件反射。

2. 在吸奶前试着按摩乳房几分钟。从腋窝开始，用另一只手的指尖在那里的乳房组织上划小圈。然后轻轻移动你的手，在乳房上以螺旋式逐步向下按摩至乳晕（这和你自己或医生检查乳房肿块的方式相似。）。最后围绕着整个乳房，以一系列从胸壁往下到乳头的长抚摸结束按摩。然后按摩另一侧乳房。如果你的奶流量在泵奶过程中减少了，对乳房按摩几分钟可以帮助继续泌乳。

3. “注水于水泵以便抽水。”在泵奶前先喝两杯水。

4. 给自己“打气”。泵奶时想象一下流动的山泉，奔向大海的河流，或者把你的乳房想象成乳汁的喷泉——任何画面，只要能帮助你泌乳并将奶水喷入吸奶器都行。

5. 泵奶时看着宝宝的照片，或者带一件宝宝用的衣服或毯子，享受一下布料散发的宝宝气味。

6. 泵奶之前，打电话给照看宝宝的人，看看宝宝在干什么。

7. 泵奶时减少注意力分散，可以使用随身听倾听你最喜欢的音乐，或是大自然的声音：大海，雨林——任何你喜欢的声音。

解决问题

8. 如果泵奶使你的乳头疼痛，将吸力调低一档。确保乳头在泵奶时没和凸缘发生摩擦。如果凸缘过紧，你可以用橄榄油或者 Lansinoh 羊毛脂润滑乳头。

9. 泵奶后使用少量软膏，比如 Lansinoh 哺乳妈妈羊毛脂护乳霜（Lansinoh for Breastfeeding Mothers），减轻乳头疼痛，帮助愈合。使用时，将软膏涂在手指尖软化，然后轻点于乳头上。

泵出更多的奶水

10. 如果你担心泌乳量不够，可以更频繁地泵奶。这种刺激泌乳量的方法比延长每次泵奶时间更加有效。如果你泵奶是为了存奶，那么最好在你泌乳量最大的时候，通常是上午进行泵奶。

11. 如果你泵出的奶水没有以前多了，检查一下你的吸奶器。安装得对不对？是否某个密封圈或者部件受损？向制造商查询（说明书上一般有电话号码）。如果你的吸奶器是从哺乳顾问或是母乳会辅导员那里购买或租用的，她会给你有关更换磨损零件的建议。

12. 要得到更多的奶水，以便在你离开的时候喂给宝宝，试着在清晨或晚上胸喂的时候，一侧给宝宝喂奶，而在另一侧泵奶。宝宝会触发泌乳反射，你就可以更容易地泵奶。

13. 对于大多数妈妈，两侧乳房同时泵奶能产出更多的奶水。当你在两侧同时泵奶时，血液里的催乳素水平也更高。高质量的电动吸奶器是最好最方便地双乳泵奶的方式，有些手动吸奶器也可以由单手操作。你有两个手动吸奶器的话，就可以手动地同时泵双乳。

14. 如果泵奶不顺利，换一种吸奶器，最好质量比你正在使用的高一两个级别。租用一个医疗级的吸奶器，试用一两个星期。你会惊奇地发现差别如此悬殊！真是一分价钱一分货。

便利

15. 穿两件套的衣服。穿一件能从下向上掀起的宽松上衣是最方便泵奶的

（它也方便隐蔽性喂奶）。买几件在胸口有隐蔽开口的漂亮的哺乳衫可以同时简化泵奶和喂奶。

16. 泵奶时身体前倾——甚至靠在水槽上方——能防止奶水滴到衣服上。

17. 泵双乳时，可以空出一只手。试着靠向放吸奶器的桌子，利用家具的边缘和一只胳膊将吸奶器的凸缘固定在双乳上。你能腾出一只手翻看杂志或吃午饭。或者用脚凳或厚书垫高双膝，这样你就可以在前倾的时候将两个吸奶瓶放在腿上（参见第八章，了解更多上班时泵奶的小贴士）。

储存乳汁

母乳可不像金枪鱼罐头，如果母乳变质了，你不可能简单地去碗橱里再拿一罐。每一瓶母乳对你和宝宝来说都是非常珍贵的，它代表了你的付出，对宝宝而言，则是完美的营养食品。

你必须小心处理母乳，但又不必小题大做。母乳中的免疫物质可以为宝宝提供保护，同样在储存时，也防止了细菌对母乳的侵蚀。

为足月、健康的宝宝泵奶，你不必担心储存器皿或吸奶器的消毒情况。将器皿放在热肥皂水中清洗，在挤奶前用肥皂把手彻底洗净，阅读吸奶器的产品说明书，了解清洗吸奶器部件的方法。（如果宝宝生病住院了，妈妈则需要小心操作母乳储存以及器皿消毒的程序，见第十一章。）

母乳储存指南

以下指南是针对给足月、健康宝宝泵奶的哺乳妈妈的。使用干净的容器，在挤奶或泵奶前用肥皂将手洗干净。宝宝患有疾病或生病住院时，妈妈需要咨询医护人员，获得泵奶及储存的指导。

储存地点	储存温度　（华氏度）	储存温度　（摄氏度）	储存时间
室温下	60 度	15 度	24 小时
室温下	66—72 度	19—22 度	10 小时
室温下	79 度	25 度	4—6 小时
冰箱冷藏室	32—39 度	0—4 度	8 天
冰箱冷冻格	不定	不定	2 周
独立冰箱冷冻室	不定	不定	3—4 个月
恒温深冻冰箱	零度	—19 度	6 个月

冷冻会破坏母乳中的一些免疫物质，所以，最好让宝宝食用新鲜的母乳——冷藏的母乳。每个容器上都要标上日期，先用最早泵出的母乳，避免造成浪费。

容器之争

你可以选择硬性或软性的容器，两者都有很多选择。软性容器是塑料袋，硬性容器则是塑料或玻璃制品。两种容器各有利弊，选择标准可以归结为两点：保护性——保护母乳及其宝贵成分；便利性——你感到方便，帮忙喂奶的人也感到方便。

遗憾的是，关于储存容器对母乳影响的研究并不多。有一项研究表明，母乳中的白细胞（将你的免疫力传给宝宝的白血球）会附着在玻璃器皿的壁上，但后续研究发现，玻璃器皿中的白细胞数量比塑料器皿中的多，因为随着时间的推移白细胞会从器皿壁上脱离。还有研究结果表明，储存在塑料袋中的母乳会有抗体及脂肪流失，但这项研究仅是针对一次性塑料母乳袋，也就是那种和婴儿喂奶器一起使用的薄袋子。

如果宝宝能直接吸吮乳房，获得他所需要的营养成分，而不是完全依靠挤出的母乳（例如，妈妈为留医监护的早产儿泵奶），你就不必过于担心冷冻母乳与储存器皿接触会造成营养成分的缺失。

截止于本书写完的2000年，可获信息表明，玻璃或硬塑料容器（透明硬塑料容器，不是不透明的）能最好地保护母乳中的养分及免疫物质。消毒也不是必须的，用热肥皂水或洗碗机清洗，就可以简单地反复使用这些容器。便利性很重要，人们可能各持己见，而你在选择时可以考虑一下几个方面：

* 如果需要将母乳从办公室携带至宝宝所在的托管处，塑料袋会在你携带的冷藏箱中占用体积较小。

* 塑料袋是一次性的，不用清洗，省时省心。

* 一次性塑料袋是配合婴儿奶瓶设计的，在出售配方奶的地方都有售。但是，它们容易破损，不适宜存放在冷冻柜中。你可以套两层袋子，防止破损或冻破。用扎带密封塑料袋（难以密封也是塑料袋的一个缺点）。

* 塑料袋更容易让母乳带有酸味或肥皂味（但不是变质）。

* 可以从国际母乳会或美乐、美德乐等吸奶器经销商那儿获得专门用来装母乳的塑料袋。这种专用袋比配方奶瓶用的袋子牢固，可以直接套在挤奶器上使用，袋内还有内置的封口，比用扎带方便得多。

* 与喂奶工具相配套的塑料袋可以大大方便给宝宝喂奶的人，因为你要极其小心才能将塑料袋中的母乳倒入奶瓶。

* 装母乳的袋子必须放入另一个容器，然后再放入冷冻柜或冷藏柜存放。这样可以保护袋子，也方便拿取。如果冷冻的时候，袋子是摊在另一个容器里的，冻出来的袋子就是扁扁的，容易解冻（你要确定袋口是封紧的，要不然会漏得到处都是。）。

* 塑料袋及硬质容器内一定要留有一些空间，防止母乳在冷冻后体积膨胀，撑破塑料袋，浪费母乳。你可以挤出袋内空气，在离母乳一英寸（2.54厘米）的地方扎口。在硬质容器里也为母乳冷冻膨胀留下一英寸的空间。

* 硬质容器应该有密封完整的盖子。

每个容器装多少母乳

少量地储存母乳，至少在开始时，每个容器装大约2盎司（约59毫升）。（如果是喂早产儿，每个容器可以装得更少。）。母乳喂养的婴儿每次吃奶比配方奶喂养的婴儿少，而且，少量的奶也更容易解冻。此外，因为喂奶后瓶中的剩奶要丢弃，所以你也不会因为装得太多而造成浪费。等你重新上班一两周后，可以根据婴儿看护转述的宝宝每次吃奶量的情况，多装一些奶。可以在冷冻的奶里加新奶，但是加之前应该先把要加的奶冷藏一下。另外，新加的奶要比原先的少，这样就不会让冻奶在解冻之后再重新冻上。

母乳能储存多久

上页图表中列出了建议的存储时间。一项让人出乎意料的研究结果表明，母乳在冰箱中存储八天后，细菌含量居然比刚挤出的新鲜母乳少。

因为母乳可以在冰箱中储存八天，所以，大多数时候，你可以让宝宝喝到未经冷冻的新鲜母乳。这样，宝宝就能最大可能地获得营养成分和免疫物质。让照看宝宝的人从最早存储的母乳开始喂，让母乳供应得以循环。

解冻后的母乳在冷藏柜中可存放 24 小时。这就意味着你或是喂奶的人可以一次性全部解冻，也可以将冷冻母乳放在冷藏柜中过夜解冻，这样一来，宝宝饿了，你就能快些准备母乳。解冻过的母乳不能再次冷冻。

保存还是丢弃?

母乳类型	保存还是丢弃?	原　　因
喂奶后剩在瓶中的母乳	下次喂奶使用，否则就丢弃	来自宝宝口腔的细菌可能在喂奶过程中已经进入乳汁，如果放置时间过长，会导致细菌污染（虽然目前还没有研究证实这点。）。
解冻过的母乳	解冻后可在冷藏柜中放置 24 小时，之后丢弃，不能再次冷冻。	冷冻过后，一些免疫物质会丢失，新鲜的冷藏母乳中含有一些免疫物质，可以防止细菌滋生。
在冷藏柜中放置八天的母乳	转存到冷冻柜。	细菌滋生并不是问题，但是母乳有时会吸入冰箱或容器的气味。

运输母乳

研究表明，母乳中不容易滋生细菌，在室温下完全可以存放 4—6 小时(甚至更久，见上页图标)。因此如果没能立即将挤出的母乳放入冰箱也不要紧。但是，最好还是尽早将母乳冷藏，并在携带过程中保持低温。如果工作单位里有冰箱，可以在下班前将母乳暂时存放在冰箱里。如果没有冰箱，可以在保温容器里放置冰袋，将母乳存放其中。

吸奶器制造商会出售用来装电动吸奶器的时尚便携包，包上也有专门放母乳的低温隔层。甚至还会有让你放午饭和零食的地方。你不一定需要这么炫的装备，但通过这样的产品，你可以看出不是只有你一人在孤军奋战。

解冻与加热

加热会破坏母乳中的酶、免疫物质以及其他有用成分，所以在喂给宝宝之前一定要小心处理。可以遵循以下准则：

* 将装母乳的容器放置在流动的温水下解冻。或者，如果容器偏大，可以将它放入一碗温水中解冻，水温降低后，再换新的温水，直至母乳温度接近人的体温。

* 不要将挤出的母乳放到炉子上加热，这样很容易加热过度。不要煮沸母乳！

* 不要用微波炉加热挤出的母乳。即使母乳的总体温度低于人的体温，仍有可能某些部分受热过高，一些有用的物质遭到了破坏。加热不均匀，还会有烫伤宝宝的危险。

* 母乳和任何其他未经加工或均质化处理的奶水一样，在储存后会有分离现象，乳脂会浮到表层。可以轻轻转动母乳，混合分层。

* 母乳会有淡淡的蓝色，与均质化处理过的牛奶不同，也与配方奶发灰的颜色不同。需要告诉照看宝宝的人，这样的颜色是正常的。

* 在少数情况下，有妈妈反映她们的乳汁在几小时内就"变质"了（有肥皂水的味道），她们甚至还是存放在硬质容器里的，但宝宝还是拒吃这样的母乳。造成这种情况的原因是这些乳汁中酶（特别是脂肪酶）的含量较高。脂肪细胞被脂肪酶过早分解，引起了强烈的气味。这种情况下，用热水烫母乳（就差烧开了），可以停止分解过程。如果宝宝没有拒绝，也就不用这样做了，因为加热会破坏有用的酶。

随时随地哺乳

你不需要因为母乳喂养，就只能待在家中。哺乳妈妈可以在任何时间、任何地方给她们的宝宝喂奶。你也可以学着这样做。一旦你享受到抓几片尿布就能出门的自由，你就会认为，母乳是最原始，最简便的快餐，是立即可以下单外带的餐点。

在产后最初几周内，母乳喂养包含与宝宝的肌肤相亲和按需供给的喂奶方式。但在商场、博物馆或公婆家喂奶就不同了。露出乳房让宝宝吃奶本身并没有问题，但在大多数社交场合下，很多人会希望哺乳妈妈能不引人注意地进行喂奶。出于礼貌，你要顾及别人的感受。但是，你首先要考虑的是宝宝。宝宝饿了或需要安抚时，就要吃奶！

采用一些简单的策略，在外哺乳就会变得简单自然。在家中加以练习也会有帮助。让宝宝的爸爸和你的朋友对你隐蔽性喂奶的方式加以评价。母乳会小组会议是一个练习并观摩隐蔽喂奶的好地方。以下几个小贴士能帮助你增加信心，无论在哪儿，只要宝宝给出想吃奶的信号，你就给他喂奶。

穿什么

简单易脱的衣物是在外哺乳的关键。穿那些便于隐蔽性喂奶的衣服，最好是两截的，上衣要宽松。你可以将上衣从底部掀起，让宝宝吃到乳房，衣襟可以搭在宝宝头上，遮住裸露的肌肤。如果你穿的衬衫有扣子，从下面开始解开扣子，比从上面解开好。因为，这样一来宝宝可以钻进衣服下面吃奶，而不是露出乳房喂奶。下面是关于哺乳衣着的其他建议：

汽车安全椅中的母乳喂养

是的，你可以在宝宝坐在汽车安全座椅里时给他喂奶，同时，自己也能扣上安全带。你自己开车时是喂不了奶的，但可以在汽车后座上喂奶，也不需要拆卸任何人的安全带。坐在宝宝的安全座椅旁边，身体转向宝宝，尽量前倾，让宝宝能够到乳房。如果宝宝的安全座椅朝向后方，用手抓住座椅上方，身体前倾的同时，将宝宝的座椅略微转向你。喂奶过程中不要移动宝宝或是你自己的安全带，安全总是首要的。如果宝宝的安全座

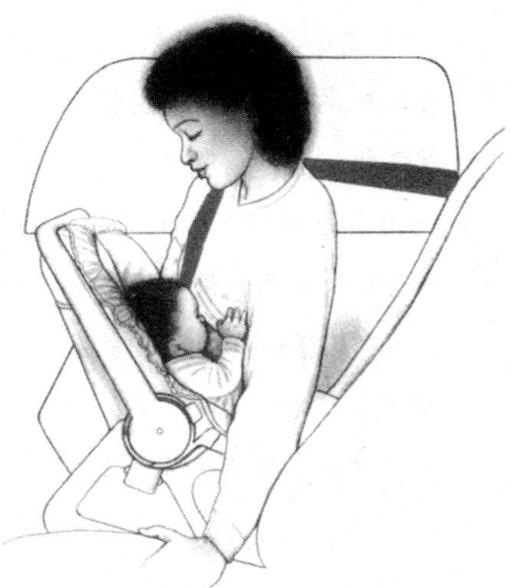

汽车安全座上喂奶

椅放在后座的正中间（车内最安全的位置），你可以分别坐到宝宝左右两边，让宝宝吃到两侧乳房的奶——这是开长途时特别有用的作法。

玛莎第一次尝试这种喂奶方法的时候，我差点把车开到路边去。当时，我从后视镜中看到，一边是乳房，一边是宝宝迫不及待的嘴巴，在中间顺利会师。哺乳妈妈和嗷嗷待哺的婴儿只要想在一起，什么都难不倒他们。

* 宽松的夹克衫或开襟上衣可以更多地遮住你的腰部。

* 喂奶时，在肩头罩上一条薄毯或披肩，盖住宝宝。

* 在上衣里多穿一件旧T恤衫或衬衫，可以遮住更多肌肤，还能防止你的腰部受凉。在T恤衫胸部位置，剪开口子，这样你掀起外面衣服的时候，T恤衫就不用动了。

* 婴儿背巾是对隐蔽性喂奶非常有用的东西。你可以在商场闲逛时，或在公园里逗大孩子玩的时候，让宝宝在背巾的掩护下吃奶。

* 在沙滩上喂奶时，可以在泳衣外套一件肥大的T恤衫。你也可以购买专为哺乳妈妈设计的泳衣。

* 如果你非常渴望穿连衣裙，可以找到特别为哺乳妈妈设计的款式，也就是在胸口有隐蔽开口的连衣裙。通过邮购或在孕妇用品店都可买到。或者，你也可以自制一条。

* 哺乳胸罩罩杯上的扣子一只手就可以轻松解开，很快就能让宝宝吃到乳房，但重新扣上往往需要两只手，你就得到私人空间里才能扣上——所以，出门时不要穿紧身或透明的上衣。

* 印花及宽松的款式可以掩盖漏奶和宝宝吐奶造成的奶渍。

* 棉质衣物让你保持冬暖夏凉。

吊兜中的母乳喂养

在参加一次国际性母乳喂养会议时，我们注意有好几个来自第三世界国家的妈妈，用很漂亮的背巾兜着她们的宝宝。实际上，她们的背巾大多是用与她们所穿衣服同花色的布料做成的。我们也注意到这些妈妈在忙碌于会议活动的同时，还能轻松地给孩子喂奶。我们问她们为什么在她们的文化中，妈妈会把宝宝兜在身上，她们给了两个非常简单却意义深远的答案："这对宝宝好"和"这让妈妈省事"。下面，我们列出了吊兜给哺乳妈妈和宝宝带来的具体好处。

兜着宝宝便于母乳喂养 有些宝宝在移动中能更好地吃奶，特别是那些有吸吮问题的宝宝，需要借助身体的移动调整他们的吸吮系统。容易紧张和喜欢拱背的宝宝特别适合用背巾兜着吃奶，因为背巾会支持他们的身体，让他们放松。宝宝在背巾里也不容易朝后拱起背。当身体完全放松时，宝宝的吸吮肌肉也会放松。如要尝试在移动中给宝宝喂奶，首先将宝宝放入背巾，让他衔乳，然后立即开始缓慢规律地走动。用手臂护住宝宝，确保他能保持衔乳。（宝宝不会有"看，妈妈，我手不动"的壮举，你还能腾出一只手做其他事。）

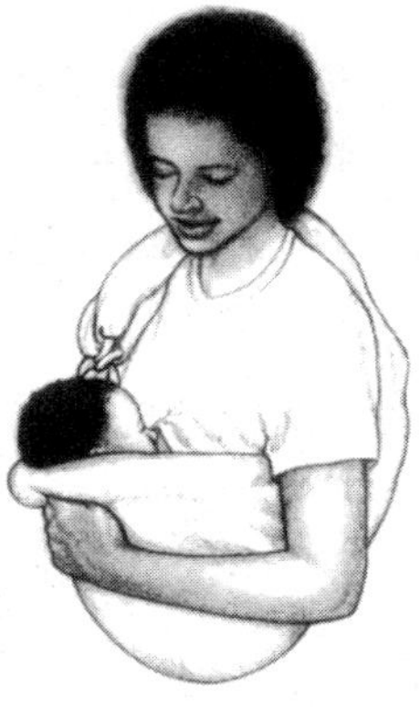

背巾喂奶

抱着宝宝可以对他加以规范 稳稳被抱住的宝宝会表现得安静、警觉性高，这是宝宝与外界互动、了解周围环境的最佳状态。这种状态下的宝宝更有吃奶的欲望。

兜在妈妈身上的宝宝哭得少 前来就诊的妈妈常常会说："我只要抱着他，他就高兴了！"哭闹难哄的宝宝，在父母尝试用背巾兜起他之后，就会忘记哭闹了。哭闹少的宝宝更容易喂奶。

促进宝宝平衡感 兜着宝宝对宝宝有调节规范作用，主要是通过前庭系统。在每只耳朵后面有三个小器官，像木工水平尺一样，控制宝宝的内在平衡感——一个器官跟踪左右动作，一个跟踪上下移动，第三个则跟踪前后移动。每次宝宝移动时，这些"水平尺"里的液体就会冲击小小的像头发一样的纤丝，纤丝振动，向大脑发出信号，帮助宝宝平衡身体。

兜着宝宝会"提醒"宝宝，他曾经经历过的在子宫里的动作和平衡感。妈妈走路的动作，是宝宝在子宫里就早已驾轻就熟的，现在在子宫外又重温这种美好的感觉，给宝宝带来镇静的作用，让宝宝容易相处，也更容易给他喂奶。

兜着宝宝，支撑宝宝 用背巾兜着宝宝，可以鼓励宝宝长时间地衔乳。在用橄榄球式抱法抱着宝宝的时候，用背巾支撑住宝宝特别有用，因为让宝宝弯曲成这种姿势可以放松宝宝的吸吮肌肉，让他能更好地衔乳吃奶。

兜着宝宝有助于照看学步幼儿 如果你要同时应付新生儿和学步幼儿的需求，兜着宝宝的方法会特别有效。一位妈妈曾经对我们说："用背巾兜着宝宝喂奶时，能让我腾出一只手和大一点的孩子玩。这样可以有效地减少两个孩子之间相互争宠，也让我能两者兼顾。"

兜着宝宝是一项有益的产后运动 对宝宝好的事物往往也有利于妈妈。兜着宝宝让你行动更自由。你可以悠闲地散步——你可以兜着宝宝悠闲地散步，将大多数宝宝在傍晚易哭闹的那段时间变为"快乐时光"。训练宝宝习惯做"背巾宝宝"，让你可以自由地购物、去餐馆吃饭，让宝宝参与你的日常活动。这样，宝宝也有机会与外界互动。父母兜着宝宝忙忙碌碌时，宝宝也能学到很多东西。对你来讲，这也是很好的调理方式，随着宝宝体重的日益增加，你在逐渐伸展锻炼上身及背部的肌肉。

乳房：不光是用来做广告的

讨论关于在公共场所哺乳的问题，我们就不得不提到一个有讽刺意味的生活现象。在美国文化中，比如电影、杂志，尤其是广告里，暴露的乳房随处可见。在沙滩上或是公共游泳池里，那些穿着清凉的泳装、露出乳沟的女人根本不用担心舆论的谴责。但是，哺乳妈妈带着宝宝大胆地走出家门，去一家灯光昏暗的餐馆与丈夫共进晚餐时，即使是隐蔽地给宝宝喂奶，并且已经用披肩盖住了宝宝的头和自己的胸部，她还是会战战兢兢，担心"万一有人说我该怎么办"？

幸运的是，随着人们更多地了解母乳喂养的好处，公众的态度也更加开明。虽然报纸上偶有报道不让女人在公共场所哺乳而引起争论，但大多数时事评论者都断然站到了哺乳妈妈这一边。商业机构以及公共场所若能提供场地设施，满足哺乳家庭的需要，会是很好的公关活动。近年来，许多州通过法规强调哺乳妈妈可以在任何场所哺乳，使她们不用担心被指责“有伤风化的裸露”。当然了，在公共场合喂奶本来就不是违法的事。

你要记住，每天都有成千上万的妈妈在商场、公园、泳池等地方给她们的宝宝喂奶，周围的人要么不注意，要么不在意，要么露出赞许的微笑——如果你去小馆子买东西吃或是去棒球场看比赛时看到有妈妈给她的宝宝喂奶，你应该做的就是露出赞许的微笑。

不为人注意地喂奶

避免他人对你或对你吃奶的宝宝过多注意的最好办法，就是时刻留意宝宝肚子饿的信号，在宝宝嚎哭之前就喂饱他。这样，宝宝能更容易地衔乳，你也不必在众目睽睽之下努力地安抚哭闹的宝宝。在你外出购物或拜访朋友时，你需要给宝宝喂奶。不要将喂奶作为分散宝宝注意力的最后一招。

在宝宝衔乳时，你的乳房会有短暂的裸露。宝宝如果衔乳经验不足，衔乳所需的时间就比较长，乳房裸露也就比较久。这时，你可以背对着大家，或者到另一个房间，等宝宝衔乳成功了、毯子和衣服也都妥善整理好了再回来。你也可以在宝宝吃奶时，用毯子盖住胸部、胳膊和宝宝。在宝宝开始衔乳时，可以拉起背巾遮住自己的胸部。

如果你坐的椅子没有扶手，可以用尿布包、叠起的毛衣或外套或其他东西放在腿上，将宝宝垫高到胸部，方便他吃奶。喂奶姿势正确了，你就不会有乳头疼痛、胳膊或背部抽筋的烦恼，也就能更好地享受外出的乐趣了。

记住，宝宝吃奶时，他的头部能很好地遮盖乳房。如果宝宝喜欢时不时停下、抬头朝你笑笑，你需要多加留意，在这温馨的时刻，及时将衣服放下。如果在公共场合喂奶时，宝宝喜欢将你的衣服推高到你的锁骨位置，你就需要抓住那只小手。等宝宝大一些了，你就可以教他吃奶的好习惯。宝宝在家里吃奶时，在你腿上爬来爬去并不要紧，但你不希望他在家庭聚会上也这样吃奶。

有些人不太习惯身边有小孩吃奶，他们会不知道眼睛该往哪里看。你可以在宝宝吃奶时，和身边这样的人保持眼神的交流，帮助他解除尴尬，因为这样他的视线可以停留在你的脸上，不用看你的胸部，感觉就会好些。简单地夸几句自己的宝宝也可以帮助身边不熟悉婴儿的人感到自在些。

公共场所喂奶：确实需要法律保护吗？

在写这本书的期间，美国国会成功地通过了一条关于母乳喂养的新法规。令人高兴的是，在此书即将出版之际，美国众议院和参议院双双通过了由纽约州国会众议员卡罗琳·马洛妮提出的法规。总统签署了该法案。现在联邦法律规定，在联邦地产内进行哺乳是合法的。

难道以前在联邦地产内——国家公园、国家博物馆甚至是国会大厦里——进行哺乳是违法的吗？不是的，妇女向来有权在公共场合喂奶，法庭从未认为喂奶是"有伤风化的裸露"。近年来，许多州的立法通过关于在公共场所哺乳的法规，如今，联邦也通过了相关法案，更加证明了在公共场合哺乳的合法性。明文规定哺乳妈妈的这项合法权利，可以保护哺乳妈妈不受骚扰，也让大众更多地意识到母乳喂养的重要意义。司法制度对母乳喂养会有多方影响，公共场所哺乳只是其中之一。

宝宝用餐地点

如果觉得必要，你可以选择一个偏僻的地方给宝宝喂奶。以下是在不同场合喂奶的技巧：

* 在餐馆里，要求坐在靠边的隔间里，而不要坐在餐馆的中间位置。背对着大家坐，哺乳就能更加隐蔽。

* 在商场里，身边人来人往会让你无心喂奶，你可以找一个隐蔽的角落或是有植物掩盖的地方坐下来。也可以去餐馆买点零食，然后在餐馆的一个角落给宝宝喂奶。或者你也可以找一个可以看到别人的舒适地方，坐下喂奶。

* 对一些妈妈来说，做礼拜时喂奶确实是件难事。很多时候，你坐在教堂长椅上喂奶，反而比在衣帽间或洗手间里喂奶更隐蔽，也不会招人闲话。如果你在宝宝饿哭前就喂他，大多数人根本不知道你在干什么。（我们就知道有个妈妈在唱诗班唱歌时，给好几个孩子喂过奶。她唯一的不满就是唱诗班换了新长袍以后，宝宝找到乳房的难度变大了。）

* 许多公共场所都提供了哺乳的专门区域。找到这些地方，充分加以利用，如果有机会，写封感谢信。而你不要觉得自己必须躲到这些专门的地方，

有需要时，就地喂奶是最方便不过的了。

尝试冒险 对于某些妈妈来说，在公共场合喂奶的最大障碍就是她们自己的心态：别人能做到在公共场合喂奶，但我就做不到。你也许不能立即做到随时随地都轻松自如地喂奶，但可以从小处着手，加以尝试。宝宝需要频繁地吃奶，妈妈也需要走出家门，母乳喂养不应该导致妈妈远离尘世。

很多哺乳妈妈发现，在陌生人身边喂奶要比在亲戚朋友面前喂奶更容易。如果你在客厅喂奶，你的公公避嫌走出去了，你该怎么办？如果你的丈夫不希望你在他的垒球球友面前给宝宝喂奶，你又该如何做？这往往取决于你与身边人的关系，但在大多数情况下，那些不了解母乳喂养的人只需要些时间来适应。最终，那些关心你和宝宝的人会以你为榜样，如果你可以在观看世界职业棒球大赛时自在地喂奶，他们也会逐渐感到自在的。

第一次带宝宝出门时，叫上朋友。有经验的哺乳妈妈可以帮你树立信心，丈夫的支持也能让你信心百倍。展现自豪的笑容，因为你在做对宝宝最好的事。

第八章

给“班妈”的20条小贴士

自古以来，女人在哺乳的同时也没有搁下过工作。早期在草原上拓荒的年代，哺乳妈妈除了喂养孩子，还要做很多事。近代的家庭主妇，不仅在家忙于家务，满足孩子的需求，往往还要做些零工贴补家用。玛莎在喂养我们第一个孩子期间，也做兼职护士。那时候，威廉还是实习医生，薪水很低，家里确实需要玛莎的兼职收入。

如今，女人出门工作更为普遍了，她们一边工作一边喂养孩子，两不耽误。上班族哺乳妈妈可以选用专门为她们设计的各种吸奶器及哺乳产品。美国一些工作单位拟定员工制度时也会考虑哺乳妈妈的利益，为她们在工作期间泵奶、存奶提供方便。然而，对哺乳妈妈来讲，产后回到工作岗位，同时还要进行母乳喂养，难度相当大。本章将介绍20条经过时间验证、行之有效的小贴士，帮助你在回到工作岗位以后继续给你的宝宝提供最好的营养。

亲密相连的产假期间

1. **下定决心，全身心投入** 即使不在宝宝身边，哺乳妈妈也希望能给宝宝最好的营养。母乳所带给宝宝的益处是妈妈进行母乳喂养的强大动力。回到工作岗位后继续母乳喂养的另一个原因是哺乳妈妈希望和宝宝在一起时联系更为紧密，事实上，即使在上班时，这种紧密联系依然陪伴着她们。别忘了，这些上班族哺乳妈妈下定决心、全心投入坚持哺乳，从身体和生理上，她们都与众不同。

同时应付工作和母乳喂养并非易事。艰难的时刻，你会怀疑一切努力是否值得；你会动摇，想放弃泵奶、直接让宝宝吃配方奶；你对吸奶器又爱又恨；漏奶使你尴尬万分；不了解情况的同事对你言语间还颇有微词。然而，一旦下定决心要将母乳喂养进行到底，就没有什么能难倒你了。只要相信母乳喂养对你和宝宝都非常重要，努力继续这种美妙关系也许并不困难。而且，下班以及周末时间，你又能享受做“全职奶妈”的种种益处了。

为了鼓励新妈妈早日回到工作岗位，我们的老板体贴地提供了一个“妈妈专用室”，里面应有尽有，包括水槽、冰箱、存放吸奶器的储物柜、舒服的椅子、电话，房间的门可以反锁。高效的吸奶器是我成功的关键，我称之为“双管强力泵”，我的泌乳量一度跟不上，但几周后，我就成了泵奶行家。宝宝6—11个月间开始吃麦片和蔬菜，对母乳的需求量降低，我就每天只泵两次。随着宝宝吃更多的固体辅食（11—12个月间），我每天就泵一次。下班回家后，我都立即给宝宝胸喂，让我和宝宝重建亲密感。宝宝1岁后，我不再泵奶了，但下班后仍然胸喂宝宝。

你也许担心一边工作一边母乳喂养会很麻烦，也许有朋友告诉你她们在泵奶以及安排喂奶时间的过程中遇到的种种困难。一边工作一边照顾小宝宝需要你全身心投入，同时应付很多事，所以，你要认真考虑选择母乳喂养的决定，了解自己该如何应付各种问题。如果你不确定自己在回到工作岗位后，是否可以继续母乳喂养，至少尝试一个月，这样，你就有机会解决一些可能会碰到的问题，适应新的生活方式，使母婴双方都获益。对自己要有信心，你一定能做到！

工作期间母乳喂养的好处

母乳喂养可以为宝宝带来营养、增进母子间的亲密感，这两个原因足以让所有的妈妈都选择进行母乳喂养。哺乳妈妈在产后回到工作岗位继续哺乳，可以享受到一些其他的好处：

* 母乳喂养的婴儿更健康，妈妈（和爸爸）不用经常请假在家陪伴不受托儿所欢迎的病宝宝。

* 母乳喂养可以节省开销，购买吸奶器这项一次性的投资比买配方奶便宜，即使租用医疗级别的电动吸奶器也比买配方奶便宜。

* 妈妈不在家时，宝宝也能喝到母乳，保护宝宝不会过敏。

* 工作时间里泵奶、存奶，甚至发生漏奶的状况，都能让你在远离宝宝时，也与宝宝心灵相通。

* 由于只有妈妈才能哺乳，所以宝宝总是知道他最喜爱的人是谁。保姆和托儿所的看护人员替代不了哺乳妈妈的地位。

* 分开几小时后，再次将宝宝抱在胸前喂奶，妈妈会倍感温情。

2. **母子紧密相连**　要和宝宝建立稳固的关系，你就必须克服自己的焦虑情绪——要是宝宝不吃奶瓶怎么办？要是宝宝不肯午睡怎么办？要是宝宝吃不到妈妈奶就哭闹不止怎么办？我在家泵奶时只能泵出一点点，要是上班后泵不出足够的奶怎么办？

产假期间，不要让这些担忧影响了你和宝宝开始相处的美好时光。这些担忧固然合情合理，但都是能够解决的，未雨绸缪固然好——但没有必要杞人忧天。查看本章后面的内容，可以让你了解以上这些问题的解决方法。俗话说得好，车到山前必有路，船到桥头自然直。

产假期间，你应该尽情享受“全职妈妈”的乐趣，不要心事重重，总想着回去上班的事。总想着上班后，家中的大小事情没有着落，这种担心可以理解。但是如果总是想着自己要与宝宝分开，就很难和宝宝建立起良好的亲密关系。害怕分离的艰难，会影响你与宝宝进一步亲密，抑制自己的情感，对你和宝宝都不利。要想成功地兼顾工作和哺育宝宝，最重要的就是建立和宝宝的亲密关系。这种关系是宝宝和你都非常需要的，是你们今后一切关系的基础。宝宝需要知道妈妈是特别的，是他在任何时候都能依靠的人；对你而言，与宝宝紧密相连，能让你在同时应付工作和家庭时，分清孰轻孰重，安排好自己的生活和工作。所以，即使产假只有短短几周，你也要充分利用这段时间，全神贯注在宝宝身上，将这几周看做与宝宝共度的“蜜月”，不受干扰地培养感情。你们越是亲密，你就越了解宝宝，等你回到工作岗位后，照顾宝宝也会简单得多。

宝宝受益，老板受益

母乳喂养并不只对妈妈和宝宝好，雇主也能从中受益！如果你让老板明白这个道理，就能更容易获得他的支持。你可以让老板了解以下几点：

* 工作单位如果为哺乳妈妈提供母乳喂养的支持，哺乳妈妈的工作满意度更高，工作效率也更高（泌乳和工作表现均出色）。
* 母乳喂养的宝宝很少生病，即使生病，也比配方奶喂养的宝宝症状轻。研究表明，母乳喂养的妈妈的缺席率比配方奶喂养的妈妈低 3—6 倍。
* 母乳喂养的宝宝不用常看病，也很少患严重疾病，所以用于医疗保健的费用较少。
* 母乳喂养的妈妈受泌乳荷尔蒙的影响，心情放松，脾气也更平和。
* 母乳喂养的妈妈不会很快再次怀孕，如果坚持母乳喂养，哺乳妈妈至少在一年内不会再请产假。
* 支持哺乳妈妈，能留住人才。

此时，阅读本书的你如果还在怀孕期，也许还会想着如何利用产假的那几周或几个月，完成各种额外的事情，毕竟，不用上班了，整天的时间该做什么呢？（那些辞职回家的全职妈妈往往也会列出种种要完成的事情。）然而，不像你想的那样，现实是：你根本不可能完成那些事情。给浴室贴墙纸，可不是一个适合新妈妈的活，钻研烹饪也不现实。你的时间将都花在给宝宝喂奶、抱宝宝、陪伴宝宝上面，这样美好的时光一去不复返，所以要珍惜当前，享受和宝宝在一起的时间（至于整理储藏室，你完全可以等到明年——甚至是若干年之后再进行。）。照顾新生儿会占据你所有的时间，也应该如此，宝宝刚出生那几周，是妈妈爱上宝宝的时间，和恋爱中的人一样，妈妈和宝宝需要花时间在一起增进了解，培养感情。

产假期间全身心的投入会不会让你之后很难离开宝宝？可能会。我们就见过许多妈妈本来打算回去上班的，结果却绞尽脑汁，想方设法延长在家和宝宝待在一起的时间。我们也见到，对于那些产假期间花时间与宝宝紧密相连的妈妈来说，最终返回工作岗位也不是没有好处，她们非常努力地维持和宝宝的紧密关系，更能享受和宝宝在一起的时光，宝宝因此终生受益。

充分利用产假

“产假”无非表明：你尽量抛开其他一切劳心费力的事，全心全意和宝宝培养感情，建立母子关系。六周产假的传统，既有文化因素，也有科学依据。泌乳荷尔蒙——催乳素在产后头六周里达到最高水平。很多文化中都有六周产假的传统，人们意识到，至少需要这么长时间，让妈妈建立乳汁供给，让她的身体完成产后恢复。从细胞层面上讲，泌乳科学家如今相信，需要六周时间的频繁哺乳，才能建立足够多的催乳素感受体，感受体分布在乳房泌乳细胞的特殊位置上，接受催乳素的泌乳刺激。感受体越多，乳房越容易在今后的几个月里分泌出足够的乳汁。

3. **母乳喂养的良好开端** 尽力让哺乳在头几周里顺利进行，这非常重要，决定了你回到工作岗位后的母乳喂养能否成功。尽早开始，尽量频繁地哺乳，你的乳房就能分泌大量的乳汁。按宝宝需求喂奶，你的乳汁供给就能配合宝宝的需求。同时，宝宝也需要在乳房上多加练习，掌握良好的吸吮技巧，不会因为之后使用人造奶头而受到影响。这个阶段，你对哺乳的知识和技巧了解得越多，就越容易解决之后可能会出现的问题。

尽量多休些产假，你和宝宝待在一起、频繁喂奶的时间越长，回到工作岗位后，继续母乳喂养就越容易。用上所有的假期，让产假尽可能长些，如果经济上允许，不妨考虑停薪留职，延长在家和宝宝共处的时间（此时牺牲一些经济上的收入，可能是非常明智的决定。）。不上全天班，也会让母乳喂养变得简单些。如果宝宝因为某些原因必须吃母乳，例如早产或过敏症，你可以让医生出示证明，延长假期。

重返工作岗位

4. **了解可行方法** 不同的妈妈、不同的宝宝、不同的工作，使得结合母乳喂养和上班工作的方法各有不同。我们在此提供一个大致的介绍，由你自己决定具体怎么做对你和宝宝（以及雇主）最好。记住，随着宝宝长大，你的方法也会有所变化。例如，等宝宝开始吃固体辅食后，你就不需要提供很多泵出的母乳了。通常，有效协调喂奶和工作的方法都是独创的。你并不一定非要离开宝宝一整天，不妨考虑以下方法：

* 带着宝宝上班。如果在工厂流水线上工作，这个方法并不可行，但是，有许多工作环境是可以允许婴儿存在的。我们就知道很多妈妈产假结束后，每天带宝宝一起去上班，她们有的在商店工作，有的坐办公室，也有打理家族生意的，还有从事其他各种工作的。带着母乳喂养的宝宝是很简单的，只要有安全舒适的地方让宝宝小睡、换尿布、让宝宝在地上爬着玩，就可以了。

* 兜着宝宝工作。用背巾一类的吊兜将宝宝兜在身上，你在招呼顾客、进行报纸分类、在电脑前工作，甚至是参加会议时，让宝宝紧贴着你。你也许会因为在工作时间里照顾宝宝而需要延长工作时间或减少薪水，但是你省下了请保姆的费用，而且，母子双方避免了分离带来的精神痛苦。最终，等你的“吊兜宝宝”长大，能到处跑了，你就需要另做安排。到时，宝宝也不完全依赖你给他提供营养了（参见第七章，了解更多吊兜母乳喂养的信息。）。

* 将工作带到孩子身边做。随着远程办公的发展，在家上班日益普遍。也许你可以在家里完成全部或部分工作，即使一周能在家工作一两天，其他时间去单位，也能让你有更多的时间按照宝宝的需求给他喂奶。有些在家上班的妈妈，趁着宝宝小睡的时间专注工作，或者晚上迟睡，早上早起；有些妈妈工作时，可以让宝宝待在身边，甚至是抱着宝宝在腿上（注意！当心小手指乱按键盘!）。还有的妈妈因为手头有必须完成的工作，所以需要请个保姆在家照看宝宝——即便如此，妈妈仍然能在宝宝需要时给他喂奶。

* 工作单位的育儿服务。越来越多的工作单位为了支持员工的家庭，设置了育儿服务。这样，你可以在休息时间或午饭时间，到同一栋楼里的育儿中心给宝宝喂奶。育儿中心的人员可以在宝宝饿了的时候给你打电话，或者，你也可以告诉她们你探视宝宝的时间。

* 工作单位附近的育儿中心。许多父母挑选离家较近的育儿中心，但有时候，尤其是你家离工作单位很远的情况下，你和宝宝的分开的时间会更长，所以找一家离工作单位近的育儿中心反而更实际。离单位近的话，你可以在白天去给宝宝喂一次或多次奶。你还可以在上班前、下班后在育儿中心给宝宝喂奶。这样一来，你就可以减少泵奶的次数了。

* 让人带宝宝来看你。你可以让宝宝到你上班的地方来看你，可以是午饭时间或其他时间。能做这样安排的妈妈往往是让宝宝的爸爸、奶奶或外婆照看宝宝——照看宝宝的人得愿意为了宝宝的健康快乐，不辞辛苦地带宝宝多走一些路。或者，你们可以约在家和单位之间某处方便的午饭地点见面。

* 兼职工作。尽量减少与宝宝分开的时间，会让母乳喂养简单得多。许多妈妈计划在孩子还小的时候只兼职工作——或者缩短每天的工作时间，或者每周少上几天班；还有些妈妈让自己和宝宝有个适应过程，慢慢地调回全职工作的时间。

5. **灵活安排** 宝宝会让你原先设定好的职业生涯出现转变，所以，你回到工作岗位，以及继续母乳喂养的安排要保持灵活性，你的需求会发生变化，宝宝的需求也会发生变化，如果几周前还运作很好的安排现在不管用了，就可以加以改变。宝宝在不同的阶段会有不同的需求和喜好。

你会对自己如此依恋宝宝感到惊讶，和宝宝分开比你想象的要困难很多，也许你比预期要承受更大的压力，更加疲惫不堪。许多夫妻在孩子还小的时候，重新评估自己的生活方式与工作投入。不要害怕尝试一些怀孕前从未想到过的事情——辞职、重找一份便于你照顾家庭的工作、自己在家做生意，甚至成为育儿工作人员，与宝宝待在一起的时候，也照看其他人的孩子。

6. **选择支持母乳喂养的保姆** 如果可能，在怀孕期间就安排好保姆人选，这样就不必在宝宝出生后，牺牲和宝宝在一起的宝贵时间和精力去找保姆。选择值得信赖、会精心照看宝宝的保姆至关重要，既能保证宝宝的安全与健康，也能让你放心上班。要让保姆了解继续母乳喂养对你来说非常重要，感谢保姆帮助你实现这个愿望。

如果保姆不了解母乳喂养的宝宝，也不熟悉处理挤出的母乳，你需要和颜悦色、巧妙地教会她。与她分享有关母乳喂养好处的信息，让她知道你的宝宝因为吃母乳长的更快更好。告诉她如何解冻并加热母乳（用步骤写下来会很有用），并且制定出一套准备奶瓶、标注日期以及存放奶瓶的方法。所有的程序越简单越好，这样保姆可以将精力专注在宝宝身上，而不是喂奶的程序上。尝试以下小贴士，让宝宝肚子饿的时候，不用等太久就能吃到奶：

* 如果需要冰冻母乳，小包小包地冰冻，解冻会更快。
* 将第二天需要的母乳在前天晚上就放入冰箱冷藏柜解冻。解冻过的母乳超过二十四小时就必须丢弃（见第七章母乳储存指导），如果宝宝每天的吃奶量比较固定，你也不必担心浪费。
* 让保姆试着给宝宝喂从冰箱里拿出来的冷母乳，有些宝宝不在意冷热的（尽管宝宝会更喜欢从妈妈乳房吃到温热的母乳）。

7. 熟悉吸奶器 产假结束前两周时，将吸奶器从包装盒里取出来，研究一下怎么使用。仔细阅读产品使用说明书——那是教你如何组装、如何最好地使用、如何清洗的最佳信息来源，你还能读到有用的小贴士，教你如何泵出最多的奶。如果你是通过哺乳顾问或母乳会辅导员购买或租用的吸奶器，你也通过她获得支持和信息（参见第七章，了解更多吸奶器使用技巧。）。

在回工作岗位之前，先在冷冻柜里储存少量的母乳，会很有帮助。这样，你会更有信心，不用担心泵出的奶不够宝宝吃。刚开始泵奶时，可以选在清晨，大多数妈妈在清晨的时候乳汁充沛。而且，因为你的乳房一直在制造乳汁，在宝宝醒来之前泵出几盎司的奶，不会影响宝宝早晨的第一餐。

新手小贴士：如果最初几次泵奶泵出的很少，不要着急。不少妈妈在开始泵奶、为上班做母乳储备的时候，只泵出 1/2 盎司（约 15 毫升），甚至更少，再多泵几次也没有改善，这时，妈妈开始担忧自己上班后继续母乳喂养的安排是否可行。如果你的情况是这样，不妨阅读以下信息，让你安心。

第一，不要担心宝宝没有足够的奶吃。你的身体对吸奶器的反应肯定与对你至爱的心肝小宝贝的反应不同，此外，宝宝比机械的吸奶器更懂得如何更好地吸出乳汁。

第二，不要担心宝宝不在身边时你泵不出足够的奶。你在两次喂奶间隔泵奶，可能乳房里没有多少奶可泵，等你上班后，上次喂奶过了2.5—3小时，就会有奶，可以泵出来了。

第三，多练习几次，你的泌乳反射就会适应吸奶器。现在，让宝宝吸吮乳房一小会儿或者你期待宝宝吸吮时，奶水就会出来，而你的身体会很快学会对吸奶器以及泵奶准备程序也作出类似的反应。

8. **让宝宝习惯吃奶瓶——但不要太早** 有人会这么说："让宝宝两周大的时候就吃奶瓶，他就能适应了，否则，他可能永远也不接受奶瓶。"这种建议很糟糕，尤其是在宝宝前三周里，最好避免给宝宝吃奶瓶。在宝宝学习衔乳技巧，在你建立乳汁供给的阶段让宝宝吃奶瓶，会对这两方面产生不良影响。如果太早让宝宝学习吃奶瓶，有些宝宝会产生乳头混淆；有的宝宝在乳房和奶瓶之间游刃有余，可以交替两种方法吃奶。还有的宝宝很快知道吃奶瓶更省力，所以不愿再回到乳房，当然，你只有让宝宝吃过奶瓶后才知道宝宝会这样，但宝宝已经不愿意再在乳房吃奶了。明智的做法就是不要冒险，如果宝宝学习在乳房吃奶时曾经遇到过困难，就更不要冒这个险了。给宝宝一些时间巩固他所学到的从妈妈乳房吃奶的技巧，然后再让他学习吃奶瓶的新技巧。宝宝肚子饿了，总会学会吃奶瓶的，更何况里面是你的母乳。在回工作岗位前两周，先把奶瓶给宝宝当玩具，让他熟悉一下，你不要总想着让宝宝接受奶瓶的事，也不要强迫宝宝接受。如果宝宝接受，很好，如果不接受，也没关系。有的宝宝拒绝自己的妈妈喂奶瓶（他会觉得"这是怎么一回事啊"?），但是会接受其他人给他喂奶瓶。

9. **与雇主协商** 在回到工作岗位之前，你需要与雇主或上司交流一下你打算继续母乳喂养的计划。你不希望在回到单位第一天就碰到这样的情况：你的乳房涨得满满的，结果发现女职员休息室没有电源插座，无法在那里使用电动吸奶器，你为此急得团团转，到处找合适泵奶的地方。

预先想好计划会有帮助：什么时候吸奶，泵出的奶存放在哪里，以及其他特别的安排，例如在午饭时间去看宝宝，给他喂奶等等。如果你知道单位里有其他妈妈曾经为她们的宝宝泵过奶，你可以和她们谈谈，了解她们碰到过的问题，以及解决方法。拟定计划时，可以考虑以下几个方面：

让宝宝接受奶瓶

宝宝执著于乳汁的来源，并不奇怪。即便喂奶瓶的人也是充满爱意地将宝宝抱在怀里，奶瓶和橡胶奶头还是与妈妈的乳房不同。尽管如此，妈妈不在身边时，宝宝还是会学会从奶瓶吃奶，喂奶瓶的人需要多一些耐心，然而，你不需要整个产假都在担心这个问题，也不应该觉得必须在宝宝四周大之前就喂奶瓶——以便“让他适应”。解除小宝宝的乳头混淆（见第二章），要比让大一些的宝宝吃奶瓶难得多，乳头混淆的问题会导致母乳喂养的结束。下面列举了一些小技巧和小贴士，用于帮助母乳喂养的宝宝学会从奶瓶吃奶。如果某种技巧不管用，就换一种。

* 在你返回工作岗位前两周开始让宝宝使用奶瓶。如果在那之前就开始，不要每天都用。宝宝不需要每天都用，才能维持他学会的技巧；每周两次练习就足够了。

* 母乳喂养的宝宝可能不能接受自己的妈妈喂奶瓶（为什么要勉强接受人造奶头，而不吸吮那几层衣服下面的真正乳头呢?）。有些有眼力的宝宝，甚至妈妈在同一个房间里，都会拒绝吃奶瓶。所以，最好由爸爸或保姆喂宝宝吃奶瓶。很多时候，爸爸顺理成章地成为第一个给宝宝喂奶瓶的人，但是如果宝宝也不乐意接受爸爸喂奶瓶，也不要感到沮丧，请一位喂奶瓶经验丰富的人过来，可以是奶奶、保姆或者是有经验的朋友。等宝宝学会吃奶瓶了，就可以由爸爸来喂奶了。

* 有时需要一些试验，才能了解宝宝喜欢的吃奶瓶方式，这就要求喂奶瓶的人比较有耐心。有时，喂宝宝奶瓶是一项挑战，需要喂奶瓶的人和宝宝一起努力配合，而不应该成为意气之争。喂奶瓶可以尝试不同的姿势，有的宝宝喜欢像在乳房吃奶那样吃奶瓶：熟悉的环境、摇篮式抱法、肌肤之亲、许多的

互动；还有的宝宝认为这完全是两码事，开始时，他会想要被竖着抱在腿上吃奶，甚至是脸部朝外，背对喂奶的人。

* 喂奶瓶时，可以四处走动。使用婴儿背巾会方便这样做。

* 不要等到宝宝饿极了或急切需要安抚吸吮时再喂奶瓶。和大人一样，宝宝在精力充沛、心情平和时能更好地接受新事物。两次喂奶间隔中练习吃奶瓶比较好。

* 使用尽可能接近你的乳头乳晕形状的奶嘴。使用底部宽、深，向上逐步变窄的奶嘴，这个形状与宝宝含入口腔的乳头相似。不要使用那些只提供半英寸（约1.25厘米）小尖尖让宝宝含的奶嘴。牙科正畸奶嘴是最好的，但是一定要买底部深的那种，不是浅底的。哺乳顾问比较推崇的奶嘴有Nuk（德国品牌）和Avent（新安怡）。要判断奶流的快慢，可以将装满的奶瓶倒过来，看奶水流出的速度。每秒一滴是大多数宝宝容易接受的，太快了会让习惯在乳房吃奶的宝宝接受不了，慢一点的话，可以让宝宝多些吸吮的时间。

* 如果宝宝不喜欢某种奶嘴，换一种试试。不论奶嘴的包装上怎么宣传，没有哪种橡胶奶嘴真正和妈妈的乳头一样的。

* 在给宝宝喂奶前，将奶嘴放在流动的温水里暖一下。宝宝出牙时，则可以将奶嘴放在冰箱里冰一下。

* 不要将奶嘴塞进宝宝的嘴巴，而是将它放在宝宝嘴唇附近，鼓励宝宝自己张大嘴巴含住奶嘴，就像在乳房吃奶时那样张大嘴巴衔乳。确定宝宝含住了奶嘴的宽底，而不仅仅是奶嘴的顶部。如果宝宝吃奶瓶时，开始使用偷懒的衔乳方法，等他在你乳房吃奶时，你就得疼了。

* 用手扶住奶瓶，不要使用瓶托。不照看着宝宝吃奶，如果宝宝呛着了或者需要人关注的时候，身边没人，就会很危险，而且躺着从奶瓶吃奶，会让奶水通过咽鼓管进入中耳，引发耳朵感染（特备是用奶瓶喂配方奶的时候）。记住，喂奶的时间是一个互动的过程，喂奶既是为了营养，也是为了安抚，在这一点上，用奶瓶喂和胸喂是一致的。因此使用奶瓶时需要有大人陪伴才行。

除了胸喂，奶瓶并不是唯一选择。也可以用杯子或借助喂奶辅助器用手指喂宝宝吃奶，还可以用勺子或眼药水滴瓶喂奶。宝宝开始吃固体辅食后，妈妈不在身边时，他可以从乳汁以外的其他来源获得大部分所需的营养。

* 什么时候泵奶？你泵奶的频率需要接近于宝宝吃奶的频率，每两三小时泵奶一次。如果你每天工作八小时，可以上午十点、中午、下午三点各泵一次。如果你两侧乳房同时泵，每次泵奶需要15—20分钟；如果分开泵，则需要30分钟。你可能需要早到晚退，补上泵奶花费的工作时间。

* 在哪里泵奶？在办公桌前？在洗手间？能不能借一间办公室或空房间，私下里泵奶？（在门上挂上“请勿打搅”的牌子。）洗手间里的隔间显然不会是泵奶的首选之地，但是不得已时也可以使用。如果你在泵奶时，喜欢身边有人陪你说话——有些妈妈喜欢有人陪着，女职员休息室是个不错的地方。如果你在医院工作，在新生儿看护室或婴儿加护病房附近应该会有泵奶室。

* 有些工作地点有专门的哺乳休息室，让哺乳妈妈泵奶。如果你工作的单位规模比较大，员工中有许多育龄妇女，你也许能说服雇主实施一项“企业哺乳方案”，其中包括专门安排一个房间做泵奶室，里面配有医疗级别的吸奶器，以及存放母乳的设备，并可以在房间内准备一些母乳喂养的信息和支持资料。

* 泵奶的地方有电源插座会比较理想，这样你可以使用电动吸奶器。最好还有水槽，可以冲洗接触到乳汁的吸奶器部件。你需要一张舒适的椅子和一张桌子，用于放置你的装备、午饭或泵奶时需要阅读的文件。

* 泵出的奶存放在哪里？有冰箱是最方便的，但你也可以用冰袋和冷藏箱。

* 可以安排出时间去给宝宝喂奶吗？

将你的泵奶计划交给上司看看，请他予以支持和帮助解决问题。尽管预先计划好是明智之举，你还是要灵活地根据现实情况对计划作出修改。因为你明白母乳喂养的重要性，所以你一定会成功。下面是几位致力母乳喂养的妈妈分享的独创方法：

我是邮递员，在我怀孕期的最后几周里，我在送信路线上的许多人家留了份传单，询问是否有人家可以帮我照看宝宝。后来找到了特别合适的一家，正好在我送信路线的中间，我工作中途就可以停下来给宝宝喂奶，这让我非常高兴。

我是商场里的保安，商场里有个孕妇用品专卖店的老板非常通情达理，我就和她讲好，把电动吸奶器放在她店里。我每天在商场里巡逻的时候，都会从后门进她店里泵奶两次。下班时，我从店里的冰箱取走泵出的奶。我当初是这么想的：孕妇用品店的人肯定会同情、支持我的需求。

世界上有许多国家，以法律条文强制雇主给予哺乳休息时间（这些国家也有比美国更加自由开明的育婴假制度，所以在那里，上班时泵奶其实并不常见。）。美国法院判定母乳喂养为私人行为，法庭保护个人的哺乳权益不受不正当干扰，但是这一观念并未被用于强制雇主允许哺乳妈妈上班时泵奶或喂奶。从另一方面来说，因为一个女人正在哺乳而歧视她，是违法行为。这就意味着，如果工作单位有人因为吸烟而休息或是由于私人原因延长午饭休息时间，你完全有权享有同样的休息时间来泵奶。当然，正如老话所说的——“柔能克刚”，最好避免使用对抗的方式，试着了解雇主的需求，考虑到可能的反对意见，准备好解决方案。寻求双赢的解决办法，你的“工作——哺乳”事业会进行地更加顺利。

10. **熟悉新的日程** 考虑在周三或周四返回工作岗位，这样一来，到周末时你不会太过疲累，然后你可以利用周末的两天恢复体力，迎接下周上班的日子。

许多妈妈在孩子还小的时候，每周只工作三四天，这些妈妈下班后还要花大量的时间照顾孩子，她们完全不必因为没有一周四十小时全职工作而感到不好意思。

产后上班生活更简单

11. **让早晨出门更容易** 因为宝宝，你早晨出门的准备工作又多了一道程序，有更多的事情需要处理，也有更多的事情给你打岔。下面一些小贴士可以帮助你准时出门上班。

* 将闹钟调早一些，这样你可以在起床前先给宝宝喂奶，然后再梳妆打扮，宝宝吃饱了，对你的干扰就会少些。

* 在前天晚上就做好准备工作：在宝宝的包里装好需要用的东西、预先在冰箱里准备好奶瓶以及自己的午餐、挑好第二天要穿的衣服、确保吸奶器洗干净了，可以直接带出门。

* 让宝宝穿着睡衣去育儿中心。

* 每天按时睡觉很重要。

* 剪一个容易打理的发型，减少在镜子前逗留的时间。

* 如果身材还没有恢复到产前的体型，买几件简单、容易搭配的衣服，穿出新妈妈的自信。不要一大早就烦恼自己胖了，觉得没衣服穿。

* 送宝宝到育儿中心后，再喂宝宝一次，这样，等你到单位的时候，乳房是空的，你会感觉更加轻松。

因为我的工作日程不固定、下班路上的交通情况也无法预计，我回到家的时间都不是固定的。离开单位之前，我会打个电话告诉保姆，如果路上堵车，我会用手机通知保姆，让她先给宝宝喂一点奶，填一下肚子，等我回来。

12. **愉快地分开，幸福地重聚** 在家和在育儿中心，临走前都给宝宝喂一次奶，下班后再喂一次，这样就能尽量增加宝宝在乳房吃奶的机会，也能减少你需要泵奶的次数。提前安排好回到工作岗位之后与宝宝的第一次重聚，让保姆在你到家前一个小时之内不要给宝宝喂奶，如果你回到家，乳房涨得满满的，却发现宝宝已经吃饱睡着了，这样的重聚可让人愉悦不起来。如果宝宝肚子饿了，或者你要晚些到家，让保姆给宝宝少喂一点奶，填填肚子，等你回来。你下班回家后，不要急于忙碌家务，而应花些时间和宝宝重建亲密关系，定定心给宝宝喂奶：关掉手机和电话，换上舒适的家居服，放点轻缓的音乐，和宝宝一起窝在你们最喜欢的喂奶角落，舒适地安顿下来，重享喂奶的亲密。

我下班一到家就给宝宝喂奶，这不仅对宝宝好，也能帮助我舒展身心，忙了一天工作，回家路上又从拥挤的交通中突破重围，我需要喂奶给我带来的放松，往往喂到一半，我就昏昏欲睡了。

13. **让泵奶变得简单** 如今，有成千上万的女人每天带着简单而时尚的吸奶器包包去上班。下班后，这些妈妈带着泵出的母乳回家，让宝宝第二天吃。如果妈妈必须工作，我们提倡让母子俩靠近一些，这样宝宝可以直接在乳房吃奶，妈妈也可以避免泵奶。然而，在日常的工作环境里，用吸奶器泵奶是哺乳妈妈无法改变的现实，所以，能让泵奶更简单的方法都值得尝试。下面一些建议可以让泵奶变得简单：

为自己说话的宝宝

许多婴儿看护人员认为，照看母乳喂养的宝宝要比照看配方奶喂养的宝宝工作量更大。她们这样想，部分原因是觉得母乳和配方奶比起来需要特别的处理程序，还有部分原因甚至可能是基于对处理不熟悉的人体体液过于拘谨。所以，尽可能简化准备母乳的工作，并对她们进行简单的有关母乳喂养好处的宣传教育，有助于她们消除误解。

但是，这些婴儿看护人员有些认知是对的，母乳喂养的宝宝习惯在吃奶时被抱着，一般来说，他们在妈妈怀里的时间比配方奶喂养的宝宝多。而他们的妈妈，和宝宝是一致的，也许会更坚持让看护人员喂奶时不要用瓶托，并在宝宝哭闹时抱起宝宝。母乳喂养的宝宝也会不太愿意接受安抚奶嘴，如果妈妈在宝宝出生头几周里选择不用安抚奶嘴的话，更是如此。

宝宝习惯良好感觉之后，会继续期待这样的感觉，以维持内心的平和。这样很好，即使对于大人来讲，这会造成工作量增加。也许，你可以帮助看护人员看到积极的一面：你的宝宝很聪明，知道自己需要什么，也会对所需的东西做出要求。

无论你做什么，都不要放弃这样的信念：宝宝的需求应该得到满足。你要坚定自己的立场可能比较困难，尤其当你是个新妈妈，而看护人员都拥有多年看护经验时。你都能感觉到她们对你“惯坏宝宝”的控诉。记住，你是不会惯坏小宝宝的，对宝宝哭闹作出反应教宝宝学会信任，而信任是至关重要的情绪力。

你是最了解你的宝宝的专家，其他人有义务尊重你的判断。如果看护人员拒绝实现你的愿望，你就应该换新的看护人员。从另一方面讲，一定要让看护人员知道，她对宝宝的悉心照看，对你来说很重要。找机会补偿她职责之外的付出，可以是金钱补偿，也可以是其他方式，表达你对她的肯定和感激。毕竟，重要的是：她和宝宝关系紧密，而你们三方互相信任。你就可以放下心，宝宝也能获得情感上的安全感。

* 找到一个适用的吸奶器，因为接下来你会有很多时间要借助这样一个机械的挤奶器。阅读第七章中关于挑选吸奶器的信息，如果不喜欢你尝试的第一个吸奶器，最好花钱买另一种。

* 使用高质量的电动吸奶器，你可以同时泵两侧乳房，在 15—20 分钟内就能完成泵奶、清洗的工作。仅从这方面讲，高质量吸奶器价格高些也是合情合理。用手挤奶或使用效率差的吸奶器往往需要更多时间：20—30 分钟。

* 选择上班服装的时候要考虑到哺乳这个因素。在无聊的工作会议中，你可能会走神想着宝宝，没准就漏奶了，所以，挑选印花布的宽松上衣，可以稍加掩饰。上下两截头的衣服可以方便你泵奶和喂奶。

* 许多吸奶器的部件及手动吸奶器可以和碗碟一起放在洗碗机里清洗。

* 有时候你工作太忙，没有足够的时间完成整个泵奶过程，最好还是尽量泵 5—10 分钟，比完全不泵要好。注意了，经常跳过挤奶会导致你的泌乳量下降。

* 如果你的工作时间不定，你需要给自己规定时间，定时挤奶，这可能需要获得上司和同事的理解和支持才能做到。不要认为泵奶的时间限制了你的自由，而应将它看做合理安排生活的机会。

* 如果你打算在办公室泵奶，可以重新摆放办公家具，给自己一点私密空间，以防有人突然从门外闯进来。将一叠书或文件巧妙地放在桌角，就可能让你和任何不速之客少一些尴尬。

* 如果单位里还有一个同事也要泵奶，你可以和她在同一时间休息或一起吃午饭，利用这些时间一起泵奶。如果你常错过和同事一起吃午餐、培养同

事情谊的机会，这样有个伴会很好。

* 从其他上班族哺乳妈妈那里获得一些支持，可以是生产课上认识的朋友，也可以是当地母乳会小组的朋友。（提前给母乳会辅导员打电话，询问小组里是否有上班族妈妈。）

* 记住，你挤奶的时间相对比较短——不是你今后职业生涯，甚至是接下来母乳喂养过程中一直要做的事。

* 不要为了洒掉的奶心疼，适应泵奶、存奶这一套程序的过程中，洒掉一两袋奶很正常。看到自己的“白金”奶啪嗒落在地板上，肯定会心疼不已，但是，即使是最小心翼翼的妈妈也有失手的时候。

14. **获得同事的支持** 因为你经常上班中途泵奶，并将奶存放在公用冰箱里，或是上班时间和宝宝在一起，你的同事难免会颇有微词。这会让一些妈妈感觉很不舒服，甚至会导致同事间的憎恨与矛盾。下面一些建议可以帮助你阻止不满的言论，获得同事的支持。

* 发挥你的幽默感，对同事的取笑和调侃均一笑了之。

* 尽量谨慎处理泵出的奶，有些人甚至永远也想不到你放在冰箱的那个午餐包里放了些什么。

* 找个医疗方面的原因，用于解释为什么你要继续母乳喂养，例如：“我的宝宝对配方奶过敏。”（严格说来，这不是撒谎，我们相信，大多数宝宝对配方奶至少会有一点轻微的过敏。）因为是医疗方面的原因，你就不会让那些选择不再母乳喂养的妈妈产生罪恶感了。

* 分享有关母乳喂养好处的信息，尤其是那些对你至关重要的好处（“我的丈夫有糟糕的过敏史，但是，母乳喂养减少了我们宝宝也过敏的可能性。”或者“宝宝六个月大，从来没有过耳朵感染的问题!”）。如果你因为患上流感请了几天病假，指出宝宝的流感就不严重——或宝宝根本没事——那是因为你的母乳中含有抗体。

* 告诉别人，在家喂奶、上班泵奶的做法，让你感觉和宝宝关系亲密。

祖父在母乳喂养中的角色

如果你刚刚荣升祖父，你可能会认为自己在母乳喂养这件事上完全不会担当什么角色。然而，即使你的角色不直接，作用甚至微乎其微，你担当的仍然是个非常重要的角色。首先，鼓励祖母支持并肯定宝宝的父母做出的育儿决定，你和妻子做父母时，采用了某种特定的育儿方式，取决于当时普遍的做法和理念，也取决你们自己的主张。你有过做决定的机会。而这个宝宝是你女儿/儿子与其伴侣的责任，即使你不同意他们的育儿方式，也不代表他们错了，你是对的，或者反过来。新父母都是根据当时的情况和别人的建议，做出自己认为最好的选择。

当祖父母察觉到初为父母的孩子面临种种压力时，会尽力帮忙，但又不会接管掌控。最简单的例子就是去看孙子/外孙时，顺便带上做好的饭菜。还有时候，祖父母可以帮上大忙，例如，我就听到过这样一个故事：

我有位做股票经纪的朋友——我们且称他为约翰，他经常给我打电话，建议我投资，基本上我都拒绝的。约翰的女儿刚刚生了个宝宝，她带宝宝到我诊所做一个月检查时，我注意到她有些忧虑伤感。她告诉我，她过几周就必须回去上班了，她觉得不妥，不想和宝宝分开，但她的丈夫还是个学生，需要她的收入养家。让她更担心的是，她的宝宝吃奶需求量大，平时只有她才能安抚宝宝，别人带都不行。她强调说，至少在宝宝1岁前，她都希望在家带宝宝。我看得出来，经济上的压力和她为人母的天性产生了矛盾。于是，我找了个借口，到另一个房间给她的父亲打电话，“约翰，这回由我给你投资建议了！”

约翰不敢相信自己的耳朵，“你给我投资建议？”

我说：“我肯定你已经给外孙办了年金保险和大学基金了。”

“那是当然。”约翰回答。

“那你要不要再做一个投资，对你的外孙的将来，无论是身体、情感还是学业，都是最好的投资，肯定会有回报的！”我继续推销，“这可能是唯一一次无风险投资的机会，但是你必须立即行动，否则机会不再有。”

“快说说，这是什么投资？”约翰问道。

这时，我就讲述了他女儿进退两难的处境——不回去工作的话，她经济上负担不起，但是又希望能留在家里好好照顾孩子。为了让我的建议更有诱惑力，我继续对约翰说明母乳喂养的好处，特别讲了宝宝需求大时，妈妈全职照顾的重要性，我还向他解释了生长与茁壮成长的区别。

“我该在哪里签字呢?”约翰当即做出决定。

外孙的第一年里，约翰给小家庭提供了资助，我也不确定是作为礼物还是作为借款，但是，他后来向我表示感谢，承认这是他有生以来所做的最好的长线投资。

* 答谢那些在你泵奶或喂奶时代你履行工作职责的人，当他们需要帮助时，回报他们。

* 同事与你分享她的哺乳经历时——尤其是失败的经历，你要表示同情，认真聆听，告诉她，她在那种情况下已经尽到最大的努力了。

* 让他们了解母乳喂养的事实和数据，让他们赞叹一下，或者告诉他们你继续母乳喂养，是因为你的儿科医生——整个美国儿科医学会——都推崇母乳喂养。

保持乳汁供应

15. **工作日尽量多喂奶** 大部分上班族妈妈根据自己的工作时间，能在工作日安排至少四次喂奶：清晨一次，傍晚两次，睡前一次。如果你从早晨到傍晚都和宝宝分开，可以让保姆在这段时间喂宝宝吃你之前泵出的母乳。如果你比较幸运，能够享受单位的育儿服务，你可以在午饭时间或其他休息时间给宝宝喂奶，从而减少甚至完全不用泵奶及喂奶瓶。

16. **非工作日全职喂奶** 如果需要维持乳汁供给，你需要有些天进行频繁的喂奶，以弥补你和宝宝分开的时间。定个规矩，只在你不在宝宝身边时喂奶瓶，你在的时候全部胸喂。这样做会让你的泌乳量充足，你和宝宝也得以维持紧密的关系。只要能胸喂，就不要瓶喂。泵奶并不能像宝宝吸吮那样非常有效地刺激乳房分泌乳汁，所以，只要你和宝宝在一起，就让宝宝多吃奶，维持你的乳汁供给以及宝宝对在乳房吃奶的兴趣。这个时候，每个周五晚上，将宝宝丢给保姆，自己出门和朋友吃饭、看电影，是不合适的。看电影的话，可以挑一部安静的电影，带宝宝一起去，还可以让宝宝也参加你的聚会。许多朝九晚五上班的妈妈会发现临近周末的时候，她们能泵出的奶量减少了，然后，过完一个频繁喂奶的周末，周一的时候她们的乳房充盈了许多，能够泵出很多的奶，甚至要泵更多次，否则会涨得难受（将这些泵出的奶留到后面几天乳汁减少时用。）。回到工作岗位几个星期下来，你会惊讶地发现自己的身体和乳房能调适好，提供的乳汁正好满足宝宝的需求。宝宝六个月大时，开始吃固体辅食，泌乳的压力也会减少很多。

17. **享受夜间哺乳** 许多母乳喂养的宝宝因为白天和妈妈分开，夜间会更频繁地吃奶。宝宝通过傍晚以及夜间更多次吃奶，弥补他在白天所错过的。妈妈返回工作岗位后，有些宝宝改变了自己的生活习惯，白天多睡觉、少吃奶，然后在夜里密集吃奶。

这种现象其实是件好事，成功结合母乳喂养和工作的妈妈意识到这一点，甚至很欢迎宝宝这种做法。她们带宝宝一起睡觉，这样就可以不用夜里清醒地起床喂奶，而且她们也很看重这种额外的亲近机会（上班族爸爸也很喜欢。）。事实上，许多妈妈都发现，即使宝宝会常常半夜吃奶，她们睡在宝宝身边时，能睡得更好。母乳喂养给宝宝带来平静和抚慰，也能帮助妈妈放松、舒展、睡得更香。而且，清晨起床前一段长时间的哺乳，会让宝宝入睡或心满意足，不会干扰你做上班的准备。

18. **可以结合母乳与配方奶喂养** 母乳喂养并不是极端“是非分明”的，许多妈妈上班后几个月内继续全部母乳喂养；有的妈妈将配方奶作为泵奶不足时的备用；还有的情况下，妈妈在宝宝身边的时候就喂母乳，不在身边的时候就喂配方奶。如果你倾向于后一种做法，不妨仔细考虑一下如何结合母乳喂养与配方奶喂养，否则，在离你想断奶的日子还早着的时候，你就会发现宝宝对吃母乳不再感兴趣了，而你也没什么奶了。

即使上班后你不喂宝宝吃泵出的母乳，也要泵些奶出来，预防乳管堵塞及乳腺炎，并维持自己的泌乳量。有些妈妈可以连续长达4—6小时不喂奶也不挤奶，但是许多妈妈做不到。如果你要离开宝宝七八个小时，甚至更长时间，即使你不打算用泵出的奶，也需要泵一两次奶。（我们很难想象每天丢弃“白金”奶的情景，但这样总比不泵奶，结果乳房涨得太满，发送信号给大脑中止泌乳好。）

如果你减少了上班时间的泵奶次数，和宝宝在一起的时候就多喂奶，并且避免工作原因之外的长时间分离，这也意味着夜间也要喂奶。给宝宝许多肌肤接触，让宝宝多和你在一起，以保持他对吃母乳的兴趣，也维持你的催乳素水平。如果宝宝好像对吃母乳失去了兴趣，你就要鼓励他更频繁地吃奶，而你在两个人分开的时候也挤一些奶出来，这样等宝宝想吃的时候，乳房里就有充足的奶水。如果你的泌乳量开始减少，可以尝试下催乳剂（催乳草药，见第五章）。我们推荐葫芦巴茶。

宝宝快1岁时，能吃的东西更多了，所以，即使是经常泵奶的妈妈也不再在上班时泵奶了，但是她们会继续给宝宝喂奶，而小家伙也常常寻求妈妈乳房带来的抚慰。

给自己减压

19. 照顾好自己 面对来自工作和宝宝的种种挑战，你会发现自己仅能做到的就是完成工作任务和照顾小家伙了，其他的事情均无暇顾及，而这也是完全符合实际的目标。但是，有一件事你不可以忽略——照顾好自己。值得庆幸的是，母乳喂养可以帮助你照顾自己。

下班回家后，你可以直接去卧室，躺下给宝宝喂奶，自己休息一会儿。如果你和宝宝能小睡片刻，那么，全家人都会有个愉快的晚上。你可以先吃一份便捷、营养的点心，不用急着吃晚饭，而是再一次享受和宝宝在一起的美好时光。如果你还有个大一点的孩子，也和他/她一起享受重逢的天伦之乐。

家中的诸项事宜越简单越好，这样你才能将注意力放在宝宝和家人身上，而不是疲于洗衣、买菜、打扫、烧饭或整理。生活简单了，你的伴侣也会高兴地与你分担家务。如果经济允许，雇一个人干家务活。有些事——例如清洗玻璃窗或熨烫衣服——你完全可以忽视几年。当你在家里忙绿的时候，用背巾将宝宝兜在身上，一边做晚饭或叠衣服，一边还能享受和宝宝待在一起。

20. 分担照顾宝宝的工作和家务活 如果妈妈制造所有的乳汁，也赚钱贴补家用，做爸爸的分担照顾宝宝的工作和家务活，也是应该的。你上班后继续母乳喂养是整个家庭的事业，要让你的伴侣了解继续母乳喂养的好处，让已上学的孩子也分担一些家务活，这样做，还能为日后孩子自己成为父母树立好榜样。实际上，你的榜样传递了两条信息：母乳喂养的重要性与全家同心协力的好处。既上班，又哺乳，你不可能面面俱到、一个人扛下所有的事。你不会有足够的能量既喂奶、赚钱、做饭，又每晚做爱。有些家务活并不是非你不可，完全可以交给别人去做。召开一个家庭会议，和你的伴侣及大孩子们商讨这些责任，让他们一起分担费时耗力的家务活（参见第十章，了解更多爸爸在母乳喂养期间的角色。）。

第九章

夜间母乳喂养

新爸妈很快就会发现，那些能乖乖一觉睡到天亮的宝宝都是别人家的，自家的宝宝则彻底颠覆了你们的“夜生活”：你需要在凌晨 1 点、3 点、4 点 45 分起来给宝宝喂奶，6 点半日出时分，还要再喂一次。这样的夜间母乳喂养要持续好几个月，该如何才能不影响正常休息，又能让宝宝获得必需的母乳呢？关键在于要形成一套适用的夜间母乳喂养程序。

宝宝为什么半夜会醒

要明白婴儿为什么会在夜里频繁醒来，就必须了解婴儿睡眠的几个基本特征。

睡眠有两个基本阶段：浅层睡眠与深度睡眠。婴儿年龄越小，浅层睡眠所占的比例就越大。在夜里，婴儿的睡眠一直在进行由浅层睡眠过渡到深度睡眠，然后又变回浅层睡眠的循环，在过渡期间，他们会容易醒来，大约每 90 分钟就有这样一个易醒的时段。随着年龄的增长，婴儿的深度睡眠时段增多，睡眠周期变长，醒来的次数也会逐渐减少。

婴儿不像成年人一样睡得很沉，但在人生最初几个月里，尤其是前六个月里，浅层睡眠比例大可以为婴儿带来生命延续及生长发育上的好处。浅层睡眠本身可以刺激婴儿的大脑，又被称为“快速眼动睡眠”（REM），显示婴儿在做梦。夜间，哺乳妈妈体内的催乳素水平上升，乳汁充沛，婴儿在此时频繁地醒来，就有更多的机会吃奶。同时，更容易醒来对婴儿来说也是必要的，可以预防婴儿猝死症（SIDS），猝死症的发生往往是由于婴儿睡得太沉，以至于在呼吸出现问题时，大脑未能及时作出反应。

婴儿的睡眠习惯更多是由他们各自的性情决定的，而不取决于父母的夜间哺育技巧。宝宝夜里醒来并不是你的错，但我们也要坦白一个事实，那就是母乳喂养的婴儿比配方奶喂养的婴儿醒来次数更多，这是因为母乳更快更容易被完全消化吸收，所以母乳喂养的婴儿需要更频繁地吃奶——不分日夜。

夜间成功哺乳

宝宝 1 岁前，夜里你需要花很多时间给他喂奶，所以不妨学会享受这个过程。夜间母乳喂养有两个目标：一是自己能睡好、休息好；二是能满足宝宝营养和情感上的需求。

切实认识夜间哺乳

一开始，不要先入为主地预想宝宝在夜间的睡眠情况，这样你更容易调整自己、适应现实生活中的夜间哺育。你的宝宝也许性格乖巧，白天吃奶时间比较固定，夜里也能睡 4—6 小时的整觉（在研究人员眼里，6 个月以下的婴儿睡 5 个小时的整觉，就算是“睡整夜觉”了）。也许，老天赐给你一个胃口大的宝宝，日夜不停地要求吃奶和抚慰。这两种类型的宝宝都是正常的。同时，你要明白，宝宝频繁地醒来要吃奶，只是在要求茁壮成长之需，茁壮成长不仅仅是身体的长大，而且是在生理、情感以及智力上均达到最大程度的发展。几乎所有的婴儿都天生知道他们需要吃多少次奶来获得营养和安抚，这么小的婴儿，要求的就是他所需要的。所以，夜里宝宝醒来要吃奶时，你要尊重他对需求的判断，满足他，因为他确实需要吃奶了。我们后来发现，婴儿不能茁壮成长的一个普遍原因其实是没有在夜间获得充足的喂养。

夜间哺育的目标

作为父母，你应该营造一个好的睡眠环境，让宝宝自然入睡，而不是强迫他们睡觉。我们相信，夜间哺育的最终目标是“帮助宝宝树立对睡觉的健康态度，这样宝宝在成长过程中会将睡觉看做愉快的事，不会有恐惧感”。要实现这个目标，你需要作出努力，哄宝宝睡觉，夜里宝宝醒来后，再哄他睡着。最终，你的关爱和安抚会成为宝宝睡觉的内在动力之一，帮助他自己入睡。

与上述目标背道而驰，有些父母拒绝给宝宝安抚——让宝宝一直哭，以达到尽早训练宝宝睡整夜觉的目的。这种做法会让宝宝对睡觉感到不安和恐惧，更糟糕的是，他意识到不能依靠爸爸妈妈满足自己夜间的需求。与此同时，对孩子给出的信号父母也变得不太敏感。

“让宝宝一直哭”的做法，让宝宝了解到什么呢？“他们不会来的，我还是放弃吧。”或者，“他们不在意我的感受。”意志力不强的宝宝很快就会放弃，因为他不指望你们，就自己“应付”了，还学到了人生重要的一课：求人难啊！

对夜间哺育作出的努力是一项长远投资。现在失去一点夜间休息的时间，但在未来几年里你都能高枕无忧。宝宝长大后会睡得很好，到那时，你和宝宝之间建立起来的融洽关系会让你安心一觉睡到天明。

当然，宝宝除了吃奶，夜里也有想与你接触的需求。你甚至会逐渐喜欢上夜间喂奶的时光。以下文字摘自玛莎的日记，当时她正喂养我们第六个孩子马修。

> 我很期待夜间的喂奶，这是一个特殊的时刻，没有干扰，只有马修和我两个，我们都非常放松，享受对方的陪伴。我珍惜这些时刻，因为我知道它们转瞬即逝。

尝试不同睡觉安排

宝宝睡觉的地方没有对错之分。对于睡觉的安排，只要符合家庭成员的夜间需求，就是好的安排。你要尝试不同的安排，直至找到一种合适的。同时，在宝宝成长的不同阶段，睡觉安排也应该有相应的变动。有些宝宝整夜偎依在妈妈身边能睡得更好，有些可能在自己的婴儿床或摇篮里睡得更好，还有的宝宝喜欢合睡与自己睡的混合安排。大多数哺乳期的宝宝在妈妈身边会睡得最好。宝宝睡觉的地方，是由妈妈、爸爸和宝宝一起决定的，和外人没有任何关系。你觉得合适就行，但也需要注意安全问题。下面是一位哺乳妈妈的话，她觉得与宝宝一起睡的安排很好。

出院当天晚上，我怎么也不忍心把可怜的小宝宝放到她的新婴儿床上睡觉，还是带她到大床上一起睡，既安全又温暖。很多人夸我的宝宝总是乐呵呵的，我相信这是因为让她睡在我们床上，我能在夜里随时给她喂奶的功劳。之前，我对与宝宝一起睡还比较犹豫，直到儿科医生让我“跟着感觉走”。医生的话启发了我，让我得以享受与宝宝同睡的美好时光。

有些宝宝非常敏感，妈妈近在身边时，会感到兴奋不已。这样的宝宝需要离妈妈有些距离才能安睡。但是，让他自己睡一个房间，他也睡不好。这种情况下，你可以在你们的大床边放一个摇篮或婴儿床，或者尝试“侧车”的安排：将婴儿床靠在大床边。安全起见，不要放下护栏，婴儿床和大床间不要留有缝隙。这样一来，你伸手就能碰到宝宝，可以给他喂奶，而母子二人也不是那么贴近，双方都能安稳睡觉。

夜间哺乳小窍门

记住，不论是白天还是夜晚，母乳喂养的目的都是妈妈快乐、宝宝吃饱。下面介绍夜间哺乳的小贴士，其中包括了我们在喂养八个孩子过程中发现的小窍门，以及其他哺乳妈妈与我们分享的经验。

白天频繁地喂奶，让宝宝吃饱 随着宝宝长大些，白天的活动也多了，宝宝会忘记吃奶，然后在夜里补上，这样的情况在宝宝六个月大后更常见。这时，做妈妈的得“要求”宝宝白天至少每三小时吃一次奶，这样他夜里就不会那么频繁地想吃奶了。

在晚上休息前再喂一次 在你上床睡觉前将宝宝唤醒，再给他喂一次奶。如果宝宝 9 点吃完奶睡了，而你 10 点半睡觉，还没怎么睡着呢，11 点或 11 点半的时候就被宝宝弄醒了。所以，最好在你上床前，把宝宝唤醒，喂饱他的肚子，这样你们俩就都能好好睡一会儿了。

睡整夜觉——不适宜母乳喂养的小宝宝

很多人都相信让宝宝一觉睡到天亮是父母最热切的期望，你肯定会经常听到身边的亲戚朋友问你："你的宝宝能睡整夜了吗？"有时，这个问题也被用来判断你是不是一个合格的妈妈：父母做得不好才会让宝宝睡不了整夜觉。实践和实验结果都已证实，母乳喂养的宝宝比配方奶喂养的宝宝更容易在夜里频繁地醒来，这种情况是好是坏，取决于父母对夜间哺育的态度。然而，事实证明，母乳喂养的宝宝在夜里频繁醒来，有着充分的理由。

母乳比配方奶吸收消化的速度快，所以母乳喂养的宝宝饿得快。夜里（通常凌晨1—5点之间），哺乳妈妈体内的催乳素水平是最高的，会不会是妈妈的身体原本就适宜夜间哺乳呢？可以肯定的是，宝宝本来就会经常醒来。有一项研究比较了不同夜间哺育方式的婴儿的睡眠和清醒模式。第一组婴儿的妈妈日夜均按宝宝需求进行母乳喂养，夜间和宝宝一起睡；第二组婴儿的妈妈母乳喂养宝宝，但倾向于提早断奶，夜里也不与宝宝一起睡；第三组婴儿不吃母乳，也不与妈妈一起睡。结果表明，第一组婴儿夜里醒来最频繁，睡着的时段最短，第二组睡着的时段稍长些，第三组婴儿睡着的时段最长。哪一组婴儿的行为是最正常的呢？虽然没有定论，但是跨文化人类行为研究的结果让我们相信，夜间哺乳并与宝宝一起睡，是最正常的。至少在宝宝开始母乳喂养的最初几个月里，父母不应将关注的重心放在让宝宝睡整夜觉上，而是应该配合宝宝夜间的正常行为。

两侧乳房都喂 因为你半夜总是要喂奶的，不如让宝宝吃个尽兴，两侧乳房都喂，这样宝宝就不会很快肚子又饿了。以侧卧式姿势喂奶时，有两种换边的技巧：一是胸前转身，宝宝吃完一侧乳房后，抱紧宝宝在胸前，你转身到另一侧；如果你在夜里不想抱着宝宝转身这么大幅度的动作，可以调整上方乳房的位置，将上肩放低转向宝宝，方便宝宝衔乳。

喂奶前给宝宝换尿布 如果宝宝的尿布湿了或脏了，在喂奶前就给他换上干净尿布，这样他吃完奶就可以直接睡了。这个方法不适用于那些"随进随出"的宝宝，他们能上面还在吃着奶呢，下面就排出来了。

不让宝宝整夜含着乳房 有些宝宝喜欢含着乳头睡觉，他们吃饱了以后，还会继续吸吮几分钟、半小时甚至更长时间。有些妈妈在这种情况下也能睡着，白天小睡时也是如此（宝宝能睡着，妈妈已经很庆幸了），有些妈妈则因为乳头被宝宝含着，而不能安睡。将你的乳头解放出来时，避免将宝宝弄醒，你可以用食指从宝宝的嘴角伸进去，轻轻撬开他的嘴巴，然后慢慢地（或者迅速地——怎么管用怎么来）将乳头移出来，用手指保护着乳头，以防宝宝突然咬下来。有些宝宝会因为嘴巴里的东西一下子没了而惊醒过来，这种情况下，你轻轻（快速）移出乳头时，可以用食指压下宝宝的下嘴唇或下巴，直至乳头完全出来，持续压一段时间，让宝宝适应，然后再松开（你屏住呼吸也会有帮助!）。如果宝宝有些醒了，可以轻轻拍拍他的肚子，说不定你还得让他再含一会儿，然后再试着移出来。

夜间吃奶后的拍嗝 许多母乳喂养的宝宝在夜里吃奶时不会太着急，吸入的空气较少，所以不需要拍嗝。侧卧式喂奶后，你可能需要帮助宝宝排出一个气泡，但是你不需要完全起床，甚至不用坐起来。侧卧时，让宝宝趴在你身上，轻拍他的背部，直至拍出嗝来。见第三章中拍嗝的图示。

以 30°的角度撑高宝宝 夜里，大多数宝宝可以在妈妈侧卧式喂奶时平躺着吃奶，但有些宝宝会在这样吃奶时或吃奶后立即出现胃食管反流（GER），因为腹绞痛而醒来。对于容易胃食管反流的宝宝，借助地心引力是最好的办法，不要让宝宝平躺着，而是用泡沫垫将宝宝抬高 30°—40°角度，让他吃完奶后至少竖着 30 分钟，直至地心引力清空他的胃。

与宝宝共眠好处多

新妈妈常常会问：“我可以和宝宝一起睡吗?”当然可以啦，毕竟，你都不指望宝宝白天能脱离你的照顾，为什么会觉得夜里可以呢？世界各地的新父母们都和他们的宝宝一起睡。实际上，在西方国家里，很多妈妈也会在某阶段和她们的宝宝一起睡（只不过她们没有告诉医生或亲戚朋友而已）。

和我们所有朋友的孩子一样，我们头三个孩子是睡婴儿床的，因为他们睡得不错，我们也没有考虑其他方法。但是，海登——我们第四个孩子——的出生改变了我们的生活。海登是个需求很大的宝宝，她频繁地要吃奶，想一直被抱着，属于那种黏着大人的宝宝：要你抱着她吃奶，夜里还要和你一起睡。最初六个月里，她睡在我们床边的摇篮里，夜里只醒来吃一两次奶，如果她醒的次数比较多，玛莎往往轻轻摇晃摇篮，她又很快能入睡了。海登长大一点后，摇篮睡不下了，我们就在我们的房间里靠墙放了张婴儿床让她睡，自此，她在夜里就总是醒来，几乎每小时醒一次，每次我都或是喂奶或是轻拍她的背，哄她入睡。这样一个星期下来，我筋疲力尽，意识到我们这个需求大的宝宝可能希望靠我近一些。最终，有一天晚上，我对威廉说："我不管书上是怎么说的，我必须好好睡觉。"那是个值得纪念的夜晚，我让海登睡到了我们床上，我们俩都好好地睡了一晚，就是因为我们之间不再有距离。威廉刚开始的时候还有些怀疑我的做法，但很快就信服了。就这么简单！海登再醒来的时候，我就转过身，让她吃奶，吃完后她会继续睡，而我一般都没有全醒，迷迷糊糊地，都不记得一个晚上喂了她几次。我和海登都睡得很好。是海登让我们对夜间哺乳有了全新的认识。

睡觉训练——不适用于哺乳妈妈

自从育儿书籍开始盛行以来，作者们都标榜有神奇的方法，能让宝宝睡整夜觉，作息变得更简单规律。但是，这种规律对宝宝来说并不是什么好事情。你要谨慎使用那些训练方法，因为它们大多数是从老生常谈——"让宝宝一直哭"的做法变化而来的。在尝试其他人的方法以前，先看看这个方法是否行得通，是否适合宝宝的脾性，感觉对不对，是不是合理？

如果采用这些婴儿训练的方法，你有可能变得对宝宝给出的信号不再敏感，特别是那些让宝宝一直哭的方法。这些方法不是帮你了解宝宝的意图，而是让你忽视宝宝的需求。你和宝宝都无法从这些方法中获益。

如果你目前白天和晚上的时间表不太适用，考虑一下你该如何对自身或对生活方式作出改变，以便更容易满足宝宝的需求。这个方法要比试图一下子改变宝宝好，毕竟，你可以对自己的反应加以控制，但不能控制宝宝如何反应。对那些保证宝宝睡整夜觉、作息规律的建议要有辨别力，因为那些方法都有可能使你和宝宝之间产生距离感，破坏你们之间的相互信任。表面上看，婴儿训练是解放父母的，但是这种短期的效果会带来长远的损失，你失去了了解宝宝的机会，宝宝失去了对周遭环境建立信任的机会。你不再看重自己对宝宝的生理直觉和判断力，而是遵循其他与你的宝宝无关人员的办法。

采纳“让宝宝一直哭”的做法也会让你在宝宝夜间醒来时，不再考虑是否有其病理原因，例如胃食管反流或食物过敏。要知道，夜间吃奶是正常的，但是频繁地疼醒不正常。

要有灵活性，没有一个万能的方法，在任何时候都适用于所有宝宝，即使是同一个宝宝，也不会一种方法在任何阶段都适用。一种尝试不成功，就不要坚持了，如果“睡觉训练法”在你家行不通，就放弃它。

跟着你自己的感觉走，不要听信无关人员的睡觉训练建议，你和宝宝最终能自己找到适合你们的夜间哺育方式。

和海登同睡的经历不仅改变了我们的认识，还开阔了我们的眼界，我们开始研究父母与宝宝同睡带来的生理和情感上的益处。想来你们也猜得到，我们后面四个孩子都是和我们一起睡的（当然是一个一个来的!）。我们也开始向新

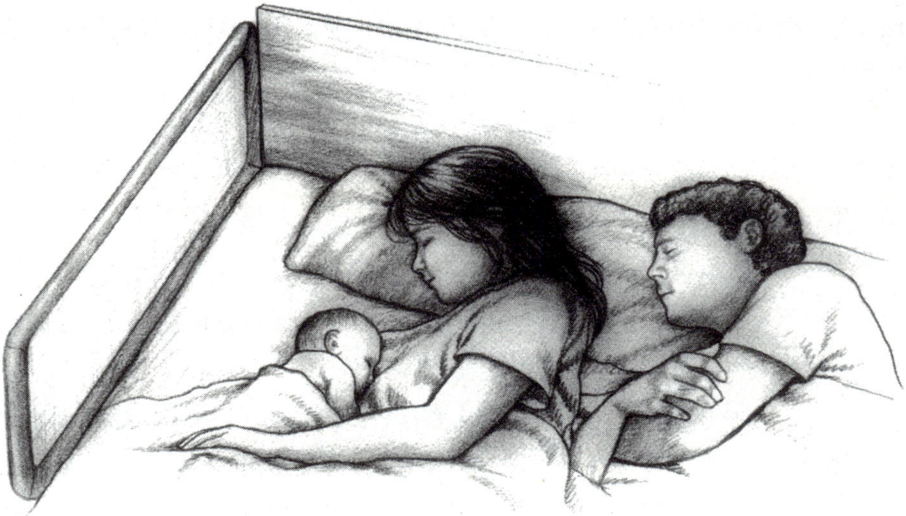

一起睡

爸爸妈妈们介绍这种夜间哺育的好方法，开始是面向我们行医过程中接触的新爸爸妈妈，后来在威廉的第一本书《创新育儿法》(Creative Parenting) 中进行了介绍，在威廉后来写的一本书《夜间哺育法》(Nighttime Parenting) 里，我们更是对此进行了详细叙述。和其他育儿的方法一样，这个方法未必适用于所有家庭，但是，一旦你真正了解了与宝宝同睡带来的诸多好处，不妨尝试一下。

妈妈和宝宝都睡得更好

“吃完奶就睡着”给母婴双方都能带来好处，宝宝通常在吃完奶后立即睡着，就像被注射了催眠剂一样。事实上，也许真是这样，因为母乳中含有诱导睡眠的蛋白质。同时，哺乳的行为也会提高妈妈血液中的催产素水平，对妈妈起到镇静的作用。哺乳的母婴俩都会犯困，可以说，是妈妈让宝宝入睡，宝宝也让妈妈入睡。这种情况特别有助于那些白天工作繁忙、晚上难于平息放松的妈妈。夜间哺乳是一个典型的例子，说明只要顺应自然需要，就能让母婴双方受益。

我们最后一个孩子——萝伦是领养的，所以玛莎错过了让她“吃完奶就睡着”的机会。玛莎借助喂奶辅助器（见第十一章）给萝伦喂了十个月的母乳，但是这种人工喂奶的方式根本不能让萝伦吃过奶就睡着。玛莎转而尝试各种方法，想让萝伦能“吃完奶就睡着”（见第十章），但都找不到比同睡更简单、结果更令人满意的方法。

玛莎评论：我在给孩子喂奶期间，发现在他要醒来吃奶之前，我的睡眠都会变浅，会对孩子更有感知，我会知道他什么时候需要吃奶，所以他才开始扭动身躯、凑近乳房，我就让他含住乳房了。让孩子立即开始吸吮可以避免他完全醒来，等他吃完奶后，我们俩立即又睡着了。

> 显然，我的小宝宝在我身边会睡得更好。还在子宫里时，他就已经习惯了我的呼吸、我的心跳，以及我的体温。
>
> 一起睡让我和女儿更亲密，夜里和她在一起，抱着她，在她醒来时给她喂奶，让我在白天更加自信可以做个好妈妈。此外，正如我的丈夫说的，“有什么比早晨醒来，睁眼就看到你至爱的妻子和孩子躺在身边更好的一天的开始呢？”

哺乳更简单

母乳喂养的母婴往往能同时从浅层睡眠进入深度睡眠，再同时回到浅层睡眠。这就是为什么我们倾向于使用“一起睡”这个说法，表明分享的是睡眠，而不是床，因为妈妈和宝宝一起进入睡眠循环。宝宝在睡眠过渡期醒来时，妈妈只要伸出胳膊，抚摸他，或给他喂奶，加以抚慰，两个人都不用完全醒来，就再次入睡了。

比较一下宝宝单独睡在婴儿房的情景。小家伙独自一个人睡，在婴儿床的围栏里孤单地醒来，不知所措，孤独感让他紧张，他开始大哭，哭声逐渐升级，直至他吵醒远在屋子另一端的妈妈。妈妈正睡得香呢，突然被哭声惊醒(从深度睡眠中被唤醒往往会造成睡眠不足的问题)，在黑暗中踉跄地跑向宝宝，等到她最终抱起宝宝的时候，宝宝已经完全清醒了，而且很恼火，妈妈也完全清醒了，也很恼火。接下来的哺乳不再是自然的反应，而变成不情愿的义务。而且，要安抚一个哭闹、恼火的宝宝，要比安抚睡在身边、半梦半醒的宝宝需要花上更多的时间。最后，妈妈总算让宝宝在婴儿床上睡着了，但自己却完全醒了，还感到很受挫，难以再次入睡。

我们有三个孩子，而我又希望享受晚上睡觉的时间，所以就采用了一种我们称为“懒妈妈办法”的睡眠安排，既可以满足宝宝夜间的需求，又能让我很快再睡着。让宝宝和我们一起睡在大床上，我可以很快在他大哭前就给他喂奶，这样一来，他很快就平复了，连我也是。等他大一些了(变得爱乱动)，我们就在大床边的地上放了个床垫，我先在床垫上给他喂奶，让他睡着，等他夜里醒了，我就爬下床，喂奶，再爬回床上，就这么简单。

宝宝生长得更好

对于宝宝增重缓慢的情况，古老的解决方法之一就是“带宝宝上床喂奶”。有些妈妈告诉我们，她们的泌乳反射往往在夜里更加强烈，也许是因为她们在夜里更放松的缘故。所以，夜里吃奶的宝宝往往能吃到高脂肪、高热量的奶，促进宝宝的生长。一些研究人员相信，与妈妈的贴近和肌肤之亲可以刺激宝宝体内生长荷尔蒙的分泌。

对爸爸的好处

爸爸们通常会发现，和宝宝一起睡可以帮助他们弥补白天因为工作而错过的与宝宝相处的时间。和爸爸妈妈一起睡的宝宝会流露出对父母、对周遭环境的充分信任。

威廉评论：我清楚地记得，早晨醒来，我凝视着我们九个月大的“睡美人”——艾琳，她的小脸蛋上露出满足的表情。我可以看出她什么时候从深度睡眠转向浅层睡眠，在容易醒来的睡眠过渡期，她常常伸手要妈妈或是我，等她碰到我们俩其中一个，她的脸上就会流露出“我很好”的表情，眼睛继续闭着，也不会醒来。但是，如果她伸手碰不到我们，常常她就会醒过来。

夜间哺乳问与答

小睡喂奶

我们十个月大的宝宝上午不愿小睡，通常白天的睡觉时间不超过半个小时。我知道他白天需要小睡，我也需要。求助！

婴儿和父母都需要小睡。你不能强迫宝宝睡觉，但是可以营造让他自然睡着的环境。宝宝 1 岁左右时，差不多就不会在上午小睡了，但是现在，还是试着让他睡两觉。

为了鼓励不爱小睡的宝宝养成固定时间小睡的习惯，你可以在上午和下午某个固定的时间，和他一起躺下来。睡觉时间快到时，放一些轻缓的音乐，一起和宝宝窝在摇椅里，或者用背巾将宝宝兜在身上，让他安静下来，然后一起躺到床上，给他喂奶，哄他睡觉。一旦宝宝进入深度睡眠，你可以小心地将他放入婴儿床，或者只要在你悄悄走开前，确定宝宝不会掉下床就可以了——如果你自己不睡的话（参见后面关于“安全同睡”的文字框，了解如何让你的床对宝宝更加安全。）。

你也许会期待宝宝小睡时间的到来，以便你总算有时间能完成一些事情。要抵制这种想法，不要在宝宝休息的时候让自己太过疲累。小睡片刻对宝宝重要，对你也很重要，尤其是和宝宝一起睡，可以确保宝宝睡得香，你们俩都能好好休息。

太快醒来

我们两个月大的宝宝能吃完奶就睡着，但我只要一把她放进婴儿床，她就会醒过来，我就得再喂她一会儿，一直都这么循环，我很是受挫。

你的宝宝这么快就醒来，是因为你把她放下来时，她还没有完全睡着。给她喂奶的时间长一些，最好两侧乳房都喂，喂完后继续抱着她，直至她进入深度睡眠。婴儿从最初的浅层睡眠过渡到深度睡眠，至少需要 20 分钟（通常需要更长时间）。宝宝的身体语言会告诉你她是否完成了浅睡向熟睡的过渡。浅睡阶段，她的肌肉收紧，拳头紧握，眼皮颤动，你会注意到几下肌肉的抽动，特别是面部肌肉，这被称为“睡眠微笑”。这个时候，她可能还在含着乳头吸吮。继续喂她，直到她进入深度睡眠。那个时候，她的面部不再有动作，呼吸更加不规律，眼皮也不再颤动，你会注意到我们称为“四肢松软”的情形：胳膊无力地垂在身边，手掌张开，肌肉放松。一旦宝宝进入深度睡眠，你就可以轻轻将她放进婴儿床。如果她这时醒了，你就和她一起在你的床上躺一会儿，用侧卧式姿势再喂一会儿奶。延长她在你怀里或在乳房上吃奶的时间，可以让你有机会利用第二波镇定荷尔蒙的激发。要学会享受这些白天和夜晚放松心情、与宝宝在一起的时刻，这种美好的时光转瞬即逝。你也可以利用这些安静的喂奶时间读书、和丈夫闲聊、看电视，或者做做梦。

母乳喂养，安全同睡

每天夜里，数百万的父母尽责地与她们的哺乳宝宝睡在一起，宝宝醒来一点问题也没有。那些关于宝宝窒息或父母翻身压到宝宝的警告往往没有根据，你睡觉时不会滚下床，因为你的潜意识里有边界的意识，同样，这种潜意识也能防止你翻身压到宝宝。在极少数情况下，婴儿的意外死亡是由不安全的同睡方式造成的。与宝宝同睡时，遵循以下安全措施：

* 将宝宝放在妈妈身侧，但不要夹在父母中间。妈妈往往在睡眠中也能感知到宝宝的存在，而有些爸爸睡着了就没有那么敏感了，可能会翻身压过来或把一条胳膊架到宝宝身上。但是，与宝宝一起睡上几个月后，大多数爸爸也能对宝宝的存在产生强烈的意识。

* 让宝宝平躺着睡，一般来说，这种睡姿是最安全的，也更容易让宝宝在夜里吃到乳房。

* 床要大，最好是特大号床，或者在大床边放副床。

* 采取措施预防宝宝滚下床。虽然这种情况在宝宝睡在妈妈身边时不太可能发生，因为宝宝就像热追踪导弹一样，会自然地靠向妈妈温暖的身体。但为了安全起见，将宝宝放在妈妈和护栏之间，或是将床垫贴在墙边。要确定床垫贴紧护栏或墙，中间没有任何缝隙让宝宝可能掉下去。

* 如果你喝了酒或正在服用某些药物，例如镇定剂（包括夜用感冒药或癫痫症药物），你对宝宝的存在感知力会降低，所以这时不要与宝宝一起睡。

* 如果你过于肥胖或乳房超大，与宝宝同睡要小心谨慎。

* 避免和宝宝一起睡在特别软的表面上，例如长沙发、豆袋椅、浮动起伏的水床（里面没有挡板）等一切可能会让宝宝挤入妈妈胸部和柔软表面之间的物体。宝宝面部周围也不要放枕头或毯子。

* 睡衣上的丝带不能长于 7 英寸（约 18 厘米），不要佩戴悬挂的首饰，宝宝容易被这些东西卡住。

我非常担心自己睡着后对宝宝的感知度，所以，我通常会用胳膊搂住宝宝或至少让宝宝碰到我身上某个地方，那样可以提高我的感知度——或者说，至少能让我觉得安全点。

记住，放眼全世界，与宝宝同睡以及母乳喂养都是正常的夜间哺育方式。单独睡婴儿床发生的事故比同睡时发生的事故要多得多。遵循常识和以上安全措施，相信你可以放心地与宝宝一起安然入睡。

害怕惯坏孩子

别人告诉我，如果宝宝总在我怀里吃完奶睡着，他就学不会自己单独睡觉，或者在醒来后不吃奶就不能再次睡着。是这样吗？我在惯坏宝宝吗？

别想着惯坏宝宝这个问题，至少在宝宝最初几个月里，不存在这个问题。和食物变坏的情形一样，宝宝只有在被丢在一边、被忽视的情况下才会“变坏”，而不是在有人随时满足他的需求的情况下。别人关于宝宝在你怀里吃奶睡着的说法，是源于“睡眠联系”的准则，也就是说，如果你总是靠喂奶让宝宝睡觉，宝宝就会将睡觉和吃奶联系起来，在其他情况下就不能入睡，或者在夜里醒来后不吃奶就不能再次睡着。事实是这样的，争论的焦点在于你应该如何做。我们相信，为了让孩子对睡觉形成健康的态度——即在成长的过程中将睡觉作为一件愉快的事看待，必须由父母陪伴着睡觉，而不是被丢在一边，自己哭着睡着（有的宝宝性格温和，能自己睡觉，即便如此，他们也能因为被抱的时间增多而受益。）。宝宝在父母充满温暖和爱心的怀抱中睡着，会形成愉快的睡眠联系，等宝宝长大后，这种美好的感觉能让他自己就很容易睡着。有些人以“睡眠联系”准则为依据，建议让宝宝单独自己睡，这样他在睡觉时间就不需要父母在场了。如果疲倦的婴儿能够单独在婴儿床里平静地睡去，那上面这个建议还是不错的，但是，事实情况是，疲倦的宝宝会哭闹不止，自己完全不能平复下来，他从中得到的是对睡觉的恐惧，以及对父母的不信任，因为父母没有理会他的求助。

父母陪着睡觉并不总是意味着让宝宝吃完奶睡觉。有的时候，妈妈在喂饱宝宝的肚子后，可以抱着宝宝走走，或者摇晃宝宝，让他入睡。有的时候，可以由爸爸哄宝宝进入梦乡（参见第十章，了解爸爸的育儿方法。）。采用各种不同的方法让宝宝睡觉，并且除了妈妈以外，还有其他人能够哄宝宝睡觉，可能会派上用场。偶尔，也可以有人替代妈妈，让妈妈不会太疲累，或者妈妈可以出门玩一晚，而不必担心宝宝会哭着睡着。

夜里醒来吃奶

一个月前，我们七个月大的宝宝还能睡整夜觉，但现在她每晚醒来好多次，要吃奶，出什么问题了吗？

大一点的宝宝在夜里频繁地醒来，往往是因为出乳牙的缘故。如果你的宝宝在出牙，可以让她在睡觉前服用对乙酰氨基酚，如果需要，过四小时再服用一次。另一个原因就是白天的时候，宝宝或妈妈太忙了。如果妈妈刚刚回到工作岗位，或者白天出门，和宝宝分开了好久，或者白天忙于其他事物，宝宝就会在半夜要吃奶，提醒妈妈，自己是需要妈妈的。而六七个月大的宝宝也会享受他们日益发展的视觉及运动技能，白天的时候，宝宝会专注在玩耍上，甚至会忘记吃奶，然后在夜里频繁地醒来吃奶，补上白天错过的。

有些宝宝就是喜欢在夜里吃奶，你能因此责怪他们吗？夜里很安静，妈妈（和爸爸）就属于宝宝一个人，可以说，在这个时候吃奶，宝宝可以得到所有想要的。

要让宝宝回到白天多吃奶、夜里少吃奶的模式，可以暂时搁置其他的事，在白天每两三个小时就给宝宝喂奶。在喂奶的间隔，多抱抱宝宝，多和他一起玩，多和宝宝接触。需求在白天就得到满足的宝宝在夜里不会要求更多。如果你白天在外工作，可以在傍晚和周末尝试这个方法，不要让其他事物分散你对宝宝的关注。

玛莎评论：在最初几个月里，我比较机械地满足彼得（我们第三个孩子）吃奶的需求：他一哭，我就爬起来穿过屋子，冲到他身边，抱起他，在摇椅里坐上一个小时，让他吃完奶后睡着（让我惊讶的是，我竟然从来没有考虑过晚上带着他一起睡!）。等他慢慢地每晚只醒一次以后，我反而没有认为夜里给他喂奶是件麻烦事，而是开始期待这种夜间的相处。我不再疲惫不堪，开始喜欢上自己所做的事：在全家人都在睡觉时，我和宝宝在一起，没有任何干扰——就我们两个。我不会为了自己要早点回去睡觉而催促他吃奶，而是将他从婴儿床上抱起来，到家庭娱乐室里，舒舒服服地窝在巨大的豆袋椅上，放上轻柔的音乐，在这个特殊的地方享受一个小时，这是平日忙碌生活中享受不到的。单独和宝宝在一起让我感觉特别好，我常常会在他睡着后还继续坐在那里抱着他，这是重要的母子联系时间，二十多年后的今天，我仍然珍惜那段美好的时光。

让人气馁的夜间哺乳

我们发现让我们1岁大的宝宝一起睡大床很适用，他晚上大部分时间都和我们在一起，但是他会整晚吃吃停停，结果我就睡不好，早上起床时觉得又累又气。我希望能继续与宝宝一起睡，但是我该如何做才能让他不要整晚吃奶，使我能休息好呢？

试着从宝宝的角度看待你目前的两难境地：睡在他身边的是他在这个世界上最喜欢的人，而他最喜欢的五星级餐馆——“妈妈通宵营业餐馆”近在咫尺，他睡觉一不安稳，就会寻求妈妈的乳房，就在身边呢！为什么不在重新睡着前多含一会，多吸几口美味的乳汁呢？宝宝不知道妈妈也需要睡觉，他们只是想得到自己想要的，那就是整晚随心所欲地吃奶。

1岁大的宝宝夜里醒来一两次吃奶是正常的，有些宝宝醒来次数多些，也没有什么问题，有的妈妈可以忍受，还是能睡好，有的妈妈可以暂时接受，但是如果宝宝长大，满1岁了，夜里还是不停地要吃奶的话，妈妈就会开始不耐烦了。

当你感到上床睡觉更像是工作，而不是休息时，你就需要作出改变了。我们相信育儿的一条基本原则就是：如果你厌恶，就要加以改变。

如果宝宝夜里吃奶的需求让你开始讨厌宝宝，你必须作出一些改变。你可能需要改变夜间哺育方式，使宝宝的需求和你的需求都能得到满足。活泼好动的学步幼儿需要快乐、精力充沛的妈妈。

当然，在不同的阶段，宝宝夜里醒来会有各种身体上的原因——出牙、生长加速期、生病，或者是一些不怎么明显的情况，例如胃食管反流，以及对食物或周遭环境出现过敏。你需要查出这些情况发生的可能性（尽管有些时候，宝宝夜里醒来并没有什么身体上的原因），因为如果身体出现问题，改变夜间哺育方式也不会有效果。下面提供了一些办法，可以让喜爱夜间行动的小美食家了解，夜晚的时间主要是用来睡觉的，不是用来吃奶的。

* 白天多喂奶，让宝宝吃饱。许多学步幼儿白天忙于玩耍，会忘记吃奶，他们会想在夜里补上白天错过的亲密感和美食。

* 在你上床睡觉前，唤醒宝宝，好好地喂一次奶，并拍出嗝来。这样做有助于宝宝好好地睡个安稳觉，较长一段时间里不会吵醒你。如果他在一两小时后再次醒来，你可以知道他并不是饿了，就可以用其他的方法哄他入睡。

* 夜里让宝宝不是总能吃到妈妈的乳房。一旦宝宝吃完奶后睡着，就用手指将乳头脱离他的嘴巴，然后用睡衣盖住乳房睡觉。宝宝如果不能马上找到乳房，可能就会在哭闹前又睡着了。

* 让宝宝习惯吃奶以外的其他睡觉方式。可以尝试用背巾兜着宝宝，让他睡觉。宝宝吃完奶后不是很困的情况下，用背巾兜着他，在屋子里或小区里散步，等他睡熟了，再小心地放到你们的床上，让自己从背巾中解脱出来。爸爸可以利用这个机会接手哄宝宝睡觉的工作。最终，宝宝会将爸爸的怀抱和睡觉联系在一起，也会在半夜接受爸爸的安抚，代替妈妈的乳房。其他哄宝宝睡

觉的方法还有轻拍或抚摸宝宝的背部、抚摸他的脚、唱着歌摇晃宝宝，甚至是在黑暗中随着喜爱的音乐跳舞或者哼唱摇篮曲。

* 晚上增加你们身体上的距离。有两个特别有效的方法，可以让你和宝宝之间产生一点距离。尝试一下“侧车”的安排（见前文），或者试着将宝宝的床垫放在你们床边的地上。有时候，一点点距离会打消宝宝吃奶的念头。他会醒来吃一两次奶，但是，一旦他回到自己的“侧车”里或者你从他的床垫上爬回到床上，他会睡得更香，较少再次醒来。

* 让你的丈夫也光荣地加入到夜间哺育的工作中。有时候，母子间的“供—取”关系会失去平衡：宝宝取用得太多，妈妈供给得太多，导致妈妈筋疲力尽。如果坚持你所厌恶的夜间哺育方式，你很可能会将这种厌恶感带到白天与宝宝的关系中，而且，你会因为太累，不能享受和宝宝在一起的时光。要更好地为人父母，需要学会什么时候说“可以”，什么时候说“不行”。如果你感到精力耗尽，就是该对整夜吃奶说“不”的时候了。这时，不妨让爸爸接手夜间哺育的工作。

最好是等到宝宝十八个月左右再采用这个办法，到那个时候，大多数宝宝心智已经比较成熟，可以应付一定程度的挫折感。在那之前，先尝试我们提供的其他方法。如果宝宝每晚醒来的次数持续超过两三次，并且看起来身体很不舒服，你需要再仔细查看有无身体上的原因。此外，你对宝宝睡觉的模式有自己的认识，确定自己不要受别人关于“宝宝应该如何”言论的影响，记住，你可以信任宝宝，他知道自己需要什么。

“哺育”并不总是代表喂奶，尤其是在夜里，虽然只有你才能在夜里给宝宝喂奶，爸爸可以用其他方式“哺育”宝宝。如果你是个单身妈妈，可以考虑让你的妈妈或其他宝宝熟悉的人过来住几晚，帮助宝宝渡过困难期。我们曾经成功应付了一个夜里频繁想吃奶的学步幼儿——史蒂芬，方法之一就是让妈妈暂时“不上夜班”，由威廉用背巾兜着史蒂芬，哄他睡觉，所以史蒂芬习惯了我哄他睡觉的方式。当他醒来，我会以“颈部偎依”法抱着他摇晃，用温暖的胸膛加上哼唱摇篮曲，再次提供他所需的安抚（参见第十章，了解更多爸爸夜间哺育小贴士）。宝宝会因为安抚他的人不是妈妈是爸爸而表示抗议，但你要记住，在爸爸温暖的怀里哭闹与让宝宝自己一直哭不同。爸爸们，你要保持冷静和耐心，迎接夜间哺育的挑战，如果宝宝抵制你提供的安抚，你为了宝宝和宝宝的妈妈，也不能恼火或生气。

尝试由爸爸接手哺育工作时，可以选在周末时间或者是某个其他日子，爸爸第二天不用上班，可以用两三个晚上进行尝试。你也许得说服爸爸使用这个办法，我们亲身尝试过，效果不错。但一定要等到宝宝足够大了（十八个月左右），才可以使用这些断夜间奶的办法。你的本能会告诉你，宝宝夜里吃奶是出于习惯，而不是出于需要。此外，如果想成功断夜间奶，你必须在白天多些时间抱宝宝、陪他一起玩。

* 试着睡到别处。如果宝宝坚持整晚想吃奶，将“妈妈通宵营业餐厅”搬到另一个房间去，让宝宝和爸爸两个人睡几个晚上。因为妈妈的乳房不在身边，宝宝会少醒几次，即使醒了，也会学着接受爸爸的安抚。

如果你做出很大努力，想减少宝宝夜间吃奶的次数，但是都没有成功，暂时先放弃，维持现状。如果你不在晚上给你 1 岁大的宝宝喂奶，他变得非常沮丧，或者在白天变得特别黏人，那么他夜间吃奶真是出于需求，而不是习惯。跟着你的直觉走，记住，习惯容易改变，但是需求不是那么容易消失。在今后一段时间，你的宝宝真的是需要继续在夜里吃奶。这时，与其改变宝宝的行为，不如提高自己的接受程度更容易。你在白天尽量小睡一会。

最后要记住，宝宝在一段时间里夜里醒来吃一两次奶是正常的，这种情况不会一直持续下去。宝宝在你怀里、在你胸前、在你床上的时光转瞬即逝，但是它带来的亲情和信任会持续宝宝一生。

醒来玩耍

我的宝宝十八个月大了，他会在半夜醒来要吃奶，甚至要玩耍，而我想要睡觉。我该如何让他明白夜晚的时间是用来睡觉的呢？

试着装睡。宝宝醒来，希望你也能醒来，但你和你的丈夫却装作睡着了(可能只有你是在“装”)。也许你可以睁开一只眼，说一句：“现在是夜里，睡觉！”仅此而已，你不要开始对此长篇大论。你甚至可以告诉想吃奶的宝宝：妈咪的乳房正在休息，等太阳公公出现后才会醒来（如果你要采用这个方法，最好在白天就和宝宝谈论这件事，然后在临睡前再说一次。）。如果宝宝对吃不到奶感到沮丧，则由爸爸登场，进行夜间哺育的工作（参见第十章，了解更多爸爸安抚小贴士）。如果宝宝满足于只在黑暗中玩一会儿，就由他去，只要确定他是安全的。最后，他会重新睡着，因为在黑暗中一个人玩实在没什么意思。

换班制

有时候，尤其是在哺育我们第七个孩子——患有唐氏综合征的史蒂芬时，我和玛莎会在夜间实行换班制。史蒂芬吃奶时间长了，就很容易感到疲倦，所以，他会夜以继日更加频繁地吃奶。这样一来，玛莎就得不到足够的休息。我们是这样做的：一天晚上，玛莎晚睡，给史蒂芬喂奶，哄他睡觉。夜里史蒂芬醒来时，我进行“老爸哺育”，这样玛莎能睡好，至少能多睡一会儿。第二天晚上，我用婴儿背巾兜着史蒂芬，哄他睡觉，玛莎早早上床，准备稍后换班。史蒂芬长大长壮后，可以在白天多吃奶了，夜里醒来的次数也少了，即使醒了，也更加愿意接受“老爸哺育”，代替妈妈的乳房。

如果你的学步幼儿又哭又闹，坚持抵制这个方法，你可以不予理睬，要知道，在他这个年龄，你完全可以对他说“不”——毕竟他不是一个人孤单在另一个房间里哭泣。你在以身作则，告诉他夜晚的时间不是用来玩耍的。你也许很难无视他的抗议（因为你过去一直都充满母爱地顺应他的需求），但是他已经足够大了，可以应付眼前这种挫折，而且，如果他感到你对此并不担心，他反而会应付得更好。

耳朵常发生感染

我的宝宝常常耳朵感染，医生认为是夜里吃奶引起的，会是这样吗？

是的，当宝宝平躺着吃奶，奶水会通过连通耳朵和嘴巴的通道——咽鼓管进入中耳。中耳中的奶水会导致中耳感染。这种情况常发生在配方奶喂养的宝宝身上，所以医生总是鼓励妈妈们在喂配方奶奶瓶时，让宝宝保持竖着的姿势。有三个原因解释了为什么母乳喂养的宝宝较少出现这个问题：因为母乳喂养的宝宝吞咽奶水的动作不同，奶水不太可能进入咽鼓管；如果进入了，由于母乳是天然物质，对中耳组织的刺激性较小；最后，母乳本身含有大量天然的抗感染细胞和抗体。鉴于你的宝宝容易耳朵感染，可以在夜里喂奶时，将他抬高 30°角，并且你最好将乳制品从你的饮食（以及宝宝的饮食）中剔除，因为牛奶里的蛋白质是常见的过敏源，会造成液体在中耳堆积，引发感染。

小睡时要抱

我两个月大的宝宝晚上可以很好地独自睡在我们床边的摇篮式婴儿床里，但是白天唯一能让她小睡的办法就是抱着她在我胸前，或是在我的腿上。是因为我纵容她养成了这个坏习惯吗？等她长大些，会戒掉吗？

你让宝宝睡在你怀里、在你胸前，或在你腿上，并没有让她养成坏习惯，实际上，你在培养她的一个好习惯。在有好几个孩子以前，我们就了解到，婴儿有一种与生俱来的能力，可以将自己的需求传达给看护他们的人。这就需要父母学会倾听，父母往往很难分辨出宝宝传达的是他的需求还是仅仅是偏好，但是，为人父母三十年，哺育了八个孩子之后，我们意识到，在宝宝最初的几个月里，最好将宝宝传达的所有信息都看做是需求，并对之作出反应。如果你的宝宝在白天只愿意在你怀里、在你胸前，或在你腿上睡觉，而晚上可以独自睡，那就顺其自然吧。如果你试图改变她白天的睡觉习惯，可能会导致她在夜里常常醒来。对于大多数妈妈来说，只要宝宝能在晚上睡好觉，白天小睡的习惯都能接受。不要担心你在惯坏宝宝或者觉得宝宝在牵着你的鼻子走，这种想法只会让你和宝宝产生距离感，降低你读懂宝宝信息并作出反应的本能。此外，大多数有两个月大宝宝的妈妈自己也需要在白天小睡，所以，你可以和宝宝一起躺下，喂奶后一起小睡。这样，宝宝的需求让你养成了休息的习惯——如果不是宝宝要求，你也许不会让自己纵情享受这种愉悦的休息时间。

做妈妈的很容易让自己陷入这样的想法：等宝宝睡着了，我要“完成一些事情”。我们不推崇这样的想法，而是鼓励你充分享受这些与宝宝偎依的特殊时刻。最终，宝宝会长大，不再有小睡时被抱的需求，你会开始怀恋那些她只要你抱着喂奶的美好日子。你有听说过谁回首往事时，希望自己当初少抱抱孩子的？我们没听说过！大多数人都会希望自己当初能多抱抱孩子。

The Breastfeeding Book | 第四部分 “班妈”的母乳喂养

在托儿所哄宝宝睡觉

我的宝宝十五个月了，马上要上半日制托儿所，我比较担心她的午睡情况。在家时，不是她自己吃奶睡觉，就是我开车带她兜兜风。我该如何让她以别的方式睡觉呢？

首先，和托儿所的看护人员谈一下，了解她是否可以为你的女儿营造和家里尽可能相似的氛围，如果她能使用相似的哺育方式，也会让你的宝宝少些困惑。虽然看护人员不能给宝宝喂奶，她还是可以抱着她，哄她睡觉。哺育即是喂奶，也是安抚，特别在宝宝这个年纪。这样说来，任何人都可以哄宝宝睡觉。向看护人员解释，你的宝宝习惯于吃奶睡觉，所以你希望她能抱着宝宝哄她睡觉，可以摇晃、哼歌或躺在宝宝身边（如果看护人员不愿意这么做，就换一个看护人员。）。

我们曾经使用过一个小技巧，成功地诱导我们的孩子睡午觉，我们称这个方法为“兜着睡”。告诉看护人员如何在午睡时间将宝宝兜在背巾一类的吊兜里，宝宝都喜欢在吊兜里睡觉。一旦宝宝熟睡了，看护人员可以在婴儿床垫上方弯身，将宝宝放下来，自己也能从背巾中解脱出来。一直能为宝宝提供安全舒适的睡觉环境，可以帮助宝宝长大后将睡觉看做一件愉快的事，不会有恐惧感。

第十章

爸爸在母乳喂养期的角色

虽然不是那么显而易见，但其实宝宝的爸爸在母乳喂养期起到非常重要的作用。遗憾的是，大多数爸爸在参加产前培训班时，会跳过哺乳课程。而且，许多爸爸觉得自己根本插不进母乳喂养过程中宝宝和妈妈之间建立起来的亲子共生关系，感到自己是个局外人。

我曾经问过那些来我诊所就诊的妈妈们，是什么让她们能够成功地进行母乳喂养？结果表明其中一个共同原因就是：她们都有体贴入微并且鼓励支持她们的伴侣。我自己也是经历了一段时间才努力做到体贴玛莎、支持母乳喂养的。必须承认，刚开始的时候，我并不认为自己在玛莎母乳喂养孩子这件事上能起到什么作用。六十年代末期，我们有了第一个孩子，玛莎决定母乳喂养。当时大约只有15%的妈妈会选择用母乳喂养孩子。而我虽然是儿科实习医生，也或多或少听说过母乳喂养的好处，却对母乳喂养不十分热衷，只是被动地表示支持。玛莎自己成功地将母乳喂养坚持下去。如今，三十二年过去了。我在儿科临床实践过程中，体会到母乳喂养给成千上万的孩子带来好处，也看到玛莎历经十八年母乳喂养八个孩子的过程，我坚信母乳喂养的确意义重大。正如你能从我的叙述中感受到的那样，我对母乳喂养充满热情。同时，我也意识到，在玛莎母乳喂养的那些年里，我所给予她的鼓励和支持，大大增强了她母乳喂养的能力，尤其是喂养那几个难度较大的孩子的时候。

的确，有的时候你会感到妻子不再是属于你一个人的了。但是，考虑到母乳喂养为妻子、为孩子、为家庭（包括你自己）带来的身体上、情感上以及智力发展上的好处时，你又会竭尽全力鼓励妻子母乳喂养，并且尽可能地做力所能及的事，使母乳喂养的过程变得愉快，让全家人都难以忘怀。

爸爸的感受

爸爸在母乳喂养期间通常会有这样的感受：“她一心扑在宝宝身上”、“她除了喂奶什么都不做”、“我被她完全忽略了”，以及“我们应该去休假——就我们两个人去”。这些感受都来自于现实生活中十分疼爱宝宝的爸爸，他们觉得宝宝占据了妻子所有的情感，感到妻子冷落了自己。这样想很正常，但你也要明白，哺乳妈妈心思会放在宝宝身上，也是正常的现象。重要的是：你会如何处理自己这样的感受？而你处理的方式会给妻子带来什么样的影响？或许，当你了解母婴亲密关系背后的生理原因，以及妻子产后身体上的变化，你就会理解她为什么那么全身心关注宝宝。

男人无法理解女人的某些行为时，往往会认为是女人的荷尔蒙在作怪。这种想法不正确也不公平。但是，哺乳妈妈的某些行为的确是因为体内的泌乳荷尔蒙在发挥作用。在怀孕前，至少在怀第一个孩子前，你是妻子生活的重心，二人世界充满浓情蜜意。这时候，你妻子体内的荷尔蒙为生殖做好了准备，她的兴趣都在你这个伴侣身上。怀孕后的九个月里，你会逐渐习惯她生活重心的转移。等宝宝出生后，母性荷尔蒙的作用显然在一段时间内盖过了异性荷尔蒙，你的妻子不但将所有的关爱给了宝宝，她的身体也自发地知道此事不宜（也不可能）怀孕。新妈妈体内荷尔蒙的转变是大自然的安排，确保了年幼的后代能够获得身心发育及茁壮成长所需的照料。新妈妈注定会与新生儿有亲密的身体接触和情感联系，母婴之间会产生化学反应。但这并不代表你在妻子心中的地位被宝宝取代了，不过是以前在你身上投注的很多能量如今转到了宝宝身上。这些能量迟早还能回到你身上的。我从儿科实践以及自己的家庭生活中学到，如果丈夫在母婴早期亲密阶段表现得体贴、投入和支持，妻子对他的兴趣就能更多地被唤回。有一天，我将荷尔蒙的道理讲给一个“被妻子忽略”的新爸爸听，他听完后说：“这就像结婚誓言中‘无论福祸’这句话说的：对宝宝是福，对爸爸是祸。”这应该只是暂时的想法。我们将早期母婴亲密阶段称为婚姻生活的一个季节——养育宝宝、扶持妻子的季节。在这个季节里对婚姻小心呵护，就能迎来下一个丰收的季节。

我给前两个孩子进行母乳喂养的时候，我的丈夫表现差强人意。但喂我们第三个孩子时，他真的完全进入状态，变得温柔体贴，关心我所有的需求，照顾我和小女儿，自己也不提什么要求——同时还很好地照料两个学龄前孩子！我的性冲动不是在几个月、而是在几周后就回来了，我对丈夫的爱上了一个台阶。

爸爸能做什么

家中有新生儿时，爸爸同时发挥两个作用：一个是照顾妈妈，另一个是分担对宝宝的照料（包括对其他孩子的照料）。这两个作用都很重要。如果你不大张旗鼓，也没有诸多抱怨，而是默默地承担这些职责，你的妻子会由衷地感激。对于许多男人来说，成为爸爸意味着他们人生中第一次将注意力放在除了自己的其他人身上。还有什么比照顾生命中最重要的两个（或几个）人要来得更重要呢？

母乳喂养为什么对爸爸好？

爸爸们，你们知道吗？

* 母乳喂养的婴儿更聪明
* 母乳喂养的婴儿更健康
* 哺乳妈妈更健康
* 母乳喂养花费更少
* 哺乳妈妈上班请假少
* 母乳喂养婴儿的尿布不那么难闻

现在就让你的宝宝喝适合的奶吧！今后你会得到许多回报——这可是很有价值的长期投资。

照顾她

哺乳妈妈担当起新职责的同时，爸爸也同样承担起“照顾”的责任。如今，你身兼数职，是用人、侍应、厨师、管家，也是司机，总之，你是妻子和宝宝需要你成为的人（也许在妻子怀孕后期，你就有过身兼数职的体验了。）。你为什么要承担这些工作呢？在一些非西方的传统文化里，人们早就认识到新妈妈在产后需要一段时间专心照顾新生儿，会让妈妈避免很多照顾宝宝之外的职责。专门有人会照顾她，为她准备特殊的膳食，甚至会让她和宝宝单独住，远离其他人。这段时间一般为 30—40 天，在有些文化里，以一个月亮周期计算。这些文化相信（他们比我们有更多育婴智慧），母婴这段休整时间很重要，可以没有生活中琐碎的烦扰，能更好地建立亲密关系。

西方文化中，产妇不会有这么多特殊待遇。一般产妇在医院 1—3 天后就回家，而家中也没有专人伺候，即使有，也只是临时性的。对新妈妈来说（不出她意料之外），一切都和以前一样。她很快又要承担起所有的家务——另外还要照顾自己和宝宝（以及其他孩子）。她很快就会因为负担过重——职责大大超过了她的能力所及——而感到精疲力竭。

精疲力竭的状态意味着妈妈没有力气应付生活中所有对她的需求，无论是时间上、身体上、情感上、人力上，还是精神上的需求。这种状态如果被忽略，不加以调整，会演变为彻底崩溃，她会患上严重的抑郁症，以至于再出色的妈妈也不得不住院治疗。

在预防和处理这种状态的过程中，爸爸能起到关键作用。你要留意警示信号，而不要指望你的妻子会突然抱住你，请求你的帮助。她不会也不必这样做。妈妈们通常不能或者也不愿请求帮助，因为她们担心会因此破坏自己苦心经营的“超级妈咪”形象。她们不说，做丈夫的就可能会认为一切太平、没有问题。有位妈妈照顾自己高需求的宝宝，感到筋疲力尽，她对我吐露：“我得狠狠地敲我丈夫的头，他才能意识到我快撑不住了。”其实，会有很多细微之处让你可以有迹可循。一个迹象就是女人不能感受到做妈妈和做妻子的乐趣。如果你和妻子开始将宝宝看成包袱，而不是孩子，就是示警的红旗了。其他迹象包括不再注意仪容、表现得活着看起来意志消沉、怒气的爆发、庸人自扰、觉得自己被忽视、感到忙不过来、没有食欲、对亲密的言行提不起兴趣等等。

爸爸们，你们要牢牢记住，筋疲力尽的妈妈也是筋疲力尽的妻子，预防她们崩溃不仅是为了宝宝，也是为了你自己。你或许认为她是个非常称职的“好妈妈”，还有那些令人放松的泌乳荷尔蒙的作用，她是不会崩溃的。大错特错！就是那些最好最投入的妈妈才最容易崩溃。我们在下面提供几条你能够做到的事，可以帮助你预防妻子崩溃，或在她崩溃时扭转局面。

保护她

是的，你们俩都希望和亲朋好友分享新生命到来的喜悦，新妈妈乐于接受他人对宝宝的称赞和关爱，也乐于分享自己生产的故事。而此时，你作为爸爸，要提防那些好意却烦人的拜访者，不要让他们耗尽新妈妈本来可以和宝宝共建亲情的时间和精力。有时候你需要把电话线拔掉，或者在门口挂上“请勿打搅”的牌子。你还需要在一些人面前特别捍卫妻子，例如一些持批评态度的人（甚至包括你自己的妈妈），或者是那些泌乳专家凯特·弗朗兹戏称为“婴儿警察”的人——一些出于好意的亲戚朋友，坚持游说你妻子接受他们的育儿方式，否则就流露出她不是好妈妈的态度。

添了小宝宝后，会有一系列的人会为你们的生活出谋划策，有些建议对你们有帮助，有的反而只会起破坏作用。他们的评论可能会打击新妈妈的自信心，尤其是产后最初的几周里，她的情感非常脆弱。不了解母乳喂养的人提供没用或适得其反的建议，例如：“你肯定奶水足够吗？”“我也不能哺乳！”或者：“你抱那么多，惯坏宝宝啦！”还有就是在宝宝烦躁难安抚时，人们常说的那句“肯定是你的母乳有问题”。

不要指望你妻子费神替自己辩解，因为那是你的任务。你可以以积极肯定的态度用宝宝的行为做依据来驳斥那些批评的人。如果有人不以为然、皱着眉头说：“他吃得真多！”你就回答：“当然，他很有魄力的！”或者：“我儿子很清楚自己需要什么！”如果有人给出一个经典的评价“看你们围着宝宝团团转的——你得让他明白谁是做主的”，你可以幽默地来一句“是啊，他真够聪明的，要求一流的照顾”。说这些话的时候，你可以将手搭在妻子的肩头，坚定地站在她身边，你要知道女人在产后这段时间对别人的看法特别在意。（想象你自己正尝试掌握某项工作，面临种种无法预料的挑战，而所有人，包括老板到丈母娘的每一个人，都盯着你的一举一动。）所以，你要大声地确认你认为妻子是一位好妈妈，你不但要告诉她，还要当着她的面告诉亲朋好友，这样做可以有效地抵制“婴儿警察”的扰乱。

伺候她

史丹是一名专业网球运动员，他有一次问我该如何帮助妻子照顾刚出生的小宝宝，我借用网球术语回答说："改进'发球'（服务）。"你要确保妻子有足够的营养食品吃，白天为她提供点心，在她哺乳的地方常备纯净水和营养小零食。你也可以问她有什么特别需要或特别想吃的东西，给她准备好(可以参考第四章中的食品指南轮，了解哺乳期的营养知识。)。记住，哺乳妈妈喜欢吃、也需要时不时地吃一点营养小零食。你偶尔还可以为她提供床上早餐服务，让她吃完后继续睡，或者你带宝宝出门散步，让她能好好泡个澡，享受一下。

请人帮她

在一些文化中，妇女在产后会得到"陪产士"（希腊语，意识为"照看者"或"奴仆"）的帮助。"陪产士"不是照顾新生儿的，而是专门照顾产妇，帮助她处理杂事，让她得以全身心地学习如何照顾好宝宝。任何人都能扮演"陪产士"的角色：雇人、亲戚、朋友，尤其是宝宝的爸爸。如果有人问："有什么可以帮忙的吗？"你完全可以回答"带饭菜来吧"或"明天送我们家大女儿去幼儿游戏班吧"。如果你有幸得到别人的帮助，可以安排好时间，分派工作给他们。如今，"陪产士"服务行业在整个北美盛行起来。如果你经济上允许，或者有人愿意出钱，当做送你们一件昂贵的婴儿礼品，你就可以为妻子雇用一个"陪产士"，帮助她度过产后的头几周。

帮她打扫

一些新妈妈在产后还会延续怀孕后期的"筑巢本能"。如果生活在干净、整洁、井井有条的房子里，她就会感到心境平和。爸爸们，记住一点，乱七八糟的屋子会让新妈妈心烦气躁，直接导致整个家不得安宁。如果你自己顾不上家务活，雇人来做。我发现，在玛莎刚生完孩子的头几个月里，哪怕是水槽里的一个脏碗都能让她心烦意乱，而在平时，满满一池子脏碗她都不会在意的。我常常提醒自己要将屋子收拾整齐了。每天在屋子里转转，留意一些小细节(你要是能注意到细微之处，女人会对此感到惊喜，你也就为自己加分啦!)。走过床边，顺手把床收拾好；睡衣掉在地上，捡起来搭到椅背上；也别让自己的脏袜子摊在地上；上班前将昨天晚饭的脏碗放进洗碗机；记得下班去买一次性的餐具回来。如果家里被大孩子弄得乱七八糟，要责令他（们）收拾干净——同时，也帮助他（们）一起收拾（可以趁这个机会召开一个家庭会议，让上学的大孩子明白，在今后的几个月里，他（们）要学会照顾别人了。）。在我发现孩子们要做会惹玛莎生气的事的时候，我都会很快制止，告诉他们："这会让妈妈不高兴的。"他们都明白这句话的意思。给孩子一个头衔，给他分派点任务，例如"服务生"、"厨师"、"铺床人"、"倒茶递水员"——只要是孩子力所能及的事。即使是3岁的小孩也能在妈妈给弟弟或妹妹喂奶的时候帮忙从厨房拿瓶水。做爸爸的要给孩子树立好榜样，教他们如何照顾他们的妈妈。记住，你的儿子总有一天也会成为别人的丈夫。有一位筋疲力尽的新妈妈曾经对我抱怨："我受不了总要教我丈夫怎么收拾屋子，这难道不应该是他老爸该教的吗？"

帮她加油

许多女人初为人母之后，全身心地扑在宝宝身上，反而忽略了对自己的照顾。先是筋疲力尽，很快就是惯性地缺乏活力，不想也不知道该如何好好对待自己。这个时候，你需要提醒她，不是简单地口头上说说"亲爱的，放松，别太累了"这样的话，而是要主动出击。为她安排难以拒绝的活动，例如："我给你约了今天的温泉浴，钱已经付了，不让退了。等你喂完女儿，我开车送你去，我和女儿在那里等你，顺便享受一下我和女儿的二人世界。然后回家路上我们一起去买晚上的菜。"这样，你就让她能够关注自己，哪怕只有一个小时的时间。没有你这个她深爱并信任的人的支持，她自己是不可能这样的。新妈妈往往不愿意承认需要别人帮忙照顾宝宝，更不用说接受别人的帮助了。但有经验的妈妈都知道她们应该欣然接受别人的帮助。

为她提供建议

有的时候，母子之间的关系需要做爸爸的加以充实与平衡。我们的女儿海登对母乳需求很大，有一天，她又在玛莎怀里进行一轮马拉松式的吃奶。我看玛莎累得不行了，就建议她休息一下，去冲个澡。结果，玛莎没好气地回我："我没时间去洗澡，这孩子需要我。"于是，我就在浴室的镜子上挂了一个牌子，上面写着："每天都要提醒自己，我们的宝宝最需要的是一个心情愉快、精力充沛的妈妈。"

帮她照看大孩子

如果家里还有个大孩子，那在小宝宝出生后，你的妻子就会需要花费巨大的心力。大孩子会因为小宝宝夺取了自己在家中的重心地位，而特别需要安慰和许多的关注。这个时候，爸爸就应该多花些时间和大孩子在一起，玩游戏、讲故事、在地上做肢体活动——要让大孩子感到自己在家中还是很重要的。你希望他/她能了解做大孩子要比做小宝宝强。你要主动花时间和两三岁的大孩子相处，而不是等他/她累了，哭着要妈妈你才行动。事先计划好你们可以一起做的事，哪怕只是去商店买牛奶面包这样简单的事。

超级“哺育老爸”

除去喂奶，“哺育”也包含了安抚和照看宝宝的意思。所以，虽然只有妈妈才能母乳喂养，做爸爸的也是可以“哺育”宝宝的。爸爸们，不要贬低自己只是满足于做一个临时保姆，觉得自己只是代理照看宝宝一阵子而已。做爸爸的会有自己独特的“哺育”方法，和妈妈的方法不同，而宝宝的成长就需要这样的不同。

初为人父时，男人不会像初为人母的女人那样，体内有荷尔蒙的自然提升。做爸爸的需要学习如何照顾宝宝，就像当代广告词说的那样——“想做就做!”你花越多时间照看宝宝、回应宝宝给出的信号（哪怕你总是理解错误），甚至只是看着宝宝、试着从宝宝的角度看世界，你也能体验做父亲的感受。你可以参考以下小贴士：

颈部偎依 一天，玛莎喂饱并安顿好六个月大的马修，出门购物了，让我照看一下马修。一切都好好的，但过了半小时之后，马修突然毫无来由地一阵大哭，可能是想妈妈了吧。我像平时一样抱着摇着哄他，可都不管用。我想，玛莎要是能给他喂奶，他就会没事了。这时，我突然想到，虽然我没有奶水给他吃，但我也有玛莎所没有的东西——低沉的嗓音和胸毛浓密的胸膛。所以，我利用这些男性特征发明了颈部偎依法，成功安抚了马修。具体做法就是让宝宝偎依在你的颈部，他的头靠在你下巴下面。脱去你和宝宝的上衣，这样你们就有更多的肌肤接触。低声哼唱像《老人河》那样的歌曲，或者干脆自己现编一首：

睡吧，睡吧，

睡吧，我的小宝贝。

睡吧，睡吧，睡吧，我的乖宝宝。

小宝宝的听觉不但凭借耳膜，而且还通过头盖骨的振动。男性的喉部（喉结）比女性突出。如果你抱着宝宝，让他的头靠在你的喉部，轻轻地给他哼唱小曲，低沉的男音所带来的缓慢、明显的振动，很快就能哄宝宝入睡。颈部偎依法还有一个吸引宝宝的地方，就是他能感受到你呼吸时喷到他头顶的热气。经验丰富的妈妈都知道，有时候，对着宝宝的脸部或头部呼吸，可以让宝宝安静下来，她们称之为“魔力呼吸”。此外，你还可以在这样抱着宝宝的时候，前后摇摆、踩着舞步或者轻轻摇晃。我们的孩子都很喜欢这样被抱的姿势。

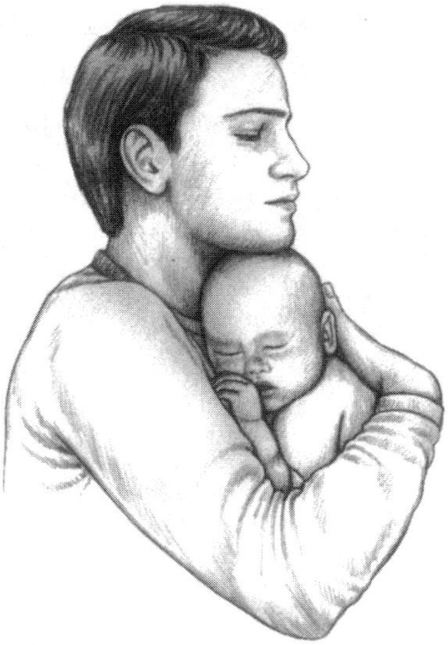

颈部偎依抱法

温暖的胸膛　还有一种爸爸擅长的安抚方法，就是让宝宝贴身趴在你的胸膛，一只耳朵贴在心脏部位。你心跳的节奏加上呼吸时胸膛的起伏，都会让宝宝很快进入梦乡。

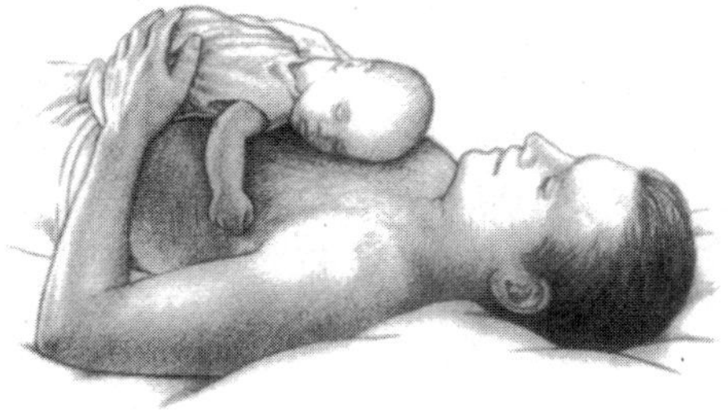

温暖的胸膛

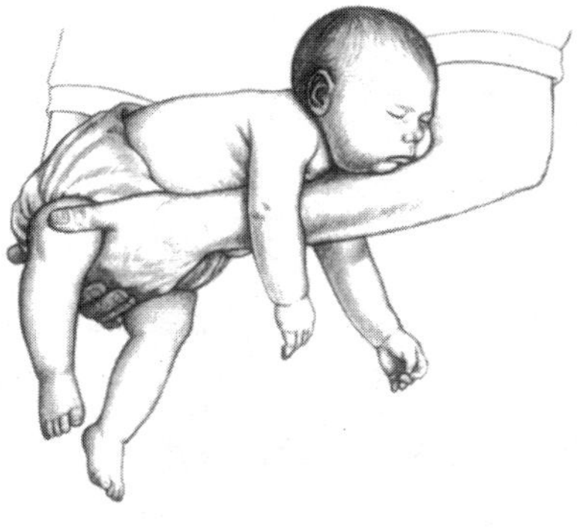

橄榄球式抱法

橄榄球式抱法　像抱橄榄球那样抱着宝宝，宝宝肚子朝下，趴在你的前臂上，头部枕在你的肘弯里，两腿分在你的手两边。牢牢抓住尿布区，前臂和手掌贴住宝宝的小肚皮。我们也称这样抱法为“腹绞痛抱法”。比起妈妈轻柔的抚摸及无力的手臂，父亲的大手及有力的把持更胜一筹。

宝宝身体弯曲 让宝宝的身体弯曲，可以让他放松。这个姿势能刺激大脑内的放松神经。宝宝伸展身体时，背拱着，四肢乱挥，容易造成紧张。所以，妈妈喂奶都是将宝宝身体弯曲搂在怀里。抱着宝宝的时候，让他身体弯曲，要么背对着你的胸部，要不让脚对着你的胸部。如果宝宝肚子胀气，腹部不舒服的话，可以试试夹肚子的方法：用一只手托住宝宝的屁股，让他的背贴着你的胸膛，另一只手的手掌贴在宝宝的肚脐上，让宝宝微微前倾，贴紧你宽大、温暖的手。

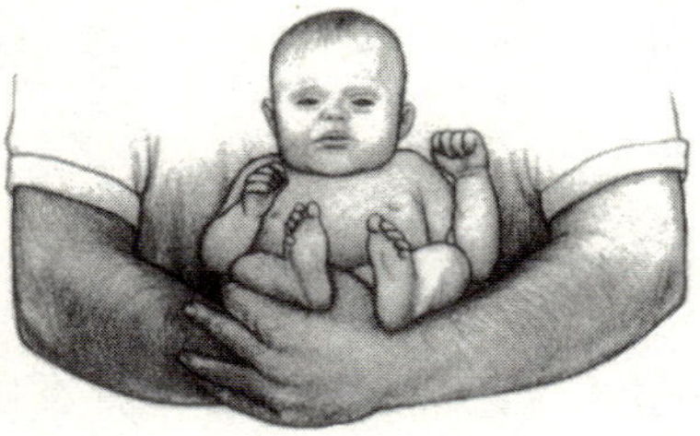

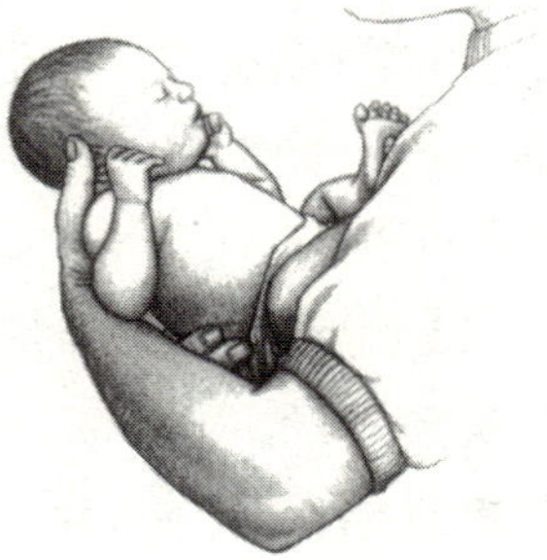

背着宝宝 多抱抱宝宝吧，这可是门家庭艺术。可以使用婴儿背巾一类的吊兜，尽可能多地将宝宝兜在身上，让宝宝适应你走路的节奏、说话的声音，还有你的舞步——让这三者同时发挥作用。具体做法是将宝宝放入吊兜，让他的头靠在你裸露着的胸毛浓密的胸膛上，耳朵贴住你的心脏部位，头部偎依在你的颈部。（这样做保证能讨得妈妈的欢心。女人看到自己的爱人如此感性地照看她的孩子，一定会感动不已的。）

开车带宝宝出门 将宝宝放在汽车里的儿童安全座椅上，开一段长途。宝宝通常会在车上睡着。就你和宝宝出门，坚决要求妈妈在家里为自己忙活一会儿。或者也可以一家出门，利用这个机会和妻子谈谈心。

产后性生活

是的，在妻子产后哺乳期间，你们仍然可以有性生活，但可能不如以往那么频繁了。被忽视的爸爸们常常向我诉苦：“她只顾着喂奶。”“我们几周没过夫妻生活了。”“管他什么荷尔蒙，我也有需求啊！”妈妈们对宝宝强烈的依恋是正常的，而爸爸们的这些感受也是正常的。妻子将注意力从你身上转向宝宝，是物种生存机制的自然天性，你不做爱仍然可以生存，但宝宝如果没有妈妈的关爱和照料，是不能茁壮成长的。而且，并不是你的妻子对你失去了兴趣，只是她暂时将兴趣放在了宝宝身上。

除了以上生物学的原因，你的妻子对性生活兴致缺乏的另一个原因就是她太疲倦了。妈妈往往因为宝宝无休无止的需求，没完没了的家务活，而筋疲力尽，上床后她想的就只有睡觉了。有的妈妈将这种一天忙碌生活结束时的感觉形容为“被榨干了”或“被掏尽了”。

丈夫须知：对妻子施加压力，勉强她过性生活，她就会产生抵触情绪。

产后最初几个月，甚至在更长的一段时间里，大多数女人没有足够的能量让自己同时胜任妈妈和性伴侣两个角色。此时，你不要撅着嘴表示不满，或对她施加压力（这是让你丢分的行为），而要利用这段时间，暂时放下自己的需求，全力给她关爱和支持，这样反而能吸引她与你鸳梦重温。下面就教你该如何做。

体恤

你的妻子在这段时间里精力不济，需要你的体恤。虽然她可能根本不想与你有身体上的交流，但却极其渴望与你进行情感上的交流。对于大多数男人来说，性等于身体的结合，但女人不这么认为，尤其在产后这段时间里，情感更加重要。女人在情感上准备就绪了，身体的结合才能水到渠成。

证明自己

爸爸们，我将与你们分享几个关于新妈妈的小秘密。当一个妈妈对她的宝宝产生强烈、健康的依恋时，她所经历的是一种无比强大的生物性及荷尔蒙连结，所以她会很自然地抵触与他人一起分担照顾宝宝的事。当宝宝哭的时候，你就能明显地感受到这一点。假设你听到宝宝睡醒了，需要安抚，你不慌不忙地朝卧室走去，妻子却从后院百米冲刺跑进来，把你推到一边，自己将她的宝宝抱进怀里。你可能有点被羞辱了的感觉，因为你知道自己完全有能力很好地应付。难道，你的妻子不信任你吗?

做妈妈的其实就是这样，当宝宝哭的时候，妈妈体内的血液就会汹涌澎湃，荷尔蒙令她有抱起宝宝、安抚宝宝的需求。而做爸爸的，即使再敏感，此时体内也不会发生同样的荷尔蒙变化。如果哪天你凑巧赶在妻子之前抱起了哭泣的宝宝，你要做好心理准备，因为妻子会候在你身边，随时准备“搭救”她的宝宝，她会无心却清楚地制止你：“让我来吧，亲爱的。”因为宝宝在你妻子的怀里更容易平复下来，你也就甘心放弃担当安抚者的角色，而妻子也乐得让你退居二线了。

由此会引发两种不健康的情况，一是你没有机会练习照顾宝宝的技巧，二是你的妻子会陷入认为只有她才懂得宝宝需求的错误思维之中，并为此更加疲劳。她不允许自己偷懒去好好享受一个热水澡、和朋友喝杯咖啡，甚至忽视自己需要洗澡的事实，一切都是因为“除了我，没有人能安抚我的宝宝”。这种情形出现时，你就要警惕了，这是她作为妈妈和妻子接近崩溃边缘，甚至整个家庭接近崩溃边缘的前奏。从一开始，你就可以和妻子分担照顾宝宝的责任，来避免这种情形的发生。向妻子证明宝宝也接受你的安抚，让她能放心把“她的宝宝”交给你照顾，自己得以休息片刻。

爸爸们，千万不要重蹈我的覆辙。我在照顾我们前两个孩子的问题上犯了错误，当时，我觉得玛莎这个哺乳妈妈做得非常出色，所以两个孩子并不需要我的安抚，我想等他们长大能玩橄榄球了，我再来尽我做爸爸的责任，融入他们的生活。大错特错！这完全是“三败俱伤”：我失去了磨练安抚宝宝技巧的机会，并在宝宝生命的敏感期未能和他们多亲近；宝宝们则失去了适应爸爸独特安抚方式的机会；对于我的妻子而言，则失去了一个她非常需要的支持者(我也为此在她心中丢了很多分。)。

早早地让自己成为养育专家，让宝宝了解，乳房并不是世界上唯一可以提供抚慰的地方，这也会让宝宝在夜间醒来时、腹绞痛时，以及他亲爱的妈妈身心憔悴时，更能够接受其他照顾方式。爸爸得分啦！

慢慢来

急着勉强妻子投入，注定要失败。此外，作为男人，你也知道出于爱和激情的性生活要比出于义务的性生活美妙得多。妇产科医生告诉你，你们可以恢复性生活了，但你的妻子才是那个生孩子、给孩子哺乳的人，而非医生。所以，你要做的是重新开始追求妻子、取悦妻子。虽然你可能比不过她体内的荷尔蒙，但是你可以施展你的魅力，打开她的心扉。你可以在白天多帮她做点事，让她能留一些体力到晚上与你分享。性生活的重建需要一个循序渐进、慢热的过程，你不能一听医生说可以了，当晚就迫不及待地向她扑去，而是要帮助她、抱着她、爱抚她、疼爱她，并一起分担照顾宝宝的工作。在床上搂着她，与她耳鬓厮磨，不是作为当晚的前戏，而是为下周美好的性生活打下伏笔。

轻轻来

妻子在产后恢复期间身体会发生变化，所以你要温柔、体贴。有的爸爸描述重新开始的性生活时，说自己“重新开始认识她的身体”。从好的方面讲，现在妻子的大肚子没了，你们俩又可以紧紧地偎依在一起了，然而，负面的情况就是，她的会阴可能还会疼痛，乳房也很脆弱。

产后和泌乳期间，不同女人的性反应会大不相同。有些女人在哺乳期间性快感会更强烈，还有女人反应起伏不定——可能这周激情澎湃，下周却毫无性趣。有些女人发现，母乳喂养让她们对自己的乳房、进而对自己的身体感觉舒服，这种良好的感觉也会被带到性生活中。

作为新爸爸，有必要了解一下做爱时会发生的生理现象：

* 做爱时分泌的荷尔蒙（催产素），同样也是刺激泌乳反射的荷尔蒙，所以女人的乳房喷出乳汁不足为奇，尤其是当她达到性高潮时。

* 哺乳妈妈在做爱时漏奶是自然的生理现象，最好用理解和幽默来对待，不要让妻子觉得你厌烦她漏奶，要不然你丢分可丢大啦！应该将漏奶看做妻子的身体被你成功挑逗起来的标志——别忘了手边准备好毛巾。

* 不要觉得妻子的乳房如今用来喂宝宝了，对你来说就成了禁区。如果你们在以往的性生活中，双方都很享受乳房刺激，甚至是你吸吮她的乳房，没有任何生理理由导致你不能继续这样做，你不必担心细菌，也不用害怕自己抢了宝宝的乳汁。话虽如此，有些女人对乳房刺激的反应会在哺乳期间有

所改变，可能是因为乳头更敏感了、乳房涨奶或变得脆弱，也可能是觉得乳房现在归宝宝一个人了。这些情况都只是暂时的，但你必须尊重妻子的反应。

* 女人在产后和哺乳期间雌激素水平降低，所以阴道干涩很常见。如果因为阴道干涩、发炎，或是因为会阴还未完全愈合，导致性交疼痛，可以使用水溶性润滑剂。

* 约好时间做爱。产后这段期间，无论是不是母乳喂养，对所有的父母来说，性生活都会变得缺少自发性。所以，你需要事先为你们的亲密时间做好安排。

* 记住，主卧室并不是唯一可以享受性爱的地方，如果宝宝吃完奶后在你们的床上安静地睡着了，就去客厅或客房吧，你会学会如何让性爱更有创意。

* 在做爱前就喂好宝宝，可以预防宝宝不合时宜的打扰，也可以减少漏奶的发生。然而，貌似宝宝有雷达，常常会在爸爸妈妈“性致”正浓的时候醒来。

有时，你也许会觉得自己在和一个有双重人格的人做爱：妻子的身体在你怀里，心思却停留在宝宝身上。不要让妻子觉得你认为宝宝破坏了你们的性关系，宝宝在你“性致”勃勃的时候哭起来了，你不要来一句“又搞破坏了”，作出生气的反应，因为你根本争不过宝宝那种揪心、催乳的哭声，不如借这个机会让妻子知道你可以将享乐延后，“放松，我去把他抱来吃奶。”不要指望稍后你们还会继续做爱，因为到那个时候，你的妻子说不定也睡着了。而你会因为鼓励妻子优先满足宝宝的需求得到很多分（最终获得更好的性爱!）。一个男人自私地只想到性，会让新妈妈非常厌恶，所以，虽然你在某种程度上有被剥夺的感觉，认为宝宝是个入侵者，你必须努力克服这些想法，那种“宝宝已经备受关注了，现在该轮到我了”的论调肯定会让你的妻子感到反感的。

爸爸们会在宝宝出生后的几个月里备受缺乏性生活的煎熬，此时，他们如能识大体，愿意为了宝宝将自己对性的需求延后，往往就能发现，他们和妻子之间的关系反而增进了。最初这几个月里理解并尊重为人母的天性，新爸爸也会有动力寻求做爱以外的方法，保持与妻子的亲密关系。古时候的作家将性交描述为“了解”另一个人，这也正是你在妻子生产后重新追求她时所做的。是的，在妻子产后，还是会有性生活！此时的性生活更美满、更充实，让一个男人变得成熟，成为一个真正的男人、一个丈夫和一个父亲。

与她交流

将你的感受告诉你的妻子——开诚布公但要委婉。向她打开心扉，吐露心声会得到她的倾听和理解，也会让她敞开心扉。感性地说出感受可以避免怨恨和苦涩在心中堆积。或许，你们俩甚至可以一起好好哭一场。你不要表现得可怜巴巴、摇尾乞怜，而是希望获得她的理解。你的妻子会因为你的表现而更爱你。

爱她

曾经有位新爸爸问我：“我们的生活何时才能恢复正常呢？”我则告诉他，你当爸爸之后的新生活，就是你的正常生活。拥抱生活中已经发生和即将发生的变化吧。爸爸能给孩子最好的礼物之一，就是爱他的妈妈。如果你的妻子相信，你肯定并支持她所选择的养育方式，她就能更好地进行母乳喂养、做更好的妈妈和更体贴入微的妻子。

写给妈妈的私房话

妈妈们，你要意识到，在你产后和哺乳期间，体内的荷尔蒙会发生变化，而你的丈夫没有这样的变化。所以，宝宝的爸爸不像你那么有照顾宝宝的动力，他对性的需求和以前没有不同。新爸爸往往有两大忧虑：与妻子少了亲密，宝宝明显偏爱妈妈。作为丈夫和爸爸，他都感到自己不称职。参考以下建议，帮助他。

敞开心扉

向丈夫倾诉自己的感受，解释你身体和内心的变化，帮助他了解你现在的感受和行为都是因为你新做了妈妈，而不是因为他做了什么让你对他失去兴趣。一定要让他知道，性生活不如以往美满不是他的错。妈妈们，记住，对于大多数男人来说，亲密就等于性交。

表达心意，证明给他看

你的丈夫也许感到你不再需要他了，因为宝宝取代了他的位置。你和宝宝那么亲密，他很容易觉得自己插不进来。这个时候，你要让丈夫知道，你现在更加需要他了，你希望他抱着你，希望他支持你。

苏姗是一位前来就诊的妈妈，她讲述了自己是如何处理丈夫的性需求的。苏姗很努力地想成为好妈妈和好妻子。她的宝宝夜里经常醒来，她的丈夫嫌睡眠受到了干扰，就在宝宝一个月大的时候搬出了卧室，大多数夜晚都在客厅的长沙发上度过（这种情形很常见——但不推荐）。不像其他那些疲惫妈妈预料的那样（"我对睡眠的需求要比他对性的需求更迫切"），苏姗认识到每个人都会有夜间的需求，所以她偶尔会在宝宝睡着后，蹑手蹑脚地去客厅，给丈夫带来惊喜。这些半夜的惊喜，奇迹般地帮助她的丈夫接受了她对宝宝夜间需求的敏感和投入。渐渐地，宝宝夜里醒来的次数越来越少，直至有一天，他们一家三口都能在夜里睡安稳觉了。

红色警报

你的丈夫是否开始更乐于加班，回家越来越迟？如果你发现你们夫妻关系越来越远，丈夫也渐渐远离宝宝的时候，你就应该重新考虑家庭生活的安排。宝宝需要的是快乐的父母。你们夫妻俩可以去心理咨询，当然，你找的心理咨询师要支持你母乳喂养，并支持你做一个好妈妈。

助他一臂之力

可以理解，在最初几个月里，许多女人包揽了对宝宝的照顾，一是因为她们自信比谁都做得好，二是她们的乳房通过母乳喂养，已成为满足宝宝大部分需求的"撒手锏"。如前所述，这是个"三败俱伤"的局面。你失去了丈夫的帮助；丈夫也无法发展照顾宝宝的技巧；宝宝则没有机会与爸爸亲近。

为了让丈夫也参与照顾宝宝，你需要帮他树立信心。避免以下情形：宝宝哭闹，爸爸抱起宝宝安抚，有些不得其法，而你知道宝宝到底需要什么，所以候在一边，最终从笨手笨脚的爸爸手中救出了哭闹的宝宝，爸爸感到自己太失败了，下次宝宝再哭，他干脆一开始就让你去安抚了。

当爸爸照顾宝宝的时候，妈妈应该给他们一点空间。出门散散步，让爷儿俩自己解决问题。你会惊奇地发现，在关键时刻，你的丈夫能想出极富创意的安抚办法。确保你的言行都表达出对他的信任，可以给他讲解不同的安抚技巧，然后让他摸索出一套自己的方法。让爸爸照顾宝宝时，找一个根据经验宝宝会比较乖的时间，喂宝宝吃饱奶后，你就可以出门逛街了。让丈夫知道你对他能力的尊重，记住，虽然只有你才能母乳喂养，但你和宝宝的爸爸都能够养育宝宝。

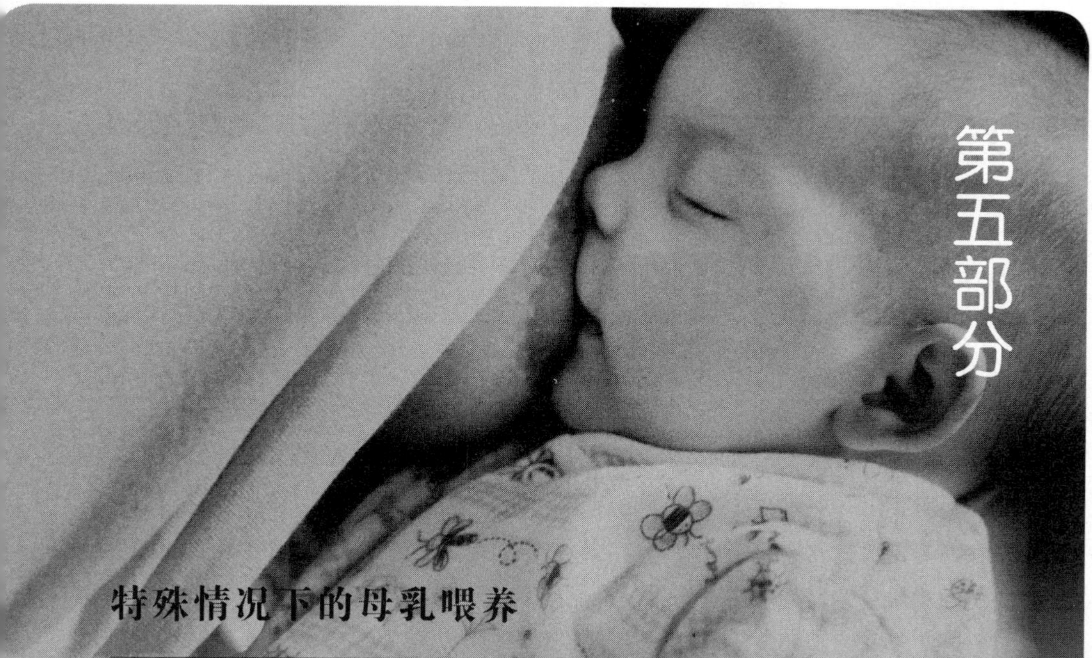

第五部分

特殊情况下的母乳喂养

如今，越来越多的妈妈们认识到母乳喂养的重大意义，所以，即使在各种困难的情形下，她们仍然坚持不懈地寻求方法来用母乳喂养她们的宝宝。对那些宝宝有特殊需求的妈妈来说，母乳喂养帮助她们实践运用了“需求程度”这一概念。有些宝宝在情感、生理以及营养上需求程度较高，只有满足了这些程度的需求，宝宝才能茁壮成长（茁壮成长并不仅仅意味着身体的长大，而是指宝宝在生理上、智力上以及情感上达到最佳发展。）。宝宝需求程度高，父母的供给程度必须也要高，需求与供给相匹配，家庭才能和睦发展。母乳喂养能让你在困难的情况下更有力量。乳汁本身是天然良药，可以满足宝宝各种生理需求和发展需要。喂养本身可以让你的直觉提高一个档次，使你能满足宝宝的特殊需求。同时，泌乳荷尔蒙也有助于你舒解压力。如果宝宝生病住院了，通过母乳喂养，你也可以成为医疗队伍中重要的一员。

选择用母乳喂养有特殊需求宝宝的同时，越来越多的妈妈也会选择延长母乳喂养期。母乳喂养学步幼儿有许多好处，但也带来诸多挑战。最终，“天下没有不散的宴席”，宝宝都会断奶的。我们将介绍如何在不同的年龄、不同的阶段断奶，如何避免断奶给母婴双方造成的压力。

有时候你准备停止哺乳了，可宝宝还没有准备好断奶；有时候你会怀疑频繁的哺乳以及夜间的喂养是不是值得。这些情况很可能发生在你身上，这个时候，你要提醒自己：你抱着宝宝、给他喂奶、与他同睡一张床的日子只是宝宝一生中短暂的时光，但是你在母乳喂养过程中对宝宝的关爱及付出却会是一生的美好回忆。

第十一章

特殊母婴如何母乳喂养

“妈妈的乳房是最好的!”这话也适用于有健康问题或有特殊发育需求的婴儿。事实上，如果有什么词能超过“最好”，它就完全可以用来形容母乳。母乳喂养为那些面临特别挑战的婴儿带来优势，母乳中的营养、免疫以及促进成长的物质帮助有特殊需求的婴儿将能量专注于成长与学习。母乳喂养的美妙之处就在于，母乳本身或母乳喂养行为，几乎可以在各种特殊情形下，满足母婴间的种种特殊需求。

然而，母乳喂养有健康或发育问题的婴儿并非易事。宝宝有这样那样的问题，母乳喂养的进程会更加艰辛，尤其在最初的几天里，妈妈还要应付宝宝其他方面的困难。但是，对于大多数妈妈来说，母乳喂养有助于让她们感觉自己是“正常的”，也使她们与宝宝的关系更为紧密。

早 产 儿

如果因为疾病或早产，你的宝宝出生后需要暂时实行母婴隔离，你很容易产生自己被医护人员取代的想法。这时，母乳喂养能让你成为宝宝医疗队伍中不可或缺的一员。你为宝宝带来的母乳，是其他任何人都无法给予的“良药”。母乳可以为早产儿带来各种奇妙的好处，下面列举其中若干：

* 研究结果表明，早产宝宝如果吃母乳，他们在幼儿期的视觉及智力发展就会更好，这得益于母乳中含有的特殊健脑脂肪，尤其是DHA。到本书出版的2000年为止，美国生产的婴儿配方奶是不含DHA的。此外，许多研究人员认为，早产儿不具备利用从配方奶中获得的养分，自身合成DHA的生化能力。

* 母乳中的蛋白质更适宜婴儿的新陈代谢系统。由于母乳含有脂肪酶，母乳中的脂肪也更容易让婴儿消化吸收，这就为婴儿的成长提供了更多的能量。

* 母乳喂养可以预防坏死性小肠结肠炎，这是一种会对早产儿造成生命危险的胃肠急症。

* 母乳可以提供配方奶所没有的抗感染物质。

* 早产儿的妈妈所分泌的乳汁，是为早产儿特制的，可以满足早产儿特殊的营养需求。它含有更多的蛋白质、脂肪、钠、铁、氯化物，以及其他营养物质。

即使有了先进的高科技新生儿加护设备，传统的母乳一如既往是新生儿最最完美的食物。

为何要坚持?

宝宝有特殊需求，会给哺乳妈妈带来额外的负担。家人、朋友甚至是医护人员都会感到奇怪：为什么做妈妈的她还坚持不懈地进行母乳喂养？要知道，定时泵奶、与宝宝一起努力学习胸喂都需要花费很多时间和精力，而且会造成更多的压力。大家可能会劝她放弃母乳喂养，配方奶喂起来要简单得多，似乎也能舒解新妈妈的焦虑。

这些好意的劝告其实不得要领，做妈妈的可能会觉得，为宝宝提供母乳是当下她唯一可以做的事，也唯有她才能做到——连医生和护士都无能为力。母乳喂养会提醒她：她是一个妈妈，她对宝宝很重要。做妈妈的为母乳喂养付出的努力，既为宝宝带来最好的营养，也体现了她对宝宝的全心奉献。她此时需要获得支持以渡难关，而非劝阻。

母乳喂养除了给予有特殊需求的宝宝额外的帮助和保护，也让哺乳妈妈对宝宝更有直觉，使之在照顾宝宝的问题上更能当机立断。母乳喂养锻炼了妈妈读懂宝宝需求暗示的能力，宝宝需求越多，妈妈就越需要能读懂宝宝。

为早产儿泵奶

早产儿太小或太羸弱时，不能直接从妈妈的乳房吃奶，妈妈就需要将奶泵出来。泵奶可以提示妈妈的身体继续分泌乳汁，等宝宝能直接胸喂时，就会有源源不断的乳汁。同时，妈妈泵出的母乳可以保存起来，用细管喂给宝宝吃。早产儿的妈妈很快就会感到自己和吸奶器“捆绑”在一起了，因为在宝宝不能胸喂的最初几周里，频繁地清空乳房非常重要。下面几条建议可以帮助你为早产的宝宝泵出足够的母乳：

按照新生儿吃奶的时间表进行泵奶 最初，你应该按照新生儿吃奶的时间表来进行泵奶，每三个小时至少泵一次。较理想的频率应该是二十四小时内泵八次奶。乍听之下好像次数太多，但这样做可以防止你今后泌乳量减少。频繁、短暂地泵奶要比不经常、长时间地泵奶要好。你可以不用严格地三小时一次，而是夜间四小时一次，白天两三小时一次（例如，早上七点、九点，中午十二点，下午三点、五点，晚上八点、十一点，凌晨三点）。使用双泵同时吸两侧乳房，每次泵 10—15 分钟。记住，短、频是关键。

经常泵奶，增加泌乳量 频繁地泵奶可以增加泌乳量。所以，即使在泵奶期间奶量减少了，等宝宝能胸喂时，你还会分泌充沛的乳汁。最近对哺乳生理学的研究表明，在最初几周内经常清空乳房，可以让哺乳妈妈在之后的两三个月里分泌更多的乳汁。相反，不经常清空乳房，会造成抑制泌乳的物质堆积，减缓乳汁的分泌。

分离乳脂

每次喂奶后期流出来的乳汁脂肪含量更高，可以将脂肪分离出来，用于辅助体重增加不够的宝宝，弥补宝宝由于吸吮力度不够或是营养需求变大而造成的增重不足。下面介绍了三种不同的方法从母乳中分离乳脂：

* 胸喂过宝宝后立即泵奶，这时泵出的奶要比在胸喂前泵出的奶浓稠。
* 如果宝宝还没有开始胸喂，可以在泵奶过程中使用不同的容器装奶，即在泌乳反射触发后，换容器装后奶，以区别于前奶。
* 冷藏泵出的母乳时，乳脂会浮到表层，捞取乳脂，先给宝宝喂乳脂。

尽早泵奶 在产后应尽早地开始为你的早产宝宝泵奶。刚开始的那几滴初乳看起来不多，却是所有宝宝最理想的第一餐——特别是还没有准备好就降临人世的早产宝宝。保存每一滴初乳（如果需要，护士可以帮你用无菌水稀释它，充分利用宝贵的“黄金初乳”），即使过了几天甚至是几周，你仍然有必要要求医护人员在第一次通过细管或口喂让宝宝吃奶时，喂你的初乳。

为小小婴儿准备的超级母乳

早产的宝宝需要获得某些额外的养分才能加速成长。神奇的造物主让早产宝宝的妈妈在产后一个月里分泌出含有这些额外养分的乳汁。这种母乳中热量、蛋白质及脂肪含量明显更高，尤其健脑的多元不饱和脂肪酸（LC-PUFAs）含量非常高（见第一章）。早产宝宝的肠道系统尚未发育完全，不能很好地吸收脂肪，特别是配方奶中的脂肪。而母乳富含脂肪酶，可以帮助早产宝宝消化吸收脂肪。为早产宝宝准备的乳汁中，也含有更多促进生长、增强免疫力的蛋白质。早产的宝宝需要额外的营养和保护，母乳是两者兼顾。

母乳中确实含有许多额外的养分，但未必能满足宝宝由于提前出世而产生的所有营养需求。因此，有时在新生儿加护室里，喂给早产儿吃的母乳中会加入人工母乳添加剂，这并不表示你的母乳不够好。在保护宝宝不受细菌感染、不因异蛋白过敏方面，母乳是任何人工奶无法比拟的。如果医生认为纯母乳喂养不能满足宝宝的生长需求，你可以考虑在泵奶时只留用“乳脂”（见上框）。现代育婴高科技化，而你的身体也有自己的一套“科技”，可以很好地照顾宝宝。

喂养小贴士：如果你在医院探视宝宝时泵奶，护士可以在泵奶后几分钟内就喂给宝宝吃。此外，和宝宝相处一段时间后，你也可以泵出更多的奶。有些妈妈甚至安排在宝宝床边泵奶。

使用优质吸奶器　不要因为使用低效的吸奶器而耗费精力，弄得自己身心疲惫。如果你必须泵奶以维持泌乳量，应该租用一个医疗级的吸奶器在家中使用（见第七章）。这种吸奶器被证实能够最大程度地提高催乳素水平，而早产宝宝的妈妈需要尽量借助这些荷尔蒙的帮助。有医生签署的医用品订单，你的保险公司可以报销相关费用。哺乳顾问或新生儿加护室的工作人员可以帮助你在出院前就租到吸奶器。

储存母乳以备后用 医院工作人员会告诉你如何储存母乳并注上标签，以备以后喂给宝宝。尽量要求让宝宝吃新鲜的（而不是冷冻过的）母乳，因为冷冻会大量破坏抗感染的活性白血球（参见第七章和第八章，了解更多泵奶及存奶小贴士。）。

保持吸奶器清洁 因为早产儿及患病的新生儿更容易受感染，因此盛奶容器和吸奶器上接触母乳的部件必须严格清洁、消毒。遵循医院对设备清洁、消毒的处理方法，泵奶前彻底洗净双手（包括指甲缝），每天都要用消毒液清洗吸奶器，泵奶时直接将奶水泵入特殊的无菌奶瓶，直接用无菌奶瓶喂宝宝，不要将泵出的奶倒来倒去，造成污染。你可以向护士询问医院是否提供用来装母乳的无菌容器。

母亲的关爱

早产的宝宝在新生儿加护室期间，你这个做妈妈的也许会觉得自己什么都做不了。但是，即使在这个时候，你也是宝宝生命中的重要人物，是他的医疗队伍中不可或缺的一员。如果你感到自己被排挤在外，提醒自己，你是宝宝的妈妈，最终，是你和宝宝的爸爸一起担负起照顾这个小生命的责任。

每天去医院探视宝宝，待上几个小时陪伴他，如果你初为人母，家中没有其他孩子等你回家照顾，你甚至可以成天都和宝宝待在一起。这样可以让你更有做妈妈的感觉，而宝宝也会熟悉你温柔的声音和抚摸。告诉医生和护士长你希望亲自照顾宝宝，让他们知道你想尽早开始实践袋鼠式哺育法。

如果你家离医院较远，或是家中还有其他孩子要照顾，让你分身乏术，你应该寻求帮助。亲戚朋友可以帮助你照看大孩子、料理家务和一日三餐，甚至开车接送你到医院，并在医院陪着你。接受所有人提供的帮助，说明你需要他们做的事。集中精力在非你莫属的事上，别的事情让他人分担。

早产儿护理及母乳喂养信息来源

格温·高池著《母乳喂养早产儿》（Breastfeeding Your Premature Baby）（国际母乳会出版，1999）

苏姗·路丁登-候著《袋鼠式哺育法：哺育早产儿的最佳方式》（Kangaroo Care：The Best You Can Do to Help Your Preterm Infant）（Bantam Books 出版，1993）

解读早产宝宝给出的信号

早产的宝宝很容易受到过度的刺激，因为他需要保存几乎所有的能量用于成长。最初让宝宝在乳房吃奶的时间不要长，以免宝宝太疲劳。不要心急，不要逼着他吸吮，要温柔地鼓励他。如果宝宝感到受挫，应该停止喂奶，安抚宝宝，让他想睡就睡，稍后再尝试。（你也一样，如果喂奶不顺感到受挫，竖直着抱着宝宝放松一下，或者让身边的人帮忙安抚宝宝，自己小憩片刻。）

袋鼠式哺育法

这种创新的早产儿哺育方式对父母来说简单易行、实用有效，绝不是哗众取宠的噱头，母婴双方无论在身体上还是心理上均能受益匪浅。

袋鼠式哺育，就是将宝宝贴身竖抱于妈妈胸前两乳之间，肌肤相亲，用薄毯或妈妈穿着的衬衫或睡袍遮住母子两个。妈妈用自己的体温给宝宝保暖，她亲密的肌肤接触以及轻微的呼吸起伏常常能安抚宝宝入睡。通过袋鼠式哺育，宝宝的心率和呼吸变得更有节律，表现也恬静安逸，有些宝宝甚至还会微笑，这是宝宝在恒温箱里或婴儿床上时很少见的。

在袋鼠式哺育过程中，宝宝常常会寻找乳头。他可能只是舔一舔，也可能试图吮吸，甚至会因为吮吸的尝试触发了妈妈的泌乳反射，从而享受到几滴从乳头上渗出的乳汁。袋鼠式哺育一个阶段之后，妈妈通常能比平时泵出更多的奶水。

随着研究的深入，更多的医护人员开始了解袋鼠式哺育法的好处，该哺育法的应用也更为广泛。袋鼠式哺育法既适用于可以离开恒温箱的新生儿，也适用于恒温箱中的新生儿。怀孕 34—37 周出生的宝宝，可以在出生后立即放到妈妈身边，与妈妈肌肤相贴。研究结果表明，接受袋鼠式哺育的婴儿增重更快，较少出现呼吸暂停（呼吸时出现一两秒钟的暂停）的情况，一般能提早出院，住院期间和六个月大的时候也较少啼哭。

袋鼠式哺育不仅仅是妈妈的特权，爸爸同样也可以享受与宝宝的亲密无间。在宝宝早产带来的种种压力下，袋鼠式哺育法有助于父母和宝宝维系亲子关系。当早产的宝宝出院时，父母亲对照顾宝宝更有信心，知道怎样才能安抚他们的小宝贝。宝宝回到家后，应该继续进行肌肤相贴或借助婴儿背巾的袋鼠式哺育，多抱着宝宝慢慢地走动，或是轻轻地摇晃。

教早产儿在乳房吃奶

第一次喂奶：何时进行？

新生儿护理的传统观念是，婴儿在开始吃母乳前，必须先学会熟练地从奶瓶吃奶。所以，新生儿的第一餐往往是通过人造奶头吃到嘴里的，等到妈妈尝试胸喂的时候，就很难让宝宝正确衔乳、有效吸吮了。结果，即使妈妈付出了最大的努力进行泵奶、喂奶，宝宝还是不得不用配方奶喂养。我们知道，对人造乳头的偏好对足月婴儿来说都是潜在的问题，所以肯定不要指望早产儿能轻松应付这个难题。如果早产儿能先吸吮妈妈的乳房，效果会比较好。最好是彻底戒用奶瓶。

已发表的研究表明，比起瓶喂，婴儿在妈妈乳房吃奶时，能更好地协调吸吮、吞咽与呼吸。研究也表明，在妈妈乳房吃奶的早产儿，比起吃奶瓶的早产儿，呼吸频率更高也更稳定，血液含氧量也更高，所以长得更好。同时，他们能更好地控制乳汁的流量，建立起更加规律的吸吮吞咽节奏。在乳房吃奶所用的力，也更能让宝宝保持有节奏的心率。喂养早产儿的专家发现，不喂奶瓶的话，早产儿能更早地学会在妈妈乳房吃奶。所以，在给早产儿喂奶瓶之前，应该先让他学习在妈妈乳房吃奶。

避免给早产的宝宝喂奶瓶

当宝宝还在新生儿加护室时，你不能一直伴他左右，给他喂奶。起初，你也许一天只能喂他一两次，但宝宝在其他时间还是要吃奶的，如何做才能避免或尽量少用奶瓶呢？

* 告诉医护人员，你希望尽量避免宝宝出现乳头混淆，以便今后能成功地进行母乳喂养。让医护人员了解你在医院给宝宝喂奶的时间表，安排好探视时间，尽可能增加胸喂的机会。

* 宝宝学习在乳房吃奶的阶段，你要询问医护人员，可否不用奶瓶，而继续用细管喂。

* 给早产儿喂食也可以采用眼药水滴瓶、注射器、手指、喂奶辅助器甚至

是杯子。研究结果表明，杯喂早产儿比瓶喂早产儿的血液含氧量更高。研究人员目前正在研究给母乳喂养的宝宝采用非人工奶头的各种喂食方法。“注射器与手指喂法”是早产儿妈妈已经成功实践的一项喂养技巧，将母乳放入无菌注射器或特殊的容器里，通过绑在妈妈或护士干净的手指上的喂食细管，伸进宝宝的嘴巴。宝宝吸吮的能力不同，所以，你可以配合吸吮，喷出几滴母乳，或者拿掉活塞，让宝宝自己通过吸吮从细管里吃到母乳。采用这种方法，宝宝每次吸吮都能吃到奶，可以鼓励他学会有效吸吮。

* 在宝宝即将出院前，多花些时间在医院，你可以整个白天甚至不分昼夜地待在医院。有些新生儿加护室会提供专用房间让早产儿的父母在宝宝出院前住上一两天，练习照顾宝宝的技巧。在此期间，宝宝一有需要，你就可以给他喂奶，并学习该如何给宝宝喂必需的辅助奶。等宝宝回家后，不必遵循新生儿加护室中三小时喂一次的时间表，宝宝需要更频繁地吃奶，至少在白天要多喂。

如果宝宝已经开始吃奶瓶，甚至已吃了一段时间，也不是无法挽回，只需多花些时间，多加点耐心，你的宝宝还是能学会很好地在妈妈乳房上吃奶。

计算吃奶量

如果用奶瓶喂宝宝，你可以清楚地计算他吃掉了多少毫升或盎司的奶，而乳房却没有刻度，不能显示喂奶前后的存奶量。

有时候，医护人员需要了解早产儿或有健康问题的宝宝吃了多少母乳，以用来计算宝宝还需要吃多少辅助奶，或是用于做其他医疗决定时的参考。

你可以通过“称重测试”来计算宝宝吃了多少母乳。让宝宝穿同样的衣服和尿布，在喂奶前后给他称重，前后重量的差别就是他的吃奶量。

只有精密的电子秤才能精确地称出宝宝的重量。医院的育婴室一般都会有这样的秤。

“称重测试”的结果不应作为母乳喂养成功与否的“打分”标准。这些数据只是让你了解宝宝的成长状况，帮助你和其他人做相关的育婴决定。

第一次喂奶：如何进行？

给小小婴儿喂奶需要特殊的技巧。当妈妈采用橄榄球式抱法（见第二章）或反转摇篮式抱法时，大多数宝宝能更好地吃奶，因为这两种抱法可以很好地支撑并控制宝宝的头部。乳晕在柔软的状态下更容易让宝宝含住，所以，你可以先在乳房“清空”的状态下让宝宝练习，免得宝宝一下子应付不了涨满奶水的乳房。你只需在喂奶前先泵出一些奶，留一些给宝宝吸吮，并且泵奶触发泌乳反射，宝宝在开始时不用太费力就能吃到奶。如果宝宝很饿，你也可以在胸喂时，用注射器辅助喂宝宝吃你泵出的奶水。通过这样的练习，你就能了解宝宝何时能完全靠自己吸奶了。

第二章中介绍的快速手臂移动（RAM）技巧可能并不适用于小小的早产宝宝，尤其是那些需要诱哄才肯吃妈妈乳房的宝宝。但你可以用手制作“乳房三明治”，拇指置于乳房上方，其余四指在下方，手指轻轻下压，让乳头和乳晕突出，让宝宝更容易含住。

你可以用乳头轻轻向下刷宝宝的下唇，鼓励他张大嘴巴，然后小心地将乳房塞入宝宝口中。多练习几次，宝宝才能学会长时间衔乳。坚持尝试，你就会找到适合自己的好办法，让宝宝能含住更多的乳晕。

在最初几次喂奶时，身边有人能搭把手是非常有用的。一位经验丰富的哺乳顾问或一位新生儿护士可以帮你教会宝宝衔乳吸吮，她可以帮你将宝宝支撑在胸前，或者用手指压宝宝的下巴，帮宝宝张大嘴巴，她还可以帮助你解读宝宝在吃奶时给出的信息。

刚开始学习吃母乳时，早产的宝宝很容易在短暂地衔乳吸吮后睡着。这时，你可以肌肤相贴地抱住宝宝，享受这宁静的时光。等宝宝醒了，你可以再次尝试喂奶。此时，“乳房三明治”可以发挥作用——对乳房的挤压可以将乳汁挤给宝宝，刺激宝宝吞咽，吞咽又可以转而刺激宝宝吸吮。

让宝宝学会正确衔乳并有效吸吮，也许是母乳喂养早产儿最困难的一步。只要有耐心、时间和信心，你一定会成功的！向支持、信任母乳喂养的人——

哺乳顾问、母乳会辅导员、医务人员或是经验丰富的哺乳妈妈——寻求支持和帮助。

在宝宝学习吃奶期间，你要继续泵奶，让你的乳房获得足够的刺激。如果你的泌乳量在过去几周里有所减少，现在就应该更频繁地泵奶，这样你才能给宝宝提供更多的乳汁，单靠宝宝的吸吮可能不足以增进你的泌乳量。这个时候，供略大于需是件好事，你会感受到强烈的泌乳反射，乳汁会喷入宝宝口中。

喂养小贴士：身心放松好下奶。一项研究结果显示，在聆听20分钟让人放松心情、产生遐想的音乐后，那些宝宝早产，还在加护室监控的妈妈泌乳量增加了60%。

宝宝住院期间，你要好好照顾自己

宝宝住院期间，你所有的心思都放在了宝宝身上，你陪着他、抱着他、喂养他、安抚他、担心他，你自己会忘记吃饭、忘记喝水、难以安睡，也许在该泵奶的时候也没有泵奶——这可不是什么好现象。你的宝宝此时更需要一个健康的妈妈。下面是几条帮助你照顾自己的建议：

* 随身携带一瓶水和一些健康的小零食。
* 穿着舒适轻便的衣服，便于喂奶和泵奶。
* 宝宝睡觉时，你也睡觉。你在宝宝床边打盹时，挂一个“请勿打扰婴儿或母亲”的牌子，避免不必要的打扰。
* 在宝宝床边备一个电动吸奶器。
* 向护士预定自己的一日三餐。你给宝宝提供食物，医院也应该为你提供食物，医护人员也会告诉你在哪里能买到果汁和小吃。

回家

小宝贝终于要回家了，你的感受可以说是喜忧参半，喜的是宝宝结束了住院的日子，忧的是自己现在成为宝宝身边唯一的护理员了。宝宝回家后的最初几周，你就安心地窝在家中给宝宝喂奶。宝宝很容易疲劳，经常会睡着，你要鼓励他多吃奶，但也要尊重他的意愿，在他想休息的时候就停下。用婴儿背巾兜着宝宝，即使在睡着的时候，让他也能一直依偎着你。肌肤的接触和轻微的动作都能让宝宝睡得更安稳。回家后，至少两小时喂一次奶。宝宝的体重很快会增长的。

在宝宝能有效吸吮母乳之前，你还需要用泵出的母乳或配方奶辅助喂养宝宝。你也需要继续泵奶，确保充足的泌乳量。先胸喂，然后再喂辅助奶。有一段时间，你会觉得自己成了一头只会喂奶、泵奶的奶牛，但是你会发现，因为你的乳汁，宝宝在茁壮成长。如果医生或哺乳顾问建议的话，你可以考虑使用喂奶辅助器，这是一种在宝宝胸喂时给宝宝输送辅助奶的装备。让别人帮你处理喂奶的杂事：清洗吸奶器、用杯子或手指给宝宝喂奶等等，让爸爸来做这些再合适不过了，这样他也能参与照顾宝宝。

早产几周的健康婴儿一般在几天大的时候，就可以和妈妈一起出院回家了。这样的宝宝可能不需要高科技加护，但是给他喂奶会比给足月儿喂奶困难些。只要你花时间耐心尝试，宝宝和其他宝宝一样会吃母乳的，这个过程中，你要格外注意宝宝的衔乳和吸吮方式，多与宝宝肌肤相亲，多抱着宝宝摇晃、走动，多用背巾兜着宝宝，这些都能帮助他更好地适应这个世界。

双胞胎、三胞胎、多胞胎

毫无疑问，正如人们常说的：双胞胎是双重的恩赐——也是双重的挑战。你的身体可以为两个甚至三个宝宝提供充足的奶水。同时喂好几个孩子，是非常值得付出的努力。母乳喂养确保你花时间在每个宝宝身上，而不是忙于洗衣服、打扫卫生或是调制配方奶。最初几个月里，你几乎所有的时间，不分昼夜，都用来照看宝宝，给宝宝喂奶。本书中关于好好休息、找人帮忙做家务、搁置琐事的建议，加倍或三倍适用于双胞胎或三胞胎的哺乳妈妈。家里有一个宝宝时，请人做家务或许还是件奢侈的事，但对于多胞胎宝宝的家庭，请人帮忙做家务绝对必要。你在怀孕后期就可以开始安排帮忙的人手，要知道，双胞胎往往会提前报到。

夜间给双胞胎喂奶

双胞胎的妈妈需要更多的休息，如果她能同时睡觉和喂奶，就可以获得充分的休息。这就意味着让宝宝们和你同床睡觉（购买一张特大号的床），做好睡觉的安排可以让爸爸、妈妈和宝宝们都能休息好。

一位经验丰富的妈妈母乳喂养了两对双胞胎，她在夜间与宝宝们同床睡觉。她发现，如果她不穿上衣睡觉，夜间的喂奶就会很简单，她只需要侧身给一边的宝宝喂奶，然后翻过身给另一边的宝宝喂奶，完全不需要在夜里手忙脚乱地摸索睡衣上的开口。

双倍好的开端

起初，一次喂一个宝宝，这样可以让你密切关注宝宝的衔乳情况。因为多胞胎往往会提前出世，所以刚开始的时候，其中之一或是两个宝宝都可能嗜睡或者不能很好地吸吮乳房。还在医院的时候，特别是在你遇到宝宝衔乳困难的情况下，你应该寻求哺乳顾问的专业帮助。最好能母婴同室，这样你可以在宝宝们有需要的时候就喂奶，并能尽快熟悉他们不同的个性。如果你分娩后感到疲惫，或是由于剖腹产手术，不能随意移动，可以让宝宝们的爸爸、奶奶或你的朋友陪在你身边帮忙。双胞胎，意味着你总比别人需要多抱一个宝宝！

母乳喂养双胞胎信息来源

凯伦·格洛马德著《抚养多个宝宝：母乳喂养及照料双胞胎或多胞胎》(Mothering Multiples：Breastfeeding and Caring for Twins or More)（国际母乳会出版，1999）

全美双胞胎妈妈俱乐部组织。邮寄地址：PO Box 438，Thompson Station，TN 37179－438。拨打联系电话：615－595－0936 或 800－243－2276，或登录网站 www. nomotc. org。

你的宝宝们吃奶时会表现截然不同的个性。也许有个宝宝个头大些，也许有个宝宝吃奶更多。等到他们都能熟练衔乳吸吮了，在某些时段，你也能轻松地同时喂他们了（宝宝们同时在两侧乳房吃奶，能够大大提高你的催乳素水平。）。有时，你需要鼓励吃奶需求较小的宝宝或是不太饿的宝宝，让他在同胞吃奶时也同时吃奶，特别是在晚上，这样做能够让你多些时间休息。有时，你希望单个地喂宝宝，让每个宝宝都能获得你的关注。这时，你需要采用轮换宝宝交替吃两侧乳房的有效方式，这样，即使只有一个宝宝能更有效地吃奶，你也可以确保两侧乳房都能获得足够的刺激。

同时给两个孩子喂奶

给双胞胎喂奶时，妈妈需要好多个枕头，让大家都感到舒适。你只有两只手，却要同时喂两个宝宝，这个时候，特别设计放在腿上的喂奶枕会非常有用（见第七章）。脚下放置喂奶脚凳或其他东西，可以帮助你抬高腿部，便于你更好地抱紧宝宝们。不妨尝试以下几种喂奶姿势：

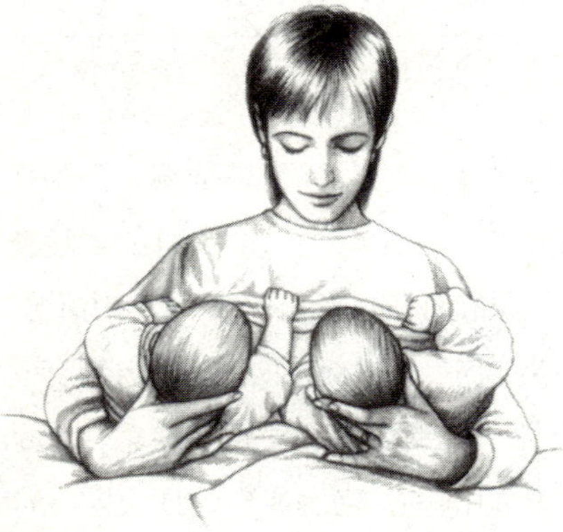

双橄榄球式抱法

双橄榄球式抱法 将宝宝们一边一个放在枕头或是喂奶垫上。宝宝们的头朝向乳房，身体在你臂弯下伸向你身体的两侧。手部对宝宝们的脖子稍稍用力，将宝宝们抱近你，这样可以帮助他们保持衔乳的状态。你可以在背后垫上枕头，注意，你是要抬高宝宝们到你的胸前，而不是自己弓背向前倾。

双摇篮式抱法 每个宝宝都侧身躺在你的一个臂弯里，头部面向乳房，宝宝们的身体在你腿上交叉。在肘部垫上枕头，帮助支撑宝宝们。

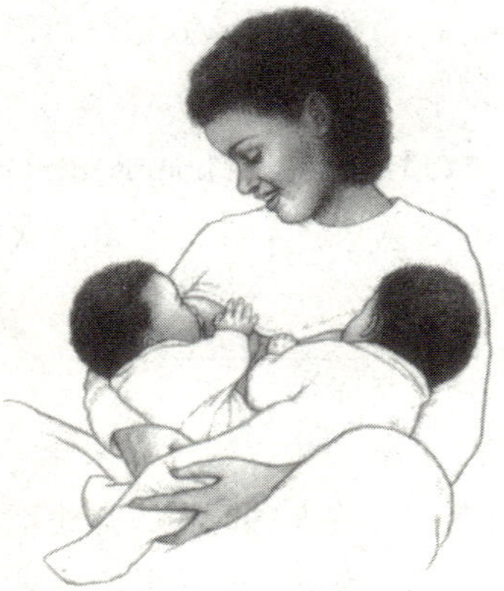

双摇篮式抱法

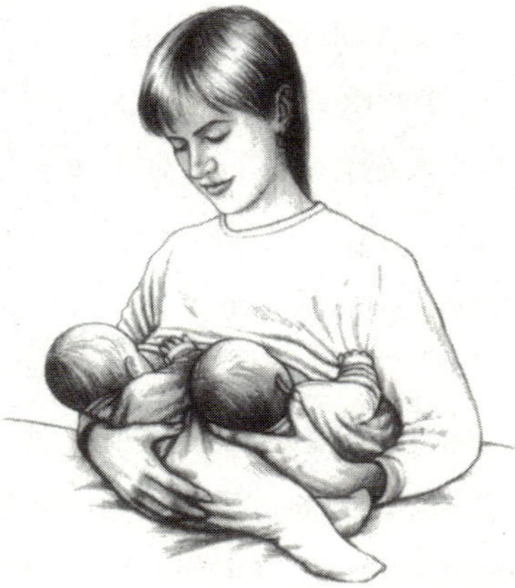

摇篮式与橄榄球式混合抱法

摇篮式与橄榄球式混合抱法　喂奶时，以摇篮式抱一个宝宝，以橄榄球式抱另一个宝宝。橄榄球式抱着的宝宝头部与摇篮式抱着的宝宝臀部或大腿对齐。

平躺抱法　平躺在床上，头部和肩膀下各垫一个枕头。两只胳膊分别搂住两个宝宝，宝宝们的身体叠在你身上，他们的膝盖在中间会合。你需要身体两侧有枕头支撑你的胳膊。

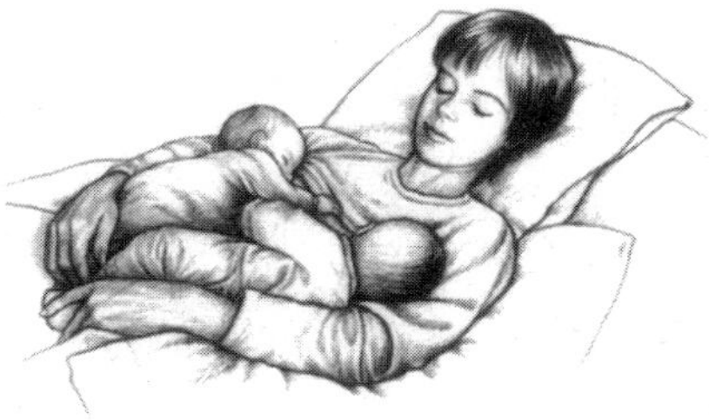

平躺抱法

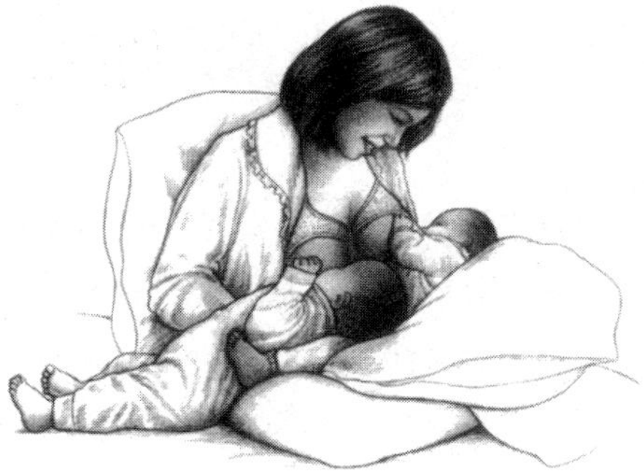

同时喂大一点的双胞胎

双胞胎的妈妈很快就会找到最舒适的地方，用最舒适的姿势，同时给双胞胎喂奶。这个喂奶地点可以是一把大摇椅，也可以是有宽边扶手的躺椅，或者是长沙发的一角，在长沙发上喂奶时，双胞胎的哥哥或姐姐还能坐在妈妈身边讲故事。

与宝宝们同床睡觉也许是唯一能让你获得足够睡眠的办法。

顺利喂养双胞胎

家里有多个宝宝的时候，做爸爸的更需要提供帮助。爸爸不能母乳喂养，但可以做其他的事。在妈妈给一个宝宝喂奶的时候，爸爸可以给另一个宝宝换尿布或是抱着哄他睡觉，就像流水作业一样。如果家里还有大一点的其他孩子，那爸爸的作用就更大啦。妈妈由于忙于照顾小宝宝们而减少了对大孩子的关注，这时候，大孩子可以常常与爸爸相处，获得爸爸的更多关注。

通常采用的按需喂奶方式会让双胞胎的妈妈感到疲乏，但如严格定时喂奶，又会影响宝宝们茁壮成长。你可以采取折中，找到一种有效可行的喂养方式，既能满足宝宝们的需求，又能让父母得到足够的休息。

家里有不止一个宝宝时，不要期望自己还有精力做好别的事。至少在短期内要对其他的事说“不”。找人帮忙做家务、做饭、跑腿，朋友要帮忙时，说明你需要他做的事。有一点你要明白，那就是你不可能完全靠自己一个人顺利渡过这段艰难时期。

参加专门面向双胞胎妈妈的支持小组，从其他妈妈那里学习照顾双胞胎的窍门。当地的母乳会小组可以帮你找到这样的支持小组。

收养的宝宝

有志者，事竟成。是的，你可以母乳喂养非亲生的宝宝。对乳头的刺激会促使乳汁分泌，甚至从未怀孕过的女人也可以分泌乳汁，能够与宝宝一起享受母乳喂养带来的亲密感觉。这就是我们说的“诱导泌乳”。

萝伦是我们收养的女儿，玛莎用母乳喂养了她十个月。以下是我们自己以及其他妈妈关于喂养收养的宝宝的一点体会。

设定的目标要现实可行 妈妈选择用母乳喂养收养的宝宝，是因为她相信母乳喂养不仅仅可以提供母乳，把宝宝抱在胸前喂奶，可以让她获得母乳喂养给她和宝宝带来的特殊维系。此时，母乳本身的好处反而是额外的。尽管有些女人可以分泌足够的乳汁给收养的宝宝，大多数还是必须在喂母乳的同时持续给宝宝喂辅助奶。

促进泌乳的药物

有些药物能够通过提升制造乳汁的荷尔蒙水平，如催乳素水平，促进乳汁的分泌。以下几种情况下，妈妈可以借助这些药物促进泌乳：断奶后重新哺乳、喂养收养宝宝，因为宝宝不会从乳房吃奶，不得不泵奶以维持泌乳量。目前最为安全有效的药物有胃复安（甲氧氯普胺），服用 4—14 天，每天 3—4 次，每次 10 毫克，逐渐减少剂量。该药对泌乳的作用因人而异，有些妈妈在服用后泌乳量翻倍，也有些妈妈服用后几乎没什么反应。此外，在服用剂量减少后，泌乳量往往也会减少，但通常还是会比服药前要多。胃复安对宝宝也是安全的，事实上，胃复安甚至还被用来治疗早产儿的胃食管反流。妈妈服用该药，偶尔会出现焦虑、腹泻、抑郁、头痛、失眠和疲劳等副作用，可以通过减少剂量来减轻副作用。

其他药物仍然处于实验阶段。人类生长荷尔蒙被证实可以提高早产儿妈妈的泌乳量，这就类似于奶制品行业中添加牛的生长荷尔蒙促进奶牛产奶的作法。一项相关的研究中，皮下注射人类生长荷尔蒙的剂量为：连续7天，每天按每公斤0.2个国际单位（IU）的剂量，最高不超过每天16个国际单位。初步的研究结果表明，这种疗法虽然昂贵，却是颇有前景的治疗方式。另外一种处于研究阶段的药物是一种释放甲状腺素的荷尔蒙，研究表明它可以提高催乳素水平。刺激泌乳反射的催产素鼻喷剂已经不再广泛应用了，但可以由医生开处方，到药房配到。如果你的情况的确需要使用该药来提高泌乳量，可以向医生咨询。使用这些药物的同时，应该配合其他促进泌乳的方法，特别是增加喂奶或泵奶的次数。

寻求支持 母乳喂养收养的宝宝，有的人认为可以理解，也有人认为这简直荒谬。当地的母乳会辅导员会给你很多的鼓励，她还会帮你联系其他喂养过收养宝宝的妈妈。

寻求专业帮助 在本地找一位曾为收养宝宝的妈妈做过咨询的哺乳顾问。选择儿科医生时，也选择了解哺乳并愿意支持你的医生。

准备宝宝的到来

如果你知道宝宝什么时候出生或者知道他什么时候到你家来，你就可以提前开始刺激自己的乳汁分泌。母乳喂养不仅锻炼你的身体，也磨练你的意志。除了寻求专业帮助、准备吸奶器和辅助器之外，你最需要的是全身心的投入。可以参考以下建议：

* 宝宝出生前4—6周，租一个医疗级的电动吸奶器，用来泵奶。吸奶器模拟宝宝吸吮乳房的动作，最终可以刺激你的身体分泌出乳汁。开始时，每侧乳房泵5分钟，慢慢增加到15分钟（可以两侧乳房同时泵）。泵奶的频率参照新生儿吃奶的时间——每两三小时一次。你不必在夜里起来泵奶，但在宝宝即将到来之际，你也许会选择这样做。虽然一般都需要几周时间，但你也可能在泵奶几天后就能见到“乳汁”。最初出现的乳汁是几滴初乳，浓稠的黄色液体，之后分泌的就是成熟的母乳了。

* 向医生咨询如何用药物促进你的乳汁分泌。最常用来诱导（或增加）

泌乳的药物是胃复安（甲氧氯普胺），需服用4—14天。1994年进行的一项研究表明，大多数收养宝宝的妈妈在服药后能够分泌足够的乳汁，该药方如下：在诱导泌乳前一周注射100毫克的甲羟孕酮（人工合成的黄体酮），一周后开始每日四次口服10毫克的胃复安，直至分泌出足够的乳汁（研究中有过哺乳经验的妈妈只接受了口服药物。）。在减少胃复安服用剂量后，泌乳量也会减少，但仍会比服药前的泌乳量多。很多哺乳顾问还会推荐草药，例如葫芦巴，可以增加乳汁的分泌（见第五章）。

* 购买一个喂奶辅助器——由容器和细管组成的装置，可以在宝宝吸吮乳房时给宝宝喂配方奶。妈妈如果用母乳喂养收养的宝宝，可以长期使用喂奶辅助器，这样，宝宝可以只吸吮乳房，同时也能获得所需的额外奶水。

* 如果条件许可，在宝宝出生时就去医院，尽早开始给宝宝胸喂。如果宝宝出生时你在场，第一次母婴相连的时候可以不用借助辅助器。让医院的护士避免给宝宝喂人工奶头，而是用杯子、注射器或是在手指上绑上喂奶辅助器的细管给宝宝喂奶。自己尽量多在宝宝身边给他喂奶。

* 取决于你和宝宝生母的关系，考虑问她是否愿意在二十四小时内泵奶，收集泵出的初乳，用杯子、勺子或注射器喂给宝宝吃。这样短期的泵奶并不会对宝宝生母的下奶的情况有所影响，因为即使是不进行母乳喂养的妈妈，乳房也会涨满，先是初乳，之后是成熟的乳汁。

迎接宝宝的到来

有些收养的宝宝立即喜欢从养母的乳房吃奶，有些则需要百般诱哄。这取决于很多因素，例如宝宝的年龄、他的生母是否母乳喂养过他、宝宝的吸吮需求，以及宝宝的个性。一般来说，才几天大就被收养的宝宝，会比已经用配方奶喂养了几周或几个月的宝宝更容易接受来自养母的母乳喂养。等到宝宝最终躺入你的怀抱，你就抛开其他琐事，而专注于了解他，和他一起努力进行母乳喂养。下面的建议可以帮助你教会宝宝从乳房获得安抚和营养：

* 白天和夜晚都要频繁地给宝宝喂奶。鼓励宝宝通过吸吮获得安抚和营养。

* 宝宝在不是特别饿或特别困的时候会更愿意吸吮乳房。在昏暗的房

间里给他喂奶；在抱着宝宝走动、摇晃时，给他喂奶；无论宝宝是清醒还是昏昏欲睡时，给他喂奶。很快，你就能找到最适合你和小宝贝的喂奶方式了。

* 给宝宝很多的肌肤接触。和他一起睡，白天用背巾把他兜在身上。还可以和宝宝一起洗澡，在温暖的水中抱着宝宝，让他在你怀中完全放松、感到安全的时候给他喂奶。

* 宝宝吸吮乳房的时候，用喂奶辅助器给他喂配方奶。请哺乳顾问演示如何使用辅助器，并帮助你制定喂辅助奶的计划。

* 在宝宝学习从乳房吃奶期间，不要给宝宝喂奶瓶或使用安抚奶嘴。你可以使用杯子、眼药水滴瓶、喂奶注射器给宝宝喂辅助奶，也可以在胸喂时使用喂奶辅助器。鼓励宝宝只在乳房上进行安抚吸吮。

* 如果宝宝正处于瓶喂向胸喂的过渡期，你仍需要给他喂奶瓶的话，你可以在搂着宝宝，让他贴紧你裸露的胸部时给他喂奶瓶，等他吃饱了，就让他转吸乳房进行安抚吸吮。

* 如果宝宝能很好地吸吮乳房吃奶，你就不必继续泵奶了。宝宝频繁、有效的衔乳和吸吮比吸奶器对泌乳的刺激要有效得多。

* 关注宝宝的大小便，确定宝宝吃奶量充足。随着你的泌乳量增加，宝宝的粪便也会变软变黄。

* 你的身体开始泌乳后，你也会注意到泌乳荷尔蒙带来的变化。你的月经会减少，会变得不规律，经期泌乳量也会减少，经期一结束，泌乳量又会回升。有些收养宝宝的妈妈在开始泌乳后，会有情绪上的波动。

* 你要耐心，不要因为喂奶的事和宝宝计较，如果喂奶不顺利，就停下来，稍后再试。

* 记住，你的主要目的是享受和宝宝在一起的特殊时刻，要将母乳喂养看做是关爱的体现，不必执著于泌乳量的大小。现实生活中泌乳量也各有不同，有些妈妈的奶水不足，有些妈妈的奶水充沛，其他的妈妈则介于两者之间。

和亲生妈妈一样，养母也会得到母乳喂养的回馈。泌乳荷尔蒙会让你心情放松，更能享受和宝宝在一起的时光，整个为母乳喂养的努力过程，使你更了解你的宝宝，增加做妈妈的自信。

患唐氏综合征的宝宝

我们的心中总有一块柔软的地方，留给那些患有唐氏综合征的宝宝，以及照料他们的父母亲们。我们的第七个孩子史蒂芬就患有唐氏综合征，在他出生时，我们就了解到母乳喂养可以为他带来诸多好处，同时，我们也发现，让他接受母乳喂养是一个漫长而艰难的过程。之后，我们也和许多喂养唐氏综合征宝宝的妈妈交流过，她们也有类似的困难，但是这些妈妈都坚持下来了，她们的宝宝非常幸运地充分享受了母乳喂养——就像史蒂芬一样。

母乳喂养的好处

对于患有唐氏综合征的宝宝来说，母乳喂养的好处更加显著了。下面列举了几个例子：

* 这些宝宝常常发生呼吸道感染，随之而来的是耳朵感染，但是研究结果表明，母乳喂养的宝宝很少感冒，即使感冒了症状也不会太严重。

* 母乳喂养会刺激宝宝的嘴部，有助于宝宝面部肌肉和下颚的发育，利于宝宝今后说话能力的发展。

* 母乳可以为宝宝的大脑及神经系统的最佳发育提供所需的营养。

* 便秘是患唐氏综合征宝宝常见的问题，但母乳喂养的宝宝很少会便秘。

* 患唐氏综合征的宝宝生长发育缓慢，尤其当他们心脏也有缺陷的时候(40％患唐氏综合征的宝宝有心脏缺陷)，而吸吮妈妈的乳房所消耗的能量要比吸吮奶瓶消耗的能量少。

* 患唐氏综合征的宝宝常常会有视力问题，母乳喂养能够刺激视觉发展。

你可能会碰到的问题

患唐氏综合征的婴儿会有一些普遍的问题，造成最初几周里的哺乳困难重重。下面列举了妈妈可能会碰到的问题以及相关建议：

* 患唐氏综合征的宝宝肌张力比较弱，需要额外的扶持才能在乳房吃奶。尝试采用摇篮式或翻转摇篮式抱法进行喂奶（见第二章）。手在宝宝脖子后稍稍用力，并在喂奶过程中一直扶住乳房，帮助宝宝吃奶。

* 这些宝宝往往在最初几周里很困乏（史蒂芬在两周前很少睁开眼睛。）。白天每隔两个小时叫醒宝宝吃奶，夜里也至少给他喂两次奶。让宝宝不穿衣服和你肌肤相贴，和他说话，让他清醒过来，这时再给他喂奶。

* 如果宝宝才吮吸几分钟就要睡着，或者转为浅吸或安抚吸吮，将他抱离乳房，再次叫醒他，然后喂他吃另一侧乳房。这样来回重复几次，直至你观察到他至少有 10—15 分钟的吸吮及吞咽后，再让他睡觉。

* 嘴部和舌头的肌张力弱，意味着患唐氏综合征的宝宝往往吸吮无力，并难以衔乳。他们可能不能让舌头形成杯状，包住乳头吸奶。尝试用手指进行一些吸吮训练，教会宝宝在衔乳时保持舌头在下的位置。将洗净的手指伸入宝宝的嘴巴，指腹朝上抵住上腭，宝宝吸吮时，慢慢转过手指，轻轻向下压舌头，手指慢慢移到舌尖，然后从宝宝嘴巴撤出来。每次喂奶前重复几次这样的练习。轻轻按摩宝宝的嘴唇四周可以帮助提高肌张力，沿着上下唇打圈或是从嘴唇中间往外轻抚，也可以向嘴巴方向轻抚宝宝的脸颊。

* 在患唐氏综合征的宝宝学习吃奶期间，他可能需要增补剂。你泵出的乳汁是最好的增补剂，同时，泵奶也让你的泌乳量更充沛。租用一个医疗级的电动吸奶器，每次喂完奶后泵奶。你可以用注射器、杯子、喂奶辅助器或眼药水滴瓶给宝宝喂额外的乳汁（见第七章）。

* 在宝宝吃奶之前，稍微泵一下奶，以便刺激泌乳反射。或者在胳膊和乳房间塞一个装奶的瓶子，在宝宝吸吮一侧乳房时，给另一侧挤奶。这样做可以让宝宝不用那么费力就能吃到更多的奶。

* 哺乳顾问可以帮你制定喂奶方案，调试吸奶器，并向你演示如何教宝宝更好地吃奶。（参见国际母乳会小册子《母乳喂养患唐氏综合征的婴儿》Breastfeeding a Baby with Down Syndrome）

生出的宝宝患有唐氏综合征，对父母来说不啻为一个打击，在惊慌、难过之际，父母还有很多需要学习的东西。你要向家人和朋友讲述宝宝的病情，也要向专家请教如何照顾好宝宝。伤心是难免的，但你需要和宝宝建立感情，努力地母乳喂养是了解宝宝、爱护宝宝的方式之一。同时，你也需要花时间多抱抱宝宝（甚至在他睡着的时候）、多和宝宝说话、多享受他的陪伴。随着宝宝的成长，你会发现患唐氏综合征的宝宝会特别令人想抱他，你还会发现这个孩子有很多让你喜爱的地方，也会有很多让你感到骄傲的地方。

玛莎母乳喂养了史蒂芬三年半时间。根据最新的研究成果，母乳喂养的时间与孩子视力及智力发展成正比，我们感到很欣慰，因为我们给了史蒂芬最好的人生开端。

唇裂和腭裂的宝宝

唇裂和腭裂是新生儿常见的先天性缺陷，可以在幼年时期通过手术加以矫正。这些宝宝在子宫发育期间嘴唇或上腭之间裂缝的两侧未能结合相连。唇裂或腭裂的宝宝容易有语言障碍和耳朵感染的问题，母乳喂养可以减轻这两方面的潜在问题。

唇裂

唇裂通常可以在宝宝很小——只有几周大的时候进行修复。上嘴唇的开裂使得宝宝很难密闭地衔住乳房进行有效的吸吮，但是，他仍然可以通过舌头和牙龈挤压乳房吃到奶，稍微帮他一下，宝宝就能有效地吃奶了。妈妈柔软的乳房组织可以塞住部分裂缝，妈妈也可以用拇指堵住裂缝。在宝宝出生后最初的几小时和几天里，在妈妈“出奶”、乳房变硬之前，可以多加练习，帮助宝宝学会正确地吃奶。

一些外科医生认为唇裂修复手术后的恢复期最好不要进行母乳喂养，也有医生发现让宝宝吸吮乳房不会有任何问题，甚至这样会恢复得更快。和宝宝的医护人员一起制定出喂养方案。如果在手术后一段时间不能母乳喂养，你需要租用吸奶器进行泵奶，维持泌乳量。泵出的乳汁可以用其他方式喂给宝宝吃，母乳可以帮助宝宝尽早痊愈，回到妈妈的乳房吃奶。

照顾唇裂或腭裂宝宝的信息来源

国际母乳会《母乳喂养唇裂或腭裂宝宝》(Nursing a Baby with a Cleft Lip or Cleft Palate)

《给我们一点时间：如何母乳喂养唇裂或腭裂宝宝》(Give Us a Little Time：How Babies with Cleft Lip or Palate Can Be Breastfed) 这本小册子提供大量信息及图示，可以通过母乳会或美德乐（联系电话 800 - 435 - 8316）获得。

腭裂基金会。地址：104 South Estes Drive，Suite 204，Chapel Hill，NC 27514。联系电话：919 - 933 - 9044。网址：www.cleft.com/cpf.htm。

腭裂

腭裂会让母乳喂养更加困难，难度取决于上腭开裂的位置及裂缝大小。由于上腭开裂，宝宝不能通过吸力将乳房含在口中，也很难通过上腭压住乳晕部分挤出乳汁。宝宝吃奶时，奶水容易上溢进入鼻腔，也更容易流入咽鼓管和中耳。然而，母乳对鼻腔内纤弱的黏液组织造成的刺激要比配方奶小，引起耳朵发炎的可能性也小。尽管腭裂的宝宝不能直接从妈妈的乳房吃奶，他们仍然会因吃母乳而受益。

如果只是口腔后部的软腭上有小裂口，宝宝克服困难，还是可以在乳房吃奶的。裂口很大的宝宝，在进行修复手术之前，只能通过特殊的喂奶器具吃母乳。介于以上两种情况之间的宝宝，可以根据不同情况，采用特殊的技巧，还是能从乳房吃奶的。妈妈需要获得有相关经验的哺乳顾问的帮助。

可以尝试下面列出的技巧：

* 给宝宝喂奶时，采用竖抱的摇篮式抱法，让宝宝的头部略高于乳头，这样宝宝可以配合乳汁的流出，更容易吞咽。

* 将乳头对准宝宝上腭完整的部分，如果调整宝宝衔乳的角度，或许他就可以挤压乳晕了。

* 采用“舞蹈者手法”（手掌从下面支撑乳房，拇指与食指成“U”形扶持宝宝的脸颊和下巴），让乳房保持在宝宝嘴里。咨询哺乳顾问时，他会向你演示这种手法。

* 一些腭裂专家建议使用牙科修复用品包住裂口，这可以让宝宝吃奶——包括在乳房吃奶——更容易些。

* 即使宝宝不能从乳房吃到很多奶，也要鼓励他进行安抚吸吮。

* 如果宝宝不能从乳房吃到奶，可以用一种叫“哈伯曼喂奶器”（Haberman Feeder）的特殊奶瓶或是一种特殊的软杯给宝宝喂泵出的母乳。

修复腭裂要在宝宝九个月或更大时才能进行，这意味着在很长一段时间里，你要坚持采用特殊的喂养技巧或者为不能胸喂的宝宝泵奶。无论采用何种方式，喂养腭裂的宝宝都需要花很多的时间，但宝宝会终生受益。

心脏缺损的宝宝

母乳可以为患先天性心脏病的宝宝带来很多好处。母乳含钠少，对心脏温和，母乳中的免疫物质还可以保护宝宝，让宝宝在手术之前保持健康。

心脏缺损的宝宝很容易疲倦，他们的心脏需要消耗更多的能量，用于生长的能量就很少了。尽管这些宝宝的体重增长很慢，研究结果表明，母乳喂养的心脏缺损宝宝和配方奶喂养的宝宝生长情况一样好，事实上，母乳喂养时，宝宝能比瓶喂保留更多的能量。他们需要频繁、每次少量地吃奶，需要很多鼓励和耐心。如果需要喂辅助奶，可以使用喂奶辅助器在宝宝从乳房吃奶时喂泵出的高脂后奶，也可以使用杯子或注射器。

生病的妈妈或宝宝

母乳喂养是最好的药方，如果你或宝宝感冒、流感、腹泻，或有其他病症时，你进行母乳喂养是万无一失的。你的乳汁可以帮助宝宝战胜病菌。如果你生病了，宝宝可能只会出现轻微的症状或者根本不受影响，这都要归功于母乳中的免疫物质。

如果你感到身体不适，不妨和宝宝一起睡个觉，或者准备好水瓶、干净纸尿布、纸巾，以及一些零食，和宝宝待在沙发上休息。如果宝宝生病了，你也做同样的事，同时，宝宝可能想更频繁地吃奶，所以找一本好书、或者几张碟片和遥控器，彻底放松一两天。

上吐下泻

宝宝肚子不舒服、上吐下泻时，还是可以继续母乳喂养的。宝宝患有肠道感染（胃肠炎）时，病菌让肠壁受损，并破坏分泌乳糖酵素——消化乳汁的酶的腺体。结果往往导致患肠胃炎的宝宝不能吸收牛奶或配方奶中的脂肪和乳糖。未吸收的乳糖发酵，造成宝宝身体不适并出现腹泻。母乳就不同了，它含有帮助乳糖和脂肪吸收的生物帮手。由于母乳不刺激宝宝的肠道，母乳喂养的宝宝在肠道感染时，很少因为需要治疗脱水而住院。少食多餐可以避免宝宝脱水，继续母乳喂养的话，腹泻的宝宝通常很快就会康复，体重也不会减轻很多。

如果呕吐的宝宝想要安抚吸吮，最好在喂他之前先挤出大多数的乳汁，因为他吃奶时只需要少量的乳汁，这样不至于刺激他的肠胃，导致他再次呕吐。如果宝宝再次呕吐，告诉自己，至少有一部分乳汁被吸收了。

住院的宝宝

当宝宝必须住院时，我会鼓励父母尽可能地和宝宝待在一起，并参与对宝宝的治疗。宝宝生病，又身处一个陌生的环境，会需要看到父母熟悉的身影。父母是医疗队伍中非常重要的成员，他们帮助宝宝尽快康复，而且，父母往往能更好地解读宝宝的行为，为医护人员提供宝贵的信息，使他们得以更有效地加以治疗。

宝宝生病时，通常吃奶更频繁，甚至已经开始吃固体食物和其他饮品的宝宝，也会暂时完全依赖母乳获取营养。这个时间不是断奶的好时机——即使你的“宝宝”已经两岁半了，护士们都拿怪异的眼神看你给宝宝喂奶。你只要说：“是啊，我知道他早过了吃奶的年纪了，但我现在肯定不会给他断奶，他生着病，正难过呢。”

手术前喂奶限制

全身麻醉前是禁止吃喝的，因为一旦手术中发生呕吐，呕吐物会进入肺部。对成年人来说，"禁食"的要求往往意味着在手术前一晚的半夜开始禁止食物或液体的摄入，但是长达八小时（或更长）的禁食期对于婴幼儿来说比较难捱，对于大多数进行母乳喂养的母婴来说，八个小时不喂奶的情形是难以想象的。

医院和麻醉师开始认识到儿童和婴儿需要不同的禁食规则。最新对小儿科麻醉师的民意调查显示，每个医院的做法都不同，但是绝大多数的医院采用了2-4-6-8的手术前禁食规则：

* 手术前2小时内：清流质液体（例如水、苹果汁、纯果冻饮料）
* 手术前4小时内：母乳①
* 手术前6小时内：婴儿配方奶
* 手术前8小时内：固体食物

手术前3—4小时里，母乳喂养的婴儿在不吃奶的情况下，很难保持开心、舒适。这个时候，最好由宝宝的爸爸接手安抚宝宝的任务，你也可以用背巾竖着背宝宝在大厅里走动，不要坐下来，坐下来会让你们两个都沮丧的，因为宝宝会将坐下来的动作解读为你要给他喂奶了。

一旦宝宝进入手术室（在一些医院，你可以陪着宝宝直至他睡着），你就需要开始泵奶。如果宝宝在手术后几小时或几天里不能很好地从乳房吃奶，你就一直保持每两三个小时泵一次奶。询问护士医院里是否有医疗级别的吸奶器，有没有专为泵奶提供的房间（也许在新生儿看护室附近）。最理想的就是你有自己的吸奶器放在宝宝床边，这样你就不用担心万一宝宝醒来，你却因为去别处泵奶而不在他身边。

有代谢问题的宝宝

患有囊状纤维症和苯丙酮酸尿症的宝宝可以继续母乳喂养，通常母乳喂养能使妈妈和医疗队伍更容易掌握这些疾病的状况。

① 因为母乳可以被很快吸收，有些麻醉师将母乳归为清流质液体，从而允许婴儿在手术前2-3小时内吃母乳。

囊状纤维症（CF）

这种先天性的疾病会影响宝宝的呼吸和消化。有时候，患有囊状纤维症的宝宝需要额外的酶帮助消化食物，使他们能充分地增加体重，发育成长。母乳喂养保护宝宝不受呼吸道感染的危害，同时，由于母乳易于消化，所以母乳喂养的宝宝在长大或断奶之前，都不需要添加酶增补剂。

苯丙酮酸尿症（PKU）

患有这种罕见疾病的人不能分解氨基酸苯丙氨酸，导致其在血液中堆积。在婴儿早期如果没有及时检测到该疾病并加以治疗，会导致婴儿智力缺陷，所以，所有的婴儿都会在出生后几天进行 PKU 常规检查。

患有 PKU 的宝宝需要接受一种特殊的配方奶，叫做“低苯丙氨酸奶粉”(Lofenalac)，其中的苯丙氨酸含量达到最低。PKU 宝宝的生长发育需要少量的这种氨基酸，但不能太多。母乳中含有较少的苯丙氨酸，特别是与普通的婴儿配方奶相比，含量要低很多。患有 PKU 的宝宝可以从母乳中获得很多营养物质，同时辅助以特殊配方奶。要密切监控婴儿期的宝宝，通过血液检测决定他应该吃多少母乳，吃多少低苯丙氨酸奶粉。继续吃母乳可以为患病的宝宝带来显著的好处：一项研究表明，母乳喂养的 PKU 宝宝在智力测试中比出生后即用配方奶喂养的宝宝平均高出 14 分。

黄疸宝宝

黄疸（也称为高胆红素血症）是造成新生儿在出生一两周内皮肤和眼珠略微发黄的原因。黄疸产生是因为婴儿出生时的红血球细胞超出了所需数量，当肝脏分解这些多余的细胞时，产生一种叫做胆红素的黄色色素。因为新生儿尚未发育好的肝脏不能迅速地清除胆红素，多余的黄色色素就沉积在新生儿的眼珠和皮肤上。这种黄疸被称为生理性黄疸，因为它是正常的生理过程。一旦新生儿清除胆红素的系统发育完善，多余的红血球细胞减少，黄疸也就消退了(通常一两周之内)，对宝宝没有危害。早产儿应付多余胆红素的能力更差，所以黄疸在早产儿中更为普遍。

在一些情况下，例如 ABO 或 Rh 血因素不相容的情况下，黄疸的起因不再是简单、正常的分解多余红血球细胞的问题。在一些罕见的情况下，胆红素水平过高，会损坏婴儿的大脑，所以，如果医护人员怀疑是普通生理性黄疸之外的原因造成宝宝呈现黄色，他们会通过脚跟采血密切监控宝宝的胆红素水平。如果胆红素水平太高，医生会通过光线疗法降低胆红素水平，光线疗法可以分解皮肤中多余的胆红素，使之随尿液排出。

由于某种不明的生化因素，黄疸在母乳喂养的婴儿中更为普遍，胆红素水平比配方奶喂养的婴儿平均高出 2—3 毫克。人们认为造成这种差异是由于母乳中含有一种不明的因子，会促进肠道吸收胆红素，所以胆红素没有移向肝脏，而是回到血液中。同时，母乳喂养婴儿的黄疸高发率也与最初几天里不经常或低效吃奶而造成的乳汁摄入量低有关。母乳喂养婴儿的黄疸延续时间长些是正常的，有时一直要到第三周才会消退。母乳喂养婴儿与配方奶喂养婴儿之间的黄疸指数差异虽然微不足道，但是母乳和医护人员的黄疸恐惧症可能会导致母乳喂养在初始阶段就被不必要地打断了。留意我们称为“黄旗”的信号，表现为对母乳喂养婴儿出现黄疸反应过度。不要理睬任何关于你的乳汁对宝宝不好或者是宝宝必须添加水或胆红素水平较低（低于 20 毫克）的配方辅助奶的说法，相反，尝试以下几条建议，可以降低宝宝体内胆红素水平和你的焦虑程度：

* 遵循第二章中关于开始母乳喂养的建议——尽早、频繁、没有限制地喂奶，采用有效的衔乳技巧。宝宝获得的母乳越多，胆红素就能越快地从宝宝的肠道内消除。胆红素会随粪便排出，而母乳有通便的效果，所以频繁吃奶的宝宝会有更多的粪便，体内胆红素水平也因此降低。

* 不用担心，继续喂奶。宝宝如果有黄疸，确定是哪种类型的黄疸，如果是常见的生理性黄疸，就没什么好担心的。如果是病理性黄疸，例如血型不相容引起的，你要确知这是很容易解决的，不应该因此妨碍母乳喂养。担心会让你减少泌乳，并怀疑自己的哺乳能力，这会阻碍母乳喂养的成功进行。

* 记住，黄疸有时会让宝宝困倦，导致宝宝对吃奶缺乏热情，胆红素水平越高，宝宝会越困。宝宝需要吃母乳摆脱胆红素，但是又总是睡得多或吃奶时间不够长，所以你需要帮助宝宝。

* 如果胆红素水平过高，需要进行光线疗法，确定医护人员和你统一观

念，让黄疸治疗不妨碍母乳喂养。除了让宝宝与妈妈分开，将他放置在医院看护室里照光疗灯之外，还有其他有效的办法。对于大多数宝宝来说，光疗胆红素毯（将宝宝包裹在光疗灯光线里）效果很好，在家里使用时，你可以在光线分解胆红素的同时，抱着宝宝给他喂奶。

* 给母乳喂养的宝宝用奶瓶喂糖水，想借此降低胆红素水平的做法被证实没有什么效果。研究结果表明，这样做甚至会加重黄疸，因为肚子里装满葡萄糖溶液的宝宝会减少吃奶的次数，摄入的乳汁少了，胆红素通过粪便排出的机会也少了。水不会促进排便，食物（母乳）才可以。

* 如果医生建议给宝宝喂辅助奶，以便提供更多的热量，并减少肠胃对胆红素的吸收，询问可否在宝宝太困，不能有效从乳房吃奶的情况下，使用你自己泵出的母乳，而不是用配方奶喂给宝宝。寻求哺乳顾问的帮助，用喂奶辅助器、注射器或手指喂法喂辅助奶（见第七章）。

有些母乳喂养的宝宝体内的胆红素水平能超过 20 毫克，黄疸也会延续到第三周甚至更长时间。人们曾经认为这来源于一种独特的黄疸类型，被称为母乳黄疸，发生在部分哺乳妈妈身上，她们的乳汁中含有某种会干扰胆红素吸收的物质。对这种黄疸的治疗包括将宝宝抱离乳房 24—48 小时，这样做会降低胆红素水平，但会阻碍母乳喂养的进程。更多的最新研究表明，胆红素水平高或黄疸延续时间长，对于其他方面都健康的母乳喂养宝宝来说，无异于常见的新生儿生理性黄疸。有些妈妈的乳汁中可能真有物质会抑制肠道对胆红素的吸收，但宝宝黄疸的严重程度很大程度上取决于母婴的个体差异。尽管如此，一些医护人员可能会建议暂时性断奶，以降低胆红素水平。和医生讨论治疗的其他方案，例如光线疗法，这种疗法可以让母乳喂养无限制地继续进行。如果你决定尝试使用一两天配方奶，记住每两三小时就要泵一次奶，不但可以维持泌乳量，还能避免乳房感染。配方辅助奶可以用手指喂法或杯喂法喂给宝宝，防止宝宝回到妈妈乳房吃奶时产生乳头混淆。

最重要的是，父母和医护人员不要有黄疸恐惧症。宝宝的胆红素水平固然要控制，父母的焦虑程度也应该很好地加以控制，要知道，新生儿常见的生理性黄疸是无害的。

低血糖宝宝

如果医生或护士说你的宝宝低血糖或有低血糖的可能，你是有办法改善的。人体对葡萄糖的需求大于供给时，就会出现低血糖，偶尔的血糖降低对人体无害，但长期低血糖会破坏中枢神经系统。所以，医护人员会特别关注新生儿的血糖，确保血糖值足够高。容易出现低血糖的婴儿包括早产儿、晚生儿、妈妈有糖尿病的婴儿、妈妈生产时曾大量静脉注射葡萄糖溶液的婴儿、小于或大于胎龄的婴儿、有呼吸窘迫或呼吸困难的婴儿以及难产的婴儿。

哺乳妈妈可以通过下面的方法，稳定新生宝宝的血糖值：

* 怀孕期间注意医疗和营养保健。
* 如果你有糖尿病，怀孕期要尽量保持血糖稳定。
* 除非必要，避免在生产时大量静脉注射葡萄糖溶液。母体的高血糖会引发婴儿体内胰岛素的分泌，造成婴儿出生后不久血糖骤降。出生时经受的压力也可能耗尽婴儿体内的葡萄糖存量。
* 宝宝出生后立即开始频繁的母乳喂养，只要宝宝愿意吃，妈妈有能力喂，就尽量多喂。基本上，这种初期频繁的喂奶是低血糖的标准治疗方法——少食多餐、吃高蛋白、高热量的食物。蛋白质和热量正是初乳所提供的，而初乳中的营养成分和热量比用来喂新生儿的瓶装糖水高出 2—3 倍。
* 如果有医疗需要，使用配方奶，而不要使用葡萄糖和水，后者会让宝宝的血糖上升太快，然后又突然停止。最新研究表明，如果新生儿确实因低血糖需要辅助奶，和黄疸情况一样，应该喂给宝宝配方奶而不是葡萄糖和水。而且，这只会发生在宝宝出生后的第一天，所以无法选择喂母乳。
* 如果妈妈患有胰岛素依赖型糖尿病，新生儿，尤其是早产儿，往往需要一天左右的时间静脉注射葡萄糖溶液或者喂配方奶，直至妈妈能分泌足够的乳汁。如果可能，这些辅助品应该是额外的，不能替代频繁的母乳喂养。如果宝宝还不能胸喂，妈妈可以挤出初乳，让护士帮忙用无菌水加以稀释，用注射器喂给宝宝吃。

记住，让新生儿血糖保持稳定的方法之一就是不要让他浪费能量。母乳喂养有节约能量的效果，宝宝从乳房吃奶比吃奶瓶耗能少，所以，如果医护人员担心宝宝低血糖，你要知道你是有“仙丹妙药”的，你可是医疗队伍中重要的一员。

有特别状况的妈妈

让人惊讶的是，很少有妈妈因为自身的健康问题或残障原因而影响她用母乳喂养宝宝的。意志坚定的妈妈，在获得帮助和资讯后，不但可以成功地母乳喂养，而且会爱上出于天性、操作简单的母乳喂养。

妈妈住院期间

哺乳期的婴儿生病住院时，大多数医院都可以做出很好的安排，满足婴儿吃母乳的需求，但对于生病住院的哺乳妈妈来说，想和宝宝在一起就很困难。当然，最重要的是妈妈的身体要早日康复，让宝宝有个健康的妈妈。但是，妈妈生病，并不意味着必须断奶。下面的一些建议可以帮助你尽量减少和宝宝分开的时间，并在治疗期间尽量多地进行母乳喂养。

* 查问可否让人带宝宝来医院，让你给他喂奶，或者请人在你的病房里照看宝宝，让宝宝和你待在一起。

* 咨询医生是否可以让你进行门诊治疗，或者在家里有人照顾你和宝宝的情况下，让你早点出院。

* 如果宝宝不能来医院吃奶，你需要每隔两三小时用医疗级别的电动吸奶器泵奶，这对于维持泌乳量非常重要，还可以防止乳房感染导致你的病情加重。如果你的身体虚弱，不能自己泵奶，可以请别人帮忙，让医生开单算入医疗费用。

* 在家中照顾宝宝的人必须能及时回应宝宝的需求，能让宝宝在离开妈妈这个安全港湾期间得到支持和安抚。参见第七章，了解如何让宝宝接受乳房以外的营养来源。

患艾滋病的妈妈

以前，所有患艾滋病的妈妈都被建议不要进行母乳喂养，因为人们担心母乳会将病毒传染给婴儿。但是，最新的研究表明，母婴间通过母乳喂养传染的几率比之前人们所担心的小得多。关于艾滋病毒传播的科学一直笼罩在情感因素与政治因素的阴影之中，其实，越是仔细研究，越能发现过分担心是不必要的。

无论你读过什么，99.95%的美国人口艾滋病病毒呈阴性。艾滋病病毒呈阳性的妈妈与呈阴性的宝宝这一组合只占全美国新生儿的0.01%。大多数母婴之间的病毒传染发生在生产的过程中，而不是通过母乳喂养。在美国，“三联药物疗法”能将母婴传染的几率降低到1%—3%，这么低的围产期传染率，再加上母乳传播艾滋病毒的几率也很小，让一些研究人员认为母乳传播艾滋病病毒在美国不是个问题。事实上，母乳喂养的支持者相信，母乳喂养可以帮助艾滋病病毒呈阳性的婴儿。这里要忠告一句：乳腺炎会增加母乳传播艾滋病病毒的几率。一项研究表明，母乳中含有一种抑制艾滋病病毒的因子，而且，母乳增强免疫力的特质对免疫缺损的婴儿格外有益。根据最新的研究发现，我们建议艾滋病病毒呈阳性的妈妈在完全排除母乳喂养的可能之前，先咨询艾滋病病毒传染专家。除非有特别的治疗情况，否则母乳喂养不应该被当做患艾滋病妈妈的禁忌。

疱疹

疱疹感染对新生儿来说是可以致命的，这就是为什么有活性阴道疱疹感染的妈妈必须剖腹产——这样新生儿可以避免接触到疱疹伤口。如果乳房上有活性疱疹伤口，妈妈应该遮盖住伤口，不要让宝宝接触到。如果伤口在乳头或乳晕上，妈妈应该将奶挤出来并丢弃，在伤口痊愈之前，只能让宝宝吃没有感染的那侧乳房。

糖尿病

患糖尿病的妈妈成功哺乳的关键在于很好地控制病情。母乳喂养实际上可以在孕期之后帮助妈妈控制糖尿病病情。哺乳可以让妈妈逐渐恢复到孕前状态，使饮食与胰岛素需求更容易相抵（哺乳妈妈服用胰岛素不会影响婴儿。）。每个哺乳妈妈的个体反应都有所不同，但许多患糖尿病的妈妈发现，她们在哺乳期间对胰岛素的需求减少了。母体在产后一周内，对胰岛素及饮食的需求会有所波动，但一旦开始进入哺乳的过程，妈妈就会更好地控制自己的状态。当宝宝在生长加速期需要吃更多的奶时，妈妈可能需要对自己的饮食或胰岛素做些调整，断奶期间也同样如此。对患糖尿病的妈妈而言，断奶必须是一个循序渐进的过程，这样她的身体才能调整适应。

患糖尿病的妈妈面临的最大问题可能出现在宝宝刚出生的几天里，也就是她们还住在医院的时候。她们的宝宝出生后往往会被留在特殊看护室里接受观察，而这种母婴隔离让频繁地喂奶难以进行。询问医护人员，看是否可以让宝宝和你待在一起，让你能频繁地喂奶，而不是给他喂辅助奶。如果要喂宝宝葡萄糖水或其他辅助奶，尽量使用注射器、眼药水滴瓶或杯子，不要使用人造奶头。如果出现任何衔乳问题，要立即寻求哺乳顾问的帮助。

患糖尿病的哺乳妈妈更容易患上乳腺炎和酵母菌感染。频繁地喂奶，加上及时关注乳管的堵塞情况，会减少乳腺炎的发生，特别是在产后最初一段时间里，酵母菌或错误的衔乳方式可能是导致你乳头持续疼痛的罪魁祸首（宝宝口腔内的酵母菌感染被称为“鹅口疮”），你需要立即寻求治疗。

记住，正如我们在第一章中讨论的，母乳喂养可以降低婴儿患糖尿病的可能性。

其他慢性疾病

总是有妈妈在患有各种慢性疾病的情况下用母乳喂养她们的宝宝，比如说癫痫、类风湿性关节炎、狼疮、多发性肝硬化等等。母乳喂养对于那些为保持健康必须减轻压力的妈妈来说，可以让生活更简单。对于一些慢性疾病，泌乳荷尔蒙确实能减轻症状。而且，母乳喂养会让孕期状态到非孕期状态的转变更平稳，这对患有自身免疫疾病的妈妈来说非常重要。

如果有人担心患有慢性病的妈妈母乳喂养的安全性，问题往往围绕在治疗所用的药物上。然而，只有很少的药物在哺乳期不能服用，即使有，也会有其他药物可以代替。在宝宝出生之前就和医生讨论母乳喂养事宜，如果药物有问题，也有充足的时间加以调整。那些不经常接触哺乳妈妈的医生可以参考《医生案头参考》（PDR）之外的资讯，了解某种特定药物对吃母乳婴儿的影响。医生开药时，如果不能确认药物影响，也可请他多了解相关资讯，包括与儿科医生、与了解哺乳知识的药剂师，或是与对母乳中药物含量有所研究的专家进行交流。（参见第五章，了解更多哺乳期用药问题。）

产后忧郁症

大多数妈妈在产后一两周里会经历“产后忧郁”，她们会感到沮丧、担心自己照顾宝宝的能力，动不动就哭。部分原因是荷尔蒙在作怪，睡眠不足也是原因之一。怀孕和生产耗尽了你的体力，你仿佛觉得自己的生活正处于动荡之中。生产这件大事完成了，但可能与预期的有出入，或者你在长久的期待总算结束之后，开始面对现实。在产后最初的日子里，会有那种时刻，新妈妈们只想赶上下一班去巴哈马的班机——一个人躲得远远的。

对于大多数妈妈来说，这些伤感会过去，她们很快又回到平常的状态，只是生活中多了做妈妈的奇妙感受与责任。对于少数妈妈来说，“产后忧郁”还在继续，她们没有（也不能）重新振作起来。

如何知道你的感受是属于正常范围还是需要特别留意呢？下面的一些症状（按严重程度排列）表明正常的“产后忧郁”正转变为完全的产后抑郁症甚至是产后精神病。

* 持久的悲伤和无助的感觉
* 焦虑过度，难以照顾宝宝
* 睡眠紊乱——睡眠过多或不足
* 大哭
* 胃口改变
* 对周围事物、对自己的外表、对丈夫都提不起兴趣
* 缺乏活力——没有精力做简单的家务，甚至没有精力去玩，而且放松不下来。
* 精神纷乱
* 有伤害宝宝的想法或恐惧感
* 歪曲现实
* 有自杀的想法

据估计，10%—20%的产妇都会有某种程度的产后抑郁症。最近有研究表明，导致产后抑郁症最大的危险因素是曾有抑郁史，而不是“命令式”哺乳或

与母乳喂养相关的因素。产后抑郁并不表明你性格有缺陷或你对母亲这个角色心态反常，只是你的身心在告诉你，目前你生活中出现的变化和挑战超越了你的能力所及。

轻微的产后抑郁症往往可以通过各种自助方法达到痊愈。如果出现产后抑郁的症状，你可以尝试以下建议，其中一些建议要求你减少生活中的负荷，还有一些建议帮助你充实精神生活，让你更好地应付压力。

尊重休息和喂奶的需求 一些传统社会中，女人在产后得到无微不至的照顾，她们不需要操心一日三餐，不需要打扫房间，也不需要招待访客，只要专注自己和宝宝。以这些女人为榜样，放松，给宝宝喂奶，只做能让你精神愉悦的事。请家人和朋友帮助你。

分清主次 你在做世界上最重要的工作：照料一个小生命，没有什么比这更要紧的了。和丈夫交流，利用这段时间，理清家庭新格局下最重要的事。大人可以等，而新生儿不能等。如果你能提醒自己，宝宝不会永远需要你全身心投入的照料，或许你就能更容易接受现状了。

注意锻炼 "是，没错。"你会说，"我现在能做的就是整天窝在沙发上给宝宝喂奶，我累极了。"运动不会让你耗尽体力，相反，运动会让你精力更充沛，它可以驱除焦虑和不安，并释放恩多芬——人体内让你感觉良好的物质。小睡片刻固然有帮助，但有时锻炼身体更有效。对于新妈妈来说，最好的运动就是轻快地走路，因为你可以背着宝宝或推着宝宝的婴儿车走路（你越是感到焦虑，就要走越多的路——甚至可以上午走 1—2 小时，下午再走。）。即使有时天气不是那么宜人，你最好还是每天都出门走走，这对你非常有好处。你可以每天和自己约定一个时间出门走路，时间上可以根据宝宝的情况灵活决定。等宝宝大些了，你的运动计划也可以加大强度。有些妈妈选择在家里锻炼，在宝宝睡觉时使用跑步机或跟着健身录像锻炼（做好宝宝随时醒来打断你的准备）。还有些妈妈会在宝宝的爸爸下班回来后，去健身俱乐部或游泳池做运动。

吃好 好的营养，和运动一样，可以帮助你应付生活中的新压力。营养好并不意味着复杂的大餐，只要是营养丰富的健康食品就好。

注意外表 刚刚生了宝宝，妈妈通常不能每天早晨花上 45 分钟精心地梳妆打扮，但是，你可以花些时间冲个澡、梳顺头发、穿戴整齐。去美发店剪个容易打理的发型（和朋友一起去，可以让她在你剪头发的时候帮忙抱着宝宝）。

买几件合适你产后身材的新衣服，这是你应该为自己做的——它会让你感觉良好。

与其他新妈妈交流 听别的新妈妈讲述和你类似的问题，你会对自己的生活有全新的认识。找到可以倾诉的对象，与她们分享做妈妈的喜怒哀乐。你可以和生产课上认识的新妈妈多聚聚，也可以在当地的教堂里和带小孩的朋友多聊聊。母乳会的小组会议也可以提供帮助，在家人和朋友不是那么支持母乳喂养的情况下，许多妈妈说母乳会是让她们得以坚持下去的支柱。母乳会的会议可能是唯一一个地方，你可以抱怨母乳喂养的不顺，而不会有人劝你改用配方奶喂宝宝。

善待自己 每天为自己做一些事，可以去按摩一下、到公园或商场逛逛、给好朋友打电话聊天、好好泡个澡，或是忙里偷闲花一个小时读本好书。你可以选择不需要和宝宝分开就能做的事。

咨询 成为妈妈（即使已经是第二或第三次做妈妈了）是人生的一个重大转折点，许多女人发现，专业的咨询可以帮助她们了解并应对生活中的变化和自身的转变。让医生推荐一位专攻产后抑郁的顾问。在很多地方，你还可以找到特别为产后抑郁设立的支持团体。

母乳喂养与产后抑郁症

泌乳荷尔蒙能够让你更容易应付小宝宝的需求，但是，如果母乳喂养一直出现问题，你很难对自己和宝宝感觉良好。断母乳、改喂配方奶可以解决母乳喂养的问题，但不会让你感觉更好（而且可能会带来一堆新问题）。如果乳头疼痛、涨奶、频繁喂奶之后，你开始怀疑母乳喂养是否适合你，此时，你应该寻求帮助。可以找哺乳顾问，和母乳会辅导员交流，或是参加母乳会的小组会议（你甚至可以参加网络会议，登录母乳会网站查询会议时间。）。

制定解决问题的计划，可以写下来，每天记录自己的进步。和宝宝较大的哺乳妈妈交流，这样可以帮助你调整自己的期望，并学会如何带着宝宝走出家门。给自己定下目标，例如至少花三周时间去尝试母乳喂养。

正如我们之前提到的，母乳喂养不仅仅是一种喂养方式，也是一种生活方式，一种有时与文化相悖的方式。我们不很习惯吃母乳的宝宝完全依赖妈妈的情形，因为美国文化崇尚人人独立，但这并不适用于所有的人。在建立你与宝宝之间的关系时，你应该将你们俩看做是相互依存的关系——你们互相需要、互相给予。这才是看待家庭生活的美好方式，在这种方式下成长的宝宝今后可以与他人建立亲密、互助的关系。

产后抑郁症用药

抗抑郁药物日渐成为治疗抑郁及相关心理健康问题的常用方法，但这些药物对哺乳期母婴是否有危害性，尚无定论。美国儿科医学会将百忧解及相关药物列入“对哺乳期婴儿的影响未知，需谨慎服用的药物”。这些药物在服用后会出现在母乳中，人们担心它们会影响吃母乳婴儿正在发育的神经系统。但是，多伦多儿童医院母乳喂养科主任杰克·纽曼医生提出，“虽然抗抑郁药物对母乳喂养婴儿的长期影响尚不得而知，同样，如果不采用母乳喂养会有什么样的长期影响也不确定，但我们知道抗抑郁药物对中枢神经系统的副作用，这使一些医生不建议服用抗抑郁药物的妈妈继续母乳喂养。”

如果你正在服用抗抑郁药物，对母乳喂养感到进退两难，可以考虑以下方法：

* 在很多情况下，心理咨询可以有效地替代药物治疗。

* 以上提供的自助方法可以帮助妈妈战胜抑郁。这些方法要求自我约束，而继续母乳喂养的愿望会成为强大的动力。

* 最新对母乳中抗抑郁药物含量的研究表明，有些药物在母乳中的浓度比其他药物小得多。请医生多加了解他要开给你的药，有时不必担心某种药物会影响到宝宝（参见第五章）。

* 突然断奶只会让抑郁症更严重。必须很快断奶的女人可能会感到极度不安，会因为与宝宝母乳喂养关系的结束而感到悲伤，如果断奶并非出于自愿，这种悲伤的感觉会更强烈。

乳房肿块

泌乳的乳房里常常会有块状物（特别是胳膊下的乳房组织）。肿块疼痛通常与乳管堵塞或乳腺感染相关。在进行乳管堵塞治疗一周后，如果肿块还未消失，你就应该去看医生。

不要因为有肿块就惊慌失措，大多数肿块是良性的——根本不需要担心——但是应该让医生确认。做乳腺X光检查、乳房超声波扫描、或是切片检查都不需要断奶，但确定医生知道你在母乳喂养。泌乳的乳房密度更大，X光片很难读，如果对X光检查结果有疑问，可以进行超声波扫描。

胸部整形手术

缩乳手术

很难预测缩乳手术对几年后的母乳喂养有何影响，这很大程度上取决于何时动的手术、切断了多少乳管、有多少乳管保持完整，以及神经是否被切断。一些缩乳手术中，外科医生切掉整个乳晕，然后在去掉多余乳房组织后，再将乳晕植回乳房。虽然有报告称乳管在手术后能自己重新生长或重新连接，但有过缩乳手术的女人可能不能够完全靠胸喂哺育她们的宝宝。她们的乳房在产后头几天内会分泌乳汁，但乳汁也许无法达到乳头，让宝宝吃到。

该怎么办呢？可以尝试母乳喂养，但要让医生密切监控宝宝的增重情况。你也应该特别留意宝宝在头几周里湿尿布的数量和大便的次数。如果宝宝不能从乳房获得足够的乳汁，你可以给他喂辅助奶，同时继续母乳喂养。辅助奶可以通过喂奶辅助器在宝宝从乳房吃奶时喂，或是通过其他方式或奶瓶喂给宝宝。

隆胸手术

硅凝胶假体填充乳房得到了传媒的极大关注，许多做过植入手术的女人开始担心手术对她们健康的长期影响。研究结果表明，做过植入手术的妈妈分泌的乳汁中，硅胶含量并不比其他妈妈高。大多数情况下，即使你做过植入手术，也可以进行母乳喂养。媒体引导出的担忧还没有被严谨的科学研究证实，尤其是在影响母乳喂养的婴儿这件事上，即使母体内植入的硅胶发生渗漏现象，也不可能出现在乳汁中。

同样，做过隆胸手术的妈妈能否完全靠胸喂滋养她们的宝宝也取决于手术的过程。如果手术切口位于乳房下的褶皱里或是靠近腋下，乳管就没有受到影响，这时手术不会影响你母乳喂养的能力。如果切口在乳晕周围，乳管和神经或许被切断，即使手术后乳管和神经最终重新生长，也会减少你的泌乳量或输送量。

尝试母乳喂养，尽量有个良好的开始，仔细观察宝宝的尿布和增重情况，必要时及时补充辅助奶。

第十二章

母乳喂养的个中滋味

母乳喂养不仅仅是传递营养的途径，它更是宝宝的第一段社会关系。宝宝在吃奶的过程中展现出自己的个性，而且，妈妈和宝宝都会利用喂奶这个特别的时刻，享受对方的陪伴、信任和关爱之情。宝宝喜欢吃妈妈的乳汁，会用实际行动表达这种喜爱之情：一个月大的宝宝一看到妈妈的乳房就会急切地扑上去；四个月大的宝宝吃奶过程中会停下来，抬头对妈妈展开笑容；学步幼儿吃到妈妈的乳汁后，也会满意地咧开嘴笑，因为他成功地让妈妈暂时抛下水槽里的脏碗碟，坐到了摇椅上给他喂奶，只关注他一个人。宝宝在妈妈怀中的表现会随着他的成长而发生变化。

母乳喂养过程中，每一个新的阶段，都会给宝宝和妈妈带来快乐与挑战。接下来，我们会大致列出宝宝成长过程中所展现出的不同个性。

宝宝展现个性

有些宝宝吃奶时，狼吞虎咽，足足吃上五分钟或十分钟，然后——妈咪！我过三个小时再来！还有些宝宝吃奶时，气定神闲，细细品味每一口乳汁，如果妈妈能一直坐着，估计他会一直吃下去。这是两种极端的风格，你家宝宝吃奶的风格可能介于两者之间，也可能早晨是一种风格，傍晚就换成另一种风格。

宝宝的性情可以从他吃奶的风格上窥豹一斑，我们乐于给不同的个性加以命名：

小小美食家 他享受母乳喂养的一切——乳汁的味道、妈妈肌肤的触感、每一次吸吮、每一口吞咽，他用嘴唇轻触妈妈的乳头、爱抚妈妈的肌肤、依偎在妈妈温暖的怀抱，尽量让这样美妙的体验长久一些。你才觉得他用餐完毕了，他又靠上来享受餐后小饮了。

效率专家 他直接进入正题，五分钟吸空一侧乳房，转战另一侧，五分钟后再次搞定。他有其他地方要去，有其他人要见——尽管他只能从背巾里观察外面精彩的世界，但他不会因为吃奶耗时太多而错过什么好风景。

吃吃睡睡娃 他在吃奶与睡觉之间颠来倒去——吸吮一会，在妈妈怀里睡着了，醒来继续吃，然后再睡一小觉。一般来说，新生儿都会呈现这种个性，所以，只要宝宝体重增长正常，你不用担心这种吃奶风格不好，只要搁起腿休息，享受强制的休闲时刻。如果医生认为宝宝体重增长不够（或者你没空一整天坐在沙发上），你可以鼓励宝宝延长每次吃奶时间，积极地吸吮。你可以在他快睡着时，将他抱离乳房，让他坐起来，给他拍嗝排气。等他醒了，再喂另一侧。至少重复唤醒他两次，让他投入地吃上 15—20 分钟奶，然后再由他去睡。

吃吃看看娃 他在吃奶过程中很容易分心。这种吃吃停停的吃奶行为在 2—4 个月大的婴儿中比较常见。新生儿因为都是近视，所以吃奶时视线会聚集在妈妈的脸上，远处的世界模糊一片。等到能看清远处了，婴儿就会什么都想看。当有人经过，或是听到有人说话或是其他什么声音，他都会扭头张望。有时，乳头还在他嘴里，他就扭头了（你会惊讶地发现自己的乳头能被扯如此之远。）。要想好好喂这样的宝宝，你可能需要练习封闭式喂奶：带宝宝去一个昏暗并且安静的房间喂奶。如果情况不允许，就让他在背巾里吃奶，把布料或者背巾的侧面拉高，遮住宝宝的头。当你在公共场合喂奶时，这一招特别有效，因为当你的“吃吃看看娃”伸长脖子东张西望时，你的乳头会暴露在众目睽睽之下。

享乐娃 他热爱母乳，常常需要找到一个舒适的吃奶姿势，就像你在安乐椅中喂奶一样舒适。他玩弄你的乳头、你的头发，以及一切其他他能碰得着的东西。享乐的过程中，他也许会停下来，崇拜地注视着你的脸，投以一个感激的笑容，就像在说：“谢谢妈咪！我很喜欢在你怀里……”

喂奶时的麻烦事

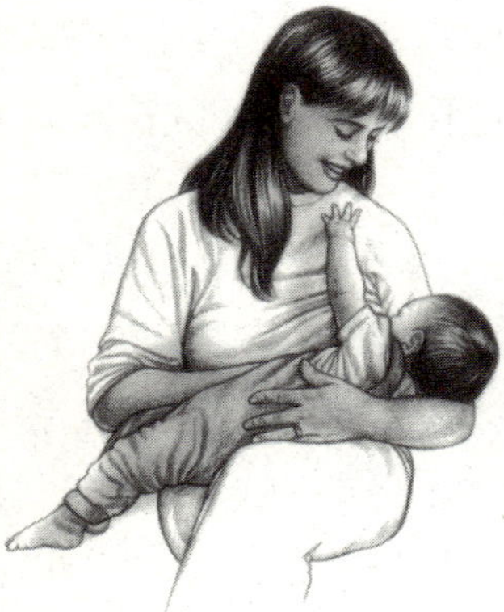

宝宝在你怀里做的事并不是件件有趣、让人高兴。事实上，许多吃奶行为让妈妈十分厌烦，有些甚至让妈妈疼痛难耐。你在乳头疼痛时，不应该忍受，而是应该采取措施，解决问题。同样的道理，你对哺乳疼痛也无需忍耐。作为父母，你应该规范宝宝的行为。所以，如果宝宝的所作所为困扰了你，你就应该寻求方法来改变现状。

哺乳时的性感觉

哺乳是令人愉悦的，是人类哺育下一代的天性。哺乳过程中产生的催产素以及催乳素能够使哺乳妈妈感到放松、愉快、充满爱心。人类有另一项有关繁殖下一代的天性——性爱，性爱过程中会产生同样的激素。其中，催产素使人情欲亢奋，会让女性的阴蒂和乳头勃起，还会让皮肤的温度升高。所以，有些妈妈在哺乳过程中会感到热潮红。此外，催产素还会让人感到口干舌燥。

有时候，伴随着哺乳而产生的身体感觉会使哺乳妈妈性兴奋。这种情况在宝宝长大一点时更容易发生，也会让一些妈妈感到困扰。其实，这些感觉都是非常正常的，它们的骤然出现并不意味着你的母乳喂养关系出现了问题，这些只是你的身体对吸吮产生的自然反应。

大多数时候，哺乳过程中产生的身体感觉在头脑中会转化为一种安乐的感觉，或是转变为对宝宝无限的慈爱。轻度的性兴奋只是由激素产生的另一种爱的感觉。如果你在哺乳中感到性兴奋，你可以放松享受。如果性兴奋让你感到烦恼不安，你完全可以停一下，稍后再继续哺乳。

咬乳与长牙

许多妈妈在宝宝长全牙齿后也能舒服地喂奶，但有些宝宝会在妈妈给他喂奶时“咬乳头”。哺乳妈妈，甚至那些曾经长年哺乳的妈妈，在提及咬乳时都会皱眉蹙额。不过，不要因为可能会被咬，你就在宝宝长牙时吓得赶紧断奶。其实，只要宝宝正确地衔乳，即使上下门牙都长全了，也不会让哺乳妈妈感到不舒服。

但也不是说你就一定不会挨咬。一般来说，咬乳只是宝宝新长牙时的偶发事件。或许，他之所以使劲咬下去，是因为他想让牙龈在吃奶时感到舒服些(你可以通过喂奶前有力地摩擦宝宝的牙龈来避免被咬。)。有些宝宝会在乳头趁他睡着滑出嘴巴时咬下去。无论是什么原因，妈妈受到惊吓的反应通常可以有效地说服宝宝下次不咬了。

当你出其不意被咬时——正如第一次发生时那样，你可能控制不了自己的反应。“哎哟!”你大叫，然后你用手指强行分开宝宝的上下腭，救出自己娇嫩的乳头，保护它不再受伤害。接下来你的做法就取决于宝宝的个性了。

有些敏感的小家伙会在听到妈妈尖叫或看到妈妈疼痛表情时大哭，妈妈的反应足以说服小家伙再也不咬了。这时候，你要安抚宝宝，让他继续吃奶，遵从平时“喂奶安抚”的惯例。对敏感的宝宝来说，安抚非常重要。我们听说过有的婴儿在受到惊吓后拒绝吃奶的事。

有些宝宝对妈妈的反应感到困惑。这种情况下，你应该停止喂奶，让宝宝明白咬妈妈的后果。过个二三十分钟，再继续喂奶。

在感到宝宝牙齿收紧的时候，不要叫着拽出乳头，而是将宝宝紧紧搂向胸口，这样他会张开嘴巴，并露出鼻子呼吸，自动松开乳头。如果宝宝正处于咬乳的阶段，可以在他的嘴角放一根手指，一旦意识到他要咬，就制止他。这样过个一周，他就知道不能咬了。对于大一点的孩子，你可以使用“收回、放下”的方法。他一咬，就立即让他离开乳房，把他放下。这并不是惩罚，但你要坚决严肃，让他意识到咬妈妈和被放下是相关的。

如果你的泌乳反射迟迟不至，宝宝也许会咬乳头以示心急难耐。如果他还没准备好吃奶，你却催促他，例如你急着喂奶，准备出门，他或许也会咬你。咬乳通常还发生在喂奶快要结束时，那时宝宝不再积极地吸吮吞咽。所以只要留意他的行为，就可以防止宝宝在安抚吸吮时咬到你。某种特定的眼神、某个特定的嘴部动作，都会提示你咬乳即将发生。你可以在自己受伤前采取措施，结束哺乳。准备一些可以嚼或咬的东西给宝宝，例如他喜欢放在嘴里啃的玩具或是冷冻磨牙棒。你只要对宝宝咬乳的态度坚决并前后一致，这个问题很快就会不再出现。

密集型喂奶

宝宝会有“密集”或“连串”的吃奶阶段，他会一直想吃奶。这通常发生在傍晚和夜间，是正常的行为。有些宝宝，你可以预测到他隔几个小时要吃奶，有些宝宝则喜欢把奶集中在一起吃，三四个小时内吃5—6次奶，然后睡一大觉。这样做，他们可以吃到更多的高脂后奶。聪明的宝宝会很快找到最佳的吃奶模式——不同发育阶段的最佳模式会有所不同。宝宝也会知道一天中何时该吃得最多（这个时间也许并不总是妈妈最喜欢的）。通常是晚上的时间，你有空暇，没有让你分心的事，泌乳荷尔蒙也开始活跃，这个时候，宝宝安顿下来，开始享受天时、地利、人和的吃奶时光。

救出你的乳头

宝宝收紧牙关咬上乳头后，他可能不会主动松开。你不要试图将乳头从宝宝嘴里硬拽出来，因为那样做只会让你更加疼痛。应该用食指尽量插入宝宝牙龈间，分开他的上下腭，指尖稍稍弯曲钩住乳头，这样可以在撤出乳头时保护它不受挤压，因为如果宝宝继续咬下去，承受的会是你的指骨，而不是娇嫩的乳头。

出奶太快

有些妈妈泌乳反射强烈，宝宝吸吮时会有大量乳汁涌出，让宝宝不能轻松吃奶。宝宝嘴巴被塞得满满的，吞咽困难，往往会拒绝继续吃奶。以下几条建议可以帮助你稳定出奶量，让宝宝吸吮顺利：

* 用手挤奶一分钟左右，直至出奶高峰期过后再让宝宝吸吮。挤奶时用纸尿布接住喷出的乳汁，以免溅得到处都是。

* 喂奶过程中可以停下来几次，给宝宝拍嗝排气。如果发现宝宝为了赶上出奶速度，开始急促地大口吞咽时，更需要不时地停下来拍嗝。

* 不要让宝宝躺在怀里吃奶，而是让他成近90°角坐直了吃奶。

* 采用橄榄球式抱法，背向后倾，直至宝宝凑到乳房上方。

* 尝试宝宝叠在妈妈身上的姿势喂奶。平躺下来，让宝宝趴在你身上吃奶。因为乳汁朝上涌出时，不会涌得太快。这种方法也被称为“澳大利亚喂姿”。

* 不要拖延喂奶时间，留意宝宝饥饿的早期信号，不要等到他饿极了才喂奶。

* 每次喂奶只喂一侧，另一侧留到下次。这样可以使乳汁供给与宝宝需求趋于一致。如果交替喂不解决问题，试试每三个小时喂一侧，比如说，中午12点到下午3点喂一侧，3点到6点喂另一侧。如果宝宝刚吃完又想吃，让他吃同一侧乳房。

经过一段时间以后，宝宝会适应你充沛的乳汁供给，因为他的吞咽机制会趋于完善，食量也会增大。

罢奶

有些宝宝会突然拒绝吃母乳，就好像举着“罢工”的牌子进行“罢奶”。即使他们自己并不喜欢这种情况，他们还是拒绝吃奶。

想象一下，宝宝罢奶后，妈妈会怎么想：被拒绝的失落、不明所以的困惑，同时又担心该如何让宝宝进食。宝宝罢奶会让全家人都感到担忧。通常罢奶会延续两三天，有时甚至更长。

该怎么办呢？首先要弄清楚宝宝为什么罢奶。他什么地方疼吗？维持吃奶姿势时有什么地方使他觉得不适吗？他感冒了吗？嘴巴里有异样或疼痛吗？是不是因为和妈妈分开久了让宝宝沮丧了？哺乳方式有变化吗？你有什么变化吗(例如香水、体香剂、衣着)？你们搬家了吗？家里来客人了吗？抑或仅仅是你们太过忙碌了？宝宝吃奶瓶太多了吗？

如果你能猜出宝宝罢奶的原因，就能想出解决问题的办法。但是妈妈们往往找不到原因，即使后来成功地将宝宝诱回怀里吃奶，妈妈可能还是不知道究竟是什么原因造成宝宝罢奶的。

与罢奶者谈判

你在这次“劳工行动”中的谈判立场是：宝宝对母乳失去兴趣只是暂时的，你愿意与他一起努力，让他高兴地重新“上岗”。罢奶与断奶不同。断奶是逐渐的过程，为期几周甚至几个月，主动断奶的宝宝对断奶的状态很满意。而罢奶的宝宝，就像是毫无预警就离开岗位，他对罢奶的状态并不满意。

所以你摆出最好的合约条件，寻求办法让宝宝同意重新吃奶。用几天时间，放下手边其他的事，专注在宝宝身上，给他许多肌肤的接触，一起洗澡，一起午睡，让宝宝的脸颊靠在你裸露的胸上。正在罢奶的宝宝或许会在迷糊的时候——即将入睡或刚刚醒来时——愿意吃奶。白天尽量将宝宝带在身边，晚上和他一起睡，重新营造宝宝喜欢的吃奶氛围。大多数宝宝经过了几天的安抚，会重新开始吃母乳。

宝宝罢奶期间，你应该泵奶，以免乳房胀痛，同时也借此维持你的泌乳量。你可以用其他方式给宝宝喂母乳，例如用杯子、勺子、注射器或眼药水滴瓶。在劝诱宝宝重新回到乳房之前，不要用奶瓶喂奶，也不要使用安抚奶嘴。你要鼓励宝宝通过吸吮妈妈的乳房来满足他对吸吮的需求，而不是其他乳房替代品。

宝宝罢奶对哺乳妈妈来说，是很难受的（宝宝自己也不好受）。妈妈会感觉自己的宝宝在拒绝自己，但是宝宝显而易见的痛苦会让你明白，他是想吃母乳的，只是由于某种不知道的原因吃不下去。碰到这种情形，打电话给国际母乳会的哺乳辅导员吧，你需要与人交流，更需要有人帮你解开罢奶之谜，还需要有人鼓励你、支持你，让宝宝重新回到你的怀抱。

如果你的任何努力都不能成功地将罢奶的宝宝诱回乳房，也许宝宝就真的是想断奶了（宝宝在九个月以前很少会发生这种情况，所以，如果宝宝还小，不要过早地放弃努力。）。如果你原计划要喂更长的时间，但是宝宝却提前主动断奶，或许会让你感到失落难过。要接受哺乳期结束带给你的淡淡忧伤，也要意识到：你还是宝宝的妈妈，他的世界依然围着你转，前方还有更多精彩的旅程等着你们母子二人。

一边倒吃奶

许多宝宝会偏爱一侧乳房，也许是因为乳头的形状，也许是因为乳汁流出的速度。你不必担心这种情形，即使宝宝完全只吃一侧乳房，你的身体也会自我调整适应。宝宝很快会知到哪侧乳房更对他胃口。吃奶时，他会希望从他喜欢的那侧开始。宝宝喜欢的乳房会分泌更多的乳汁，而另一侧就会少些。这样可能会造成你的两侧乳房在某段时间里一大一小，但这是你可以接受的。下面的几条建议可以帮你让宝宝多吃不太喜欢的那侧乳房：

* 每次喂奶先从宝宝不太喜欢的那侧——通常也是较小的那侧乳房开始。同时，要更频繁地喂那侧乳房。也许你需要试着先泵出几滴乳汁，来诱使一边倒的宝宝去吃他不太喜欢的那侧乳房。

* 如果你一侧的乳房泌乳反射非常强烈，少喂那侧乳房会最终减少乳汁供给，让乳汁不会过多地涌出。

* 如果宝宝不喜欢的那侧乳房乳汁流速过慢，哺乳前，可以先用吸奶器刺激一下泌乳反射。或是从宝宝喜欢的那侧乳房开始，等到另一侧有泌乳反射再转过去。要确定宝宝先吸空他喜欢的那侧，因为那侧的乳房往往会储存更多的乳汁，因而也更容易发生乳管堵塞或受到感染。

* 有时候，耳朵有炎症或身体上的其他问题会让宝宝靠一边侧躺时很不舒服。这时，用摇篮式抱法喂宝宝吃他喜欢的那侧乳房，然后将他移向另一侧，改成橄榄球式抱法喂奶（见第二章）。

如果宝宝抗拒转向他不太喜欢的那侧，只要他能从一侧乳房获得足够的乳汁，满足他茁壮成长的需求，你也不必担心，一切顺其自然。最终，至少在你停止哺乳之后，你的两侧乳房会恢复到一样大小。

“不要奶瓶！不要！不要给我奶瓶！”

有些母乳喂养的宝宝会抗拒奶瓶。他们知道乳汁应该从什么地方出来，所以会拒绝一切其他来源。这给那些要回到工作岗位的妈妈，或者是需要外出时间超过喂奶间隙（两三小时）的妈妈，带来了挑战。我们听说有的奶奶会拒绝单独照看母乳喂养的孙子超过 90 分钟。

是的，我们知道，是我们建议你在母乳喂养的前几周里不要给宝宝喂奶瓶或使用人工奶头。我们也知道，其他顾问会建议：“从一开始就让宝宝适应奶瓶。”所以，在你进退两难之时，会责怪我们以及其他母乳喂养的“狂热分子”，发誓以后再也不采纳我们的建议了。对此，我们都能理解。

但是，你也要想到，如果你早早地给宝宝喂奶瓶，就不会胸喂直至今日了。早期喂奶瓶的危害是会让宝宝产生乳头混淆，这个问题很难解决，甚至会造成宝宝才两周大就不得不断奶。而不在最先几周内喂奶瓶，又会让宝宝日后难以接受奶瓶，但这个问题是可以解决的。此外，宝宝在你外出时，可以用杯子、勺子等器具喂奶。在宝宝能吃固体辅食后，奶奶就可以喂宝宝吃香蕉或其他食物了。

如何让母乳喂养的宝宝接受奶瓶，请参照第八章内容。

体操运动员

宝宝会爬之后，就能自己到处转了，吃奶的时候还会动个不停。他们在吃奶过程中或摇摆、或扭动、或手舞足蹈、或翘着屁股，甚至还会爬到你肩头，然后头朝下倒挂金钩地吃奶，让你叹为观止。

宝宝这些举动很可爱——但也非常恼人。乳头可不是用来做180°扭转的，妈妈的身体也不应该兼做蹦床，更别提在公共场合这样喂奶了！

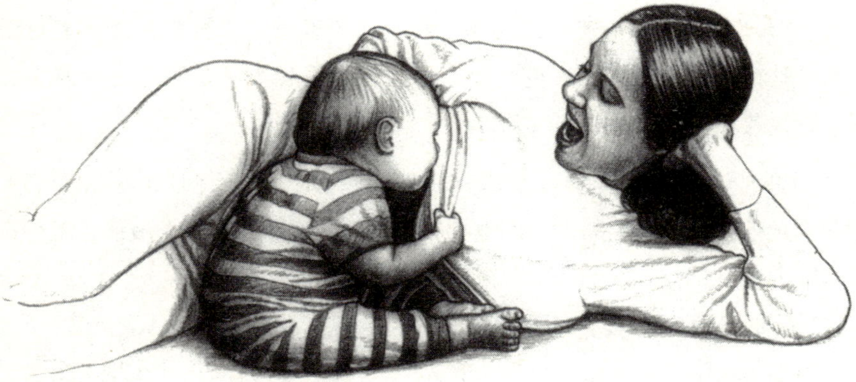

下面的方法教你如何控制小体操运动员，教他进餐礼仪：

* 喂学步幼儿时，尝试将之围起来的做法。采用摇篮式抱法，并用一只胳膊圈住他的腿，固定在你身边。

* 尝试钩住的方法。采用摇篮式抱法，将空闲的那条胳膊伸在宝宝两腿中间，抓住他的尿布，让来回扭动的小家伙上面的那条腿钩在你胳膊上。这样他会感到很安稳。

* 找个杂技动作施展不开的地方喂奶。沙发或床空间大，容易让宝宝想蹦来蹦去，而坐在狭窄的摇椅中喂奶，宝宝就很难爬上爬下或扭来扭去了。

* 提醒宝宝。采用以上方法的同时，使用一些简单的言语，提醒宝宝在吃奶时要安分。

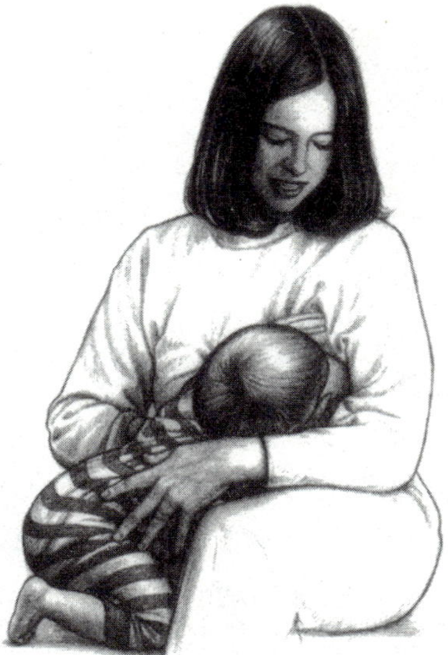

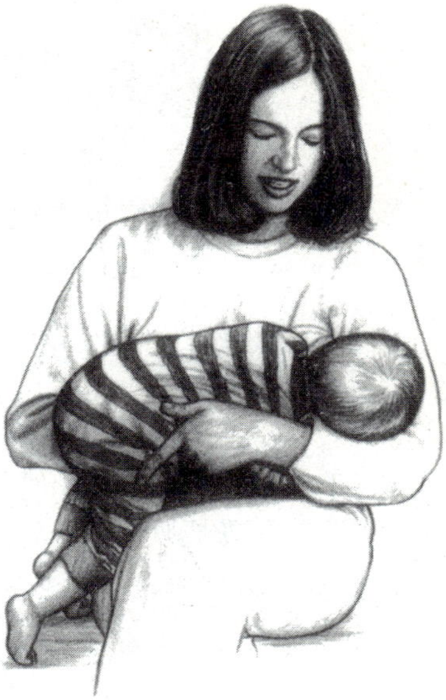

爱摆弄的宝宝

宝宝吃奶时，至少有一只手是空闲的。他能用空闲的手做很多事，比如摸索妈妈的脸、妈妈的衣服、妈妈衣服下的皮肤，以及妈妈的头发。迟早，小手也会摸到另一侧乳头，然后就开始摆弄。这样的乳头刺激会让很多妈妈难以招架，只能咬紧牙关、深呼吸，然后结束哺乳。宝宝拉扯你的嘴唇或是探究你胸口的黑痣，也会让你感到很不舒服。

解决这类问题的最佳办法就是预防。就像一位经验丰富的哺乳妈妈所说的："小手乱摸的时候就抓住它！"你可以亲吻或抚摸那只小手，但就是不能放任它自由行动。制止小手乱摸的行为需要坚决、温柔、前后一致。你不希望喂奶像打仗一样，但你确实希望小手停止乱摸，所以，要抓住小家伙的手。如果抓手行不通，就给他一个玩具或其他东西，这样一来，小家伙在吃奶时他的小手会忙于其他的事。有位妈妈甚至在不喂奶的那个乳头上贴上了创可贴。你也可以停止喂奶若干次（就像处理咬乳一样），直到宝宝了解到你不会容忍他恼人的行为。你要坚定从容地让宝宝知道你的底线。

开怀大笑是良药

一天傍晚，在育儿研讨会上，有人问我们如何才能成为快乐的父母。我们回答："幽默感。"下面是一些我们收集的母乳喂养故事摘选：

有天做爱时，我的乳头突然像洒水器一样开始喷奶，正好对着我丈夫的眼睛。

我去一间大学宿舍见朋友，在那里给宝宝喂奶。周围坐着一圈女人聊天。有一位男性朋友进来后，也加入了聊天的行列。过了好几分钟，他突然意识到我在喂奶，只见他语无伦次地说："嗯，啊，我，嗯，对不起……我，嗯，不知道，嗯……我这就离开，嗯，以免你尴尬！"显然，尴尬的那个人不是我！

有天晚上，我给3岁的杰森喂奶，小家伙一直不停地吃，我就说："杰森，妈妈数到五你就停下来。"他一听，立即松开口，说了句我听不懂的话，然后继续贪婪地吃奶，好像吃了这顿就没了下顿一样。我问他："你刚刚说了什么？"他又很快松口，这回说得很清楚："我刚刚说，让你数到二十一！"

我两岁半的儿子在吃奶前看到我的乳房，就"嗬嗬"地大声叫唤，激动的那个样子有点像中年猥琐男看裸体画册时的表现。他在吃奶时会时不时地咂嘴，说："好吃！好吃！"还想让我们家的小猫也来吃奶（小猫可没这兴趣）。

我女儿茉莉吃奶一向是"闲话少说型"：她吃够奶就会离开我的怀抱。当别的妈妈谈起她们的宝宝吃奶时会深情地凝视她们的时候，我可羡慕了，认为这种好事也许不会发生在我身上了。有天傍晚，我给快两岁的茉莉喂奶，低头看见她脸上露出我梦寐以求的表情——她凝视着我的眼睛，而且几乎是一眼不眨地盯着我看！天哪！我感到这么长时间的母乳喂养总算有成效了。就在这时，茉莉松开乳头，对我说："妈咪，我能在你的眼睛里看到电视哦！"

贝瑟尼十五个月大的时候就能说会道了。而我没有先见之明，给喂奶起个可爱的名字。每次她累了或饿了，就会看着我说："妈咪，坐下，喂奶。"有一天，我们在医院探望贝瑟尼的爷爷，贝瑟尼感到累了，越来越烦躁，想睡午觉了。在我们和爷爷道别时，进来一个护士给爷爷量血压和体温。这时贝瑟尼更急切了，她抓住我的衬衫说："喂奶，妈咪，喂奶！"（英文中"喂奶"与"护士"为同一个词。）那个护士听了，说："小姑娘简直太讨人喜欢了，她竟然知道我是护士！"我们只能笑笑，赶紧离开了。

我们去了一个农场，孩子们（和家长）可以和那里的动物一起玩耍。我女儿看见一只母猪同时在给一排小猪仔喂奶，她就想爬过去和小猪一起吃奶，还大声地说："妈咪，我吃过你的奶，牛的奶，羊的奶和米汤奶，我还没吃过猪的奶呢！"

我丈夫和我经营一个乳牛场。我们第一个孩子在他妹妹出生后不久就断奶了，而他当时也很能说会道了。因为他很喜欢和他爸爸待在牲口棚里，和奶牛在一起，所以在我给他妹妹喂奶的时候，他会告诉别人，说妹妹喝妈妈的奶，而他喝爸爸的奶。

我把五个月大的儿子放在床上，他很快睡着了。我过了几分钟也进屋准备和他一起睡，结果看见三只达尔马西亚小狗和一只小猫（都是毛绒玩具）排成一排给他"喂奶"呢。全是我五岁大儿子的杰作！

我们问一个来诊所看病的小家伙，为什么那么喜欢吃妈妈的奶。她风趣地回答："妈咪的奶不含糖、不含咖啡因！"

最美妙的事莫过于喂奶时女儿对我的轻抚了，就好像是在说："我爱你，谢谢你，一切都会好的！"

儿子二十个月大的时候，我一个非常要好的朋友带着她三个月的女儿来我家小住几天。当她坐下给女儿喂奶的时候，小宝宝恬美安静，我儿子看到了，也要吃奶。朋友感到奇怪，她从来没见过这么大的幼儿还吃奶的。儿子看见我露出乳头，立即扑上来，就像是参加吃馅饼比赛，我朋友看了以后特别惊讶。等到含上乳头后，儿子又爬到我腿上，站起来，弯着腰吃奶。朋友说："他这哪里是在吃奶呀！"正说着，儿子张开双臂，做出飞机状，嘴里还继续吃着奶。我们都乐坏了，小家伙也停下来好好笑了一阵。

二十年前，美国政府决定提倡母乳喂养。一个参议院小组委员会请教加州的一位哺乳顾问，为什么母乳喂养那么重要。委员会主席的开场白是："请告诉我们为什么母乳喂养如此重要。你看，我是吃奶粉长大的，而现在我是参议员。"哺乳顾问回答："参议员先生，如果你是母乳喂养的，或许你现在已经是总统了。"

第十三章

学步幼儿喂养与自然断奶

也许你原本只想喂六个月母乳，也许你打算喂到宝宝 1 岁，结果呢，现在宝宝十个月了，十二个月了，甚至十四个月了，对母乳的兴趣却丝毫未减。你不敢想象断奶的后果——还有什么“撒手锏”能哄他晚上按时睡觉？然而，你和宝宝的爸爸又都很想知道：还要喂多久的母乳呢？

为什么越来越多的妈妈延长哺乳期？

美国儿科医学会在 1997 年关于母乳喂养的声明中建议：母乳喂养要“持续至少十二个月，此后，如果母婴双方都乐意，可以一直进行下去”。这份声明不仅肯定了母乳喂养对婴儿第一年生长发育的重要性，也提醒父母和小儿科医护人员，母乳喂养可以持续很久，而且母婴双方都要参与断奶过程。

尽管如此，在美国、加拿大和其他西方国家，长时间的母乳喂养仍相当少见。喂养学步幼儿要面临一项挑战——你会意识到你对母乳喂养以及断奶的态度与其他很多家庭有所不同。除非和你来往的都是国际母乳会的成员，否则你可能都不知道还有什么人会像你一样给这么大的孩子喂奶。与此同时，你身边的一些人会认为你有点奇怪（或是用更糟的形容词来形容你），还毫不讳言地告诉你。

用母乳喂养 1 岁、两岁甚至 3 岁幼儿，这些妈妈可能显得与流行的育儿文化有些格格不入，但事实是，流行的育儿理念并不符合人类生长发育的需求。跳出二十一世纪初西方文化的圈子，你会发现在许多人类社会中，孩子吃母乳会一直吃到 3 岁以后。世界卫生组织（WHO）建议全世界的妈妈至少母乳喂养到孩子两岁。

两三岁的孩子依赖性仍然很强。现代心理学研究明确指出，不要急于强迫孩子独立，满足孩子这时对于依赖性的需求。和妈妈紧密关系得到保障的婴幼儿，长大后其实更独立，更容易脱离妈妈，在学校与老师同学相处更融洽，也更容易教导。

婴儿需要亲密的情感，需要对他人的依赖，延长哺乳期似乎是满足这种需求的一种自然方式。与他人相处融洽，一个人才能得到更好的发展，而这就要求相互信任以及相互体恤。孩子一两岁的时候就可以通过母乳喂养，学会这种为人之道。是的，你的孩子已经会走了，甚至已经上幼儿园了，却还是很黏人，以妈妈为中心，而你对他这种行为的接受，会让你们彼此之间建立相互信任的关系，这会让将来的家庭生活更加简单和睦。

母乳喂养的岁月

我们的办公室里挂了一个牌子，上面写着“不提倡过早给婴儿断奶”。有时非主观原因会导致婴儿 1 岁前就得断奶。但我们还是竭力主张妈妈们在思忖喂多久母乳的时候，不是以月为单位，而是以年为单位。

有的孩子会在 1 周岁前就准备好断奶了，但是这种情况很少见。如果一个婴儿一直是完全或基本母乳喂养，却突然对母乳提不起兴致，这可能是“罢奶”，而不是真正意义上的主动断奶（参见第十二章）。如果你频繁地哺乳，响应孩子的需求和暗示，而孩子也一直能从母乳中获得抚慰和营养，你很可能会延长哺乳，直到孩子能走会说。身为父母，我们自己就极其享受这种美妙的延续。延长哺乳期让我们成为更好的父母（当然，威廉作为爸爸只起了间接作用），我们的“小吃奶娃”也成为更好的孩子，飞逝的时间见证了我们的转变。

作为小儿科医护人员，我们很高兴接触那些在幼时没有过早断奶的青少年，他们的特点非常鲜明——体贴。他们关心别人，处处为他人着想，做事也能三思而行。

学步幼儿为何还要吃母乳?

如果你的孩子正在经历一个匍匐爬行——直立行走——爬上爬下的过程，你就能很好地理解他为什么还需要母乳。幼儿对在妈妈怀里吃奶的急切，以及他吃过奶后的满足说明了一切——母乳喂养让他感觉好极了。如果你的宝宝现在还小，或者你对延长哺乳期是否明智仍有怀疑，你可以考虑以下母乳喂养给学步幼儿带来的好处:

均衡的饮食 即使宝宝过了1岁，母乳仍能为他提供重要的养分。吃母乳的幼儿还会吃其他事物，但母乳会让他的膳食更全面，为他提供蛋白质、脂肪、能量，以及许多维生素和矿物质。只要宝宝还在吃母乳，你就不用担心他是否偏食。

免疫力 实际上，母乳中的免疫物质在哺乳的第二年反而会增强。所以，即使宝宝不再像六个月大时那样完全依赖母乳，他仍从母乳中获得有用的免疫物质，保护他不受腹泻、耳朵感染以及其他大大小小病症的侵袭。

生病时 幼儿生病时，妈妈会非常欣慰自己能够用喂奶的方式安抚孩子。身体不适的幼儿比起平时来，对其他的食物和饮品较排斥，但他们会吃更多的母乳。只要继续吃母乳，生病的孩子就不容易脱水。

抚慰 当幼儿感到紧张、恐惧或疲惫时，吸吮母乳仍然是他舒缓情绪的重要方式。在美国，许多1岁大的幼儿会含着奶嘴走来走去，而你的孩子却能通过喝母乳切实得到妈妈的关爱和抚慰。对他来说，这是件多么幸运的事呀!

安全感 幼儿开始探索世界。他们的探索方式是：不顾一切往前闯、尝试新事物，然后回到妈妈身边，在这个安全

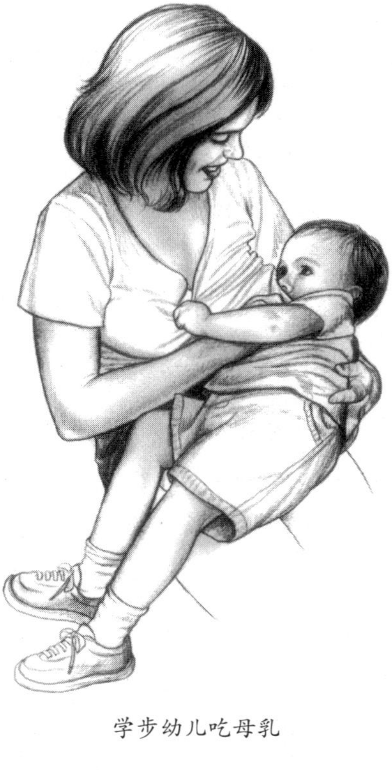

学步幼儿吃母乳

基地里确认自己对世界的认知，并获得继续冒险的勇气。当他们回到妈妈身边的时候，有什么会比喂奶更能让幼儿感受到妈妈的存在呢？

内心还是婴儿 在别人眼中，你的孩子日渐成为一个大孩子，有他自己的想法，也有他自己的作息时间。但哺乳妈妈仍然能看到孩子的内心，知道小家伙在相对独立的同时，还有许多依赖你的地方。幼儿个头虽小但需求很多，你要满足他的需求，他才能长大成人，控制自己需求。

自然断奶的年龄

人类学家称之为“文化”的东西，对育儿方式及母乳喂养的持续时间有着巨大的影响。但如果撇开文化的影响，母乳喂养该持续多久呢？

凯瑟琳·德特瓦勒博士是一位人类学家，也是一位哺乳妈妈，她在这个问题上作了广泛的研究。通过观察灵长类动物——人类在动物界的近亲——的哺乳行为，她就人类自然断奶的时机提出了有趣的见解：

* 大型哺乳动物，包括灵长类动物，通常在后代体重达到出生体重四倍的时候断奶。对人类来说，这时的婴儿在两岁半左右。
* 其他研究结果表明，大型哺乳动物会在后代体重达到成年体重的三分之一时断奶。对人类来说，这会是在四至七岁间。
* 对有些动物来说，泌乳期几乎和妊娠（怀孕）期一样长。但德特瓦勒博士指出，大猩猩和黑猩猩的泌乳期是怀孕期的六倍。将此公式用在人类身上，断奶的年龄应该是四岁半。
* 许多灵长类动物在后代长出第一颗臼齿时断奶。对人类来说，第一颗臼齿会在五岁半到六岁间长出。

当然，我们不是动物，我们拥有许多大猩猩无法拥有的哺乳、育儿及保护后代的资源。这个复杂的社会又为我们提供了便利的医疗和稳定的食品供应。但也正因如此，理解人类的基本需求有时反而变得困难起来。

断奶没有一个所谓“正确”的年龄。你要根据孩子的情况和家庭的情况作出适当决定。不要理会其他人的做法，甚至不用理会医生的建议。你做决定的时候可以参考一下德特瓦勒博士的观点。

妈妈为何要继续哺乳?

难道喂奶直至孩子 1 周岁还不够吗？事实上，喂养幼儿能带来许多好处。过去你曾认为母乳喂养主要是给予宝宝生长发育所需的养分，但现在你会将它当做为人母不可或缺的工具。以下方面体现了延长哺乳期给你带来的好处：

抚慰工具 幼儿有时会大发脾气。要知道，在学习独立适应这个世界的时候，幼儿难免会遇到磕磕碰碰、会有不顺心的事，而喂几分钟的母乳就可以平息很多幼儿日常受到的伤害和挫折。1 岁大的孩子还不能用言语来表达自己(两岁大的孩子在难过时也往往表达不清。)，这时候，妈妈会了解他们处理困难的非语言方式，喂奶能快速轻易地抚平伤痛。

放松机会 幼儿的妈妈大多数时间得跟在孩子身后，不是赶紧扶住被孩子撞得摇摇欲坠的落地灯，就是抢先制止十八个月大的孩子抓地上的狗粮吃。如果能逮住乱跑的孩子，让他吃一会儿母乳，你也能借机坐下休息。无畏无惧的小探险家兴许会在你怀里见周公去了，你也能打个盹，小睡片刻。

执行睡觉时间 你可以将喂奶作为哄宝宝睡觉的终极秘密武器。兴奋的幼儿和“累得睡不着”的幼儿通常会同意吃奶，并在你怀里放松下来，睡意悄悄袭来，幼儿安稳睡去——妈妈的怀抱又赢了！

和平相处 如果你总对孩子说“不”，或者你两岁大的孩子总对你说“不”，你会发现喂奶是“卸甲”时段，你们可以将冲突放在一边，重新建立起和平的关系。

健康优势 哺乳对乳腺癌的预防作用取决于哺乳持续的时间。有研究表明，比起生产过却从未哺乳过的妇女，哺乳 25 个月以上的妇女患乳腺癌的几率只有三分之一。另外，大多数妇女在哺乳一年后，能通过延长哺乳，享受到更长时间的自然避孕。

特别的时刻 孩子的成长让你感到时间飞逝。母乳喂养确保你在一天中有几个时段可以全身心地陪伴宝宝。如果孩子需要与兄弟姐妹分享你的关注，这种一对一的时间显得尤为重要。如果你担心自己对最小的孩子照看有所懈怠，通过喂奶这个特别的时刻，你也可以有所安心。

喂养学步幼儿的挑战

宝宝能动之后——无论是爬还是到处走或跑——直至两岁半这段时间，对父母来说是最操心最累人的。这段时间宝宝的生长和变化是巨大的，父母会觉得很难跟上宝宝的步伐。哺乳行为也随着宝宝的成长而有所改变。半岁时一天吃几次奶的宝宝，到了两岁就不会吃得那么勤了（如果他还在吃奶的话）。但有的妈妈告诉我们，在两岁左右，孩子会有那么几个月吃奶次数反而增加，之后退回到比以前还少的状态。这可能是成长的压力让幼儿有个短暂的高需求期。我们的几个孩子里，有两个就出现过这种情况。尽量不要拿一个孩子的需求和别的孩子进行比较。和其他发展中的行为一样，你的任务是引导孩子在走向成熟的同时，让他按自己的步伐一步步地成长。

幼儿学话

在宝宝快 1 岁时，你和孩子的爸爸在提到喂奶时需要注意用词，要确保他听到的是大家接受的用语。“奶子，大奶子！”在家里听着觉得可爱，可要是在超市里就会让人尴尬不已。如果你不想别人知道你还在给一个两岁大的小话匣子喂奶，那就鼓励他使用一个代称。做父母的往往会借用孩子吃奶时的牙牙学语：“妈”或者“奶”或者是“一边”（取自“另一边”）。

喂养小贴士：从某种意义上说，延长哺乳期其实是在持续一个很长的断奶过程。从宝宝开始从母乳外的来源获得养分那一刻起，断奶就开始了，一直到宝宝不再喝母乳结束。所以，当有人问起：“你什么时候给孩子断奶？”你可以诚实地回答：“哦，我们已经开始断奶了。”即使你的宝宝只是才开始吃几口香蕉而已。

依赖性

在学步期间以及上幼儿园期间，孩子逐渐学会独立，但这个过程因人而异，每个孩子都按自己的步伐成长，不能催促他们。有时，继续吃母乳让孩子看起来过分依赖妈妈。“赶紧给他断奶，”会有人批评，“这样他就不会那么黏人了，你是在惯坏他！”其实，这些建议弄错了。体贴的关注不会“惯坏”孩子。就像水果，放在冰箱深处没有被注意到的水果日子久了才会“变坏”。对于孩子，如果满足了他的需求，他的需求最终会消失。相反，如果忽略他的需求，或早或晚都会造成问题。“惯坏”指我们给孩子太多他想要但并不需要的东西。其他“惯坏”孩子的表现是：给孩子太多但给自己甚少，或者对孩子包办代替太多，而不教导他如何独立解决问题。

那么，你如何才能知道孩子是否还需要吃母乳呢？

一般来说，孩子想吃就表明他的需要能够通过吃奶得以满足，就这么简单。在之后的某个时刻，你会发现（他也会发现）还有其他途径可以满足这个需要。

只是习惯？

学步幼儿和上幼儿园的孩子往往会有固定的吃奶时间——睡前、午睡却清醒的时候——或者“抓住”妈妈哪怕坐下几分钟的机会。他们真的需要在这些时间吃奶么？还是只是已经养成了习惯？有些大一点的幼儿会因为无聊而吃奶，或者是知道吃奶可以获得妈妈的注意。你如何得知吃奶已成为孩子的习惯呢？至少在某个特定时间或特定场合的习惯？试试看在这些固定的时间里分散他的注意力，让他做些其他事——讲讲故事、睡前抚摸他的后背或去公园走走。如果他喜欢这些活动，你就知道他可以放弃在这个时间吃奶了。如果他变得烦躁不安，或者变得黏人，那他在这个时间对吃奶的需求可能比你想象的要强烈些，你可以过一个月或一个半月再尝试其他活动。

你的感受

延长哺乳期是母婴双方的事，所以你的感受也很重要。随着年龄的增长，孩子在吃母乳的过程中会了解到一个重要信息——妈妈也是有情绪的。所以孩子有时需要改变自己的行为方式，以便迎合妈妈的情绪。所以，如果你不喜欢喂养过程中宝宝的某项行为，你就要去改变它。如果幼儿想在含着乳头的同时在沙发上乱爬，你可以告诉他，这样会弄疼你，让他“吃奶时乖乖躺着”。或者，如果你不再习惯在商场这些公开场所喂奶，你也可以帮助你两岁的孩子了解私人空间和公共场合的区别。

学步幼儿的妈妈一天下来，无论身体上还是精神上，都会疲惫不堪。有时，母乳喂养带来的亲密感变得让你无法欣然接受。这个时候，你可能会讨厌喂奶——甚至连带着厌烦孩子。在这种情况下，你需要采取行动，改变现状。找些新鲜的活动来替代哺乳，至少替代部分哺乳。你也可以给喂奶设个时间限制（比如“唱完一首《ABC》歌曲的时间”），当然，你要确定孩子能理解并接受你定下的时限。你每天要给自己一些时间，可以让孩子的爸爸下班后照看一会儿，而你就出门散散步，或者好好泡个舒服的热水澡。

如果你对哺乳产生厌恶情绪，可以通过其他办法来解决问题。或许这是个开始断奶的好时机，你可以赶紧为宝宝找些可以替代吃奶的有趣活动。另一方面，你也许决定挑战难度，继续哺乳到完全断奶。不管你打算做什么，下决定的过程都会让你感到自己能够控制局面，而不是天人交战，总在继续喂奶和断奶之间纠结。

诺玛·简·班真尼著有《家有吃奶幼儿》，这本书为所有有兴趣延长哺乳期的父母提供了睿智且深刻的指导。你可以通过国际母乳会购得此书。母乳会本身也非常支持打算自然断奶的妈妈，许多小组会专门为喂养幼儿的妈妈安排讨论会。通过和其他妈妈交流喂养幼儿的经验教训，你可以解开心中的疑惑、同时处理好自己的厌恶情绪。

按妈妈的步骤断奶

我们主张自然断奶，也就是妈妈遵循宝宝给出的断奶信号来进行断奶。同时，我们也了解并不是所有妈妈都能做到自然断奶，有些妈妈并不打算长期母乳喂养。妈妈如果决定按自己的步骤来断奶，可以参照下面几条建议：

母乳替代品 如果给不到1岁的宝宝断奶，你需要用奶瓶代替胸喂，因为此时的宝宝仍有很强的吸吮需求。至于用奶瓶喂什么食物，你可以遵循医生的建议。如果宝宝超过六个月大，你可以加一些固体辅食。如果是给幼儿断奶，你可能需要以其他方式继续呵护他、陪伴他。

逐步断奶 突然完全断奶无论对宝宝还是对你自己都不好。你可能会因此涨奶、乳管堵塞，还可能会乳房感染。而宝宝也会因为突然断奶很痛苦。断奶要从最不受欢迎的喂奶时间开始，在那个时间用替代品。几天或一周后，再断另一个喂奶时间。渐渐地，你就全部用奶瓶、固体辅食或育儿活动等替代品取代母乳喂养了。宝宝最喜欢吃奶的时段，例如睡前、午睡前或一大早，你要留到最后断。千万别急着放弃这些宝贵的喂奶时间。

观察宝宝 如果断奶太过急进，你会发现宝宝会变得烦躁不安、黏人、生气、伤心，还会使性子。这个时候，你要放慢断奶的步伐，在不再喂奶的时段还要给予宝宝特别多的关注。如果宝宝感冒或者闹肚子，他可能会想多吃几次奶，直到身体康复了为止。你对断奶过程的反复要有心理准备，朝前两步后可能要后退一步。记住，你是在帮助宝宝进入人生的新阶段，而不是逼着他遵从你的意愿。

不要靠暂离宝宝来断奶 许多好心的奶奶或外婆会建议爸爸妈妈将宝宝丢给她，自己出去过个周末或者离开整整一周，这样就会成功——宝宝断奶了！断奶的同时还失去了妈妈的陪伴，对宝宝来说太难了。这种靠暂时隔离来断奶的方法会让宝宝极其痛苦。

突然断奶 在一些紧急情况下，宝宝必须立即断奶。你要了解有多长时间让你断奶，安排好用奶瓶逐步替代胸喂的过程。找一个用奶瓶喂奶经验丰富的人来帮你，因为吃母乳的宝宝通常会拒绝自己的妈妈喂奶瓶。如果你的乳房还是涨满乳汁，可以挤出一些，不要太多，觉得不涨了就行，否则会刺激你更多地泌乳。如果妈妈或爸爸在断奶期不能陪伴在宝宝身边，照看宝宝的人一定要耐心、沉着，并且同情宝宝断奶的痛苦。

断奶之路

宝宝 1 周岁的时候还每天吃六七次奶，你会很难想象他不再吃奶的日子会是怎样的。其实，渐渐地，其他活动和其他亲密感会代替哺乳及其带来的亲密感。你帮助宝宝尝试新事物的同时就为宝宝断奶铺平了道路。你们在一起讲故事、玩挠痒痒游戏、唱歌、散步还一起搭积木，这些活动可以让宝宝和你共享快乐的时光。随着吸吮需求的减弱，宝宝对其他活动的需求会增加，他的兴趣会转移到吃奶以外的活动上。你不能强迫宝宝接受新的活动，但是你可以准备好，通过观察宝宝，适时地在他需要时介绍新活动。断奶过程中你其实需要做更多的事——提议其他活动（“我们一起去公园”或者“我们来玩拼图吧”）都不如坐下来喂奶那么简单。如果你总是很累，就会情不自禁地选择容易的事来做，所以你要确保自己得到充足的休息。此外，如果能事先制定好断奶计划，并且准备好更多的替代活动供选择，就会事半功倍。

不主动，也不拒绝

这是个经过时间考验的断奶方法，许多妈妈觉得效果很好。宝宝要求吃奶，你就喂他，但你不要主动提醒他要吃奶了。你甚至避免给他任何有关“吃奶时间到了”的暗示：在宝宝醒着的时候你不要坐到摇椅上，在宝宝早晨醒来要吃奶之前你就起床，打电话时尽量长话短说，不要坐下来。

“不主动，也不拒绝”实行起来并不困难，但不会立竿见影。当宝宝心情紧张或身体不适的时候，主动给他喂奶会是最好的治疗办法。有的时候，你也可以拒绝他的吃奶要求，或是让他等一下——例如等你洗完碗或等你从外婆家回来。

艰难的断奶过程

如果你和已学步或已上幼儿园的孩子陷入母乳喂养的冲突（你希望减少哺乳，而他却不乐意），你可以先做点让步。有时，你希望孩子少吃母乳反而会让他要求更多，因为他想借此来确定妈妈还在身边，并在乎他的感受、满足他的需求。假如减轻孩子的断奶压力，你会发现过了几周后，他会自己减少吃母乳的次数。这样一来，你们双方都达到了目的，断奶过程也变得轻松愉快。

> 我的宝宝在吃奶的时候，习惯用手玩我的胸罩带子。为了帮助他断奶，我把胸罩带子剪下来，缝在了他最喜欢的泰迪小熊身上。

不吃奶就睡着

你可能一直怀疑你的孩子不吃奶就不会乖乖睡觉。喂奶哄孩子睡觉特别管用，所以喂奶往往是父母的“终极武器”。其实，你需要帮助孩子将其他令人愉快的活动和睡觉联系起来。这项工作可以在孩子还很小的时候就着手开始，可以是妈妈先给宝宝喂奶，然后让爸爸在宝宝睡觉之前抱着他走一走、拍一拍。当宝宝快1岁时，睡觉时间的流程除了用喂奶哄睡之外，还可以包括：在地毯上安静地玩一会、洗个澡、吃点零食、刷个牙、讲个故事、揉揉背，然后再喂奶哄宝宝睡觉。如果他已经非常累了，还没等到吃奶就昏昏入睡了。

怀孕期哺乳

有些妈妈会在哺乳期再次怀孕。这时候必须断奶么？一般来说是没有必要的。你可以在怀孕的时候给大一点的宝宝或学步幼儿喂奶，等小宝宝生下来后就给两个孩子同时喂奶。然而，怀孕期哺乳还是会有一定难度，所以有些妈妈决定在宝宝的弟弟或妹妹出生前帮他先断奶。

医学上的问题 很多妇产科医生会告诫怀孕期哺乳的妈妈：哺乳会刺激催产素分泌并进入血液，而这种荷尔蒙也会引起子宫的收缩。但最新的观点认为，子宫的催产素感受体要在怀孕二十四周后才会被激活。所以，只要进行小心的医学监控，大多数妈妈可以在怀孕的前半期放心哺乳。一旦你出现早产的征兆，医生会建议你不要有任何乳头刺激（也不可以有性兴奋引起的子宫收缩）。如果你过去有过怀孕后期（二十周以后）流产的经历，或者是你注意到哺乳过程中伴随着强烈的子宫收缩，最好还是停止哺乳。如果你没有什么特别情况，也没有早产的危险征兆，你可以在怀孕期一直喂奶，而不用担心肚子里宝宝的安全。关于是否在怀孕期哺乳，最明智的做法就是咨询医生，看看你的个人情况适不适合。

身体内部的变化 在怀孕的第二个三月期，孕激素的作用会盖过泌乳激素，你的乳汁会变为初乳，泌乳量也会降低。有些幼儿会告诉你乳汁味道变了或者乳汁“一点也没有了”。小家伙会很失望，有的就这样断奶了，也有幼儿会继续吃母乳，不放过任何机会，还拒绝承认妈妈的乳汁变了。如果你怀孕时吃奶的孩子还小，完全或基本依赖母乳提供养分，那么，在你泌乳量降低的时候，他会需要获得额外的养分。你可以鼓励他多吃固体辅食，或者考虑给他喂配方奶。

你的乳头在怀孕期变得很敏感，哺乳会让你觉得不舒服。挺着大肚子同时还要抱着幼儿喂奶，你会觉得比较不方便。如果他再来回扭动，就会影响到你的肚子。这个时候，你可以告诉他你的乳头疼痛，让他按照你教的方法吃奶。限制哺乳时间不失为一个好办法。当然，孩子接受时间限制需要一个过程，他会不情愿地哭闹，但只要你不急不躁，他会更容易接受一些。你还可以采用生产课上教的放松呼吸法，或者在哺乳过程中想一些其他事，都可能让哺乳过程舒服点。你可以限定幼儿真正吸吮的时间，并诱导他接受哺乳以外的安抚方式，或是讲故事，或是让他睡觉时将脸颊靠在你的胸前。

有些妈妈在怀孕期会因为哺乳而感到休息不好，甚至会开始厌恶哺乳。这仿佛是她们的身心都在将大一点的孩子推到一边，以便腾出地方给未出生的孩子。这是普遍现象，甚至那些一度决定在怀孕期将哺乳进行到底的妈妈们也会动摇。你要听从这种感受，做一些改变：或许该断奶了，或者该设定喂奶时限，或者重新考虑什么对你来说更重要。

喂两个孩子。如果你还乐于继续哺乳，避免两个孩子竞争的最好办法就是不要提前给大孩子断奶。在怀孕期哺乳时，你要考虑三个人的需求：即将出生的孩子、即将当哥哥或姐姐的孩子、还有你自己。大孩子情感上的需求让你不忍心提前给他断奶，而你又会犹豫到底要不要继续满足他的吃奶需求。这种思想斗争很正常。有些妈妈决定坚持喂奶，虽然有负面情绪，但她们还是认为母乳对孩子太重要了，不能断。不过她们会限制喂奶的时间，也会限定夜间喂奶的次数。如果你感到自己越来越力不从心（不仅是体力上和情感上，也许营养上也跟不上），那你应该寻求其他方法来满足幼儿的需求，孩子的爸爸可以帮到你。实际上，有些幼儿会在妈妈怀孕后反而更频繁地要求吃奶，各方面对妈妈需求更多。这是因为他们意识到有些事不同了。还有些幼儿会在妈妈怀孕后期就会因为母乳的变化主动断奶了。我们的女儿海登，在四岁时对母乳还有很大的需求，在玛莎怀着她妹妹的后期就曾大声宣布："妈妈，我不再喜欢喝你的奶了。我会等小宝宝生出来以后再喝，那时候奶又会好喝了。"（她真的等了，尝了以后继续喝，不过次数少多了，没多久就自己断奶了。）

大孩子会惊喜地发现小宝宝的到来也带来了新的乳汁。充沛的乳汁供应，加上多了一个小家伙和他抢妈妈的奶，大孩子往往会在这个时候突然会更频繁地想喝母乳。你对此不要感到惊慌，这种状态几天或几周就会过去，大孩子会恢复到之前吃奶的频率。在产后最初的几天里，你要确保新生儿喝到足够的初乳，等出奶后，你会有足够的乳汁喂两个孩子。

怀里抱着小小的新生儿，你会觉得大孩子一下子变得高大了，他再要求吃奶也许会让你感到厌烦，尤其当他需求更多的时候，你会想保护小的那个。孩子的想法是很自然的，是他生长过程中的一部分，可还是会让你感到意外。试着从大孩子的角度着想，他现在没准希望自己也是个新生儿呢。家里多了个孩子，总会让很多事变得复杂，你们都需要时间调整适应。记住："喂养"不仅仅只是"喂奶"，还需要"养育"，给孩子抚慰。

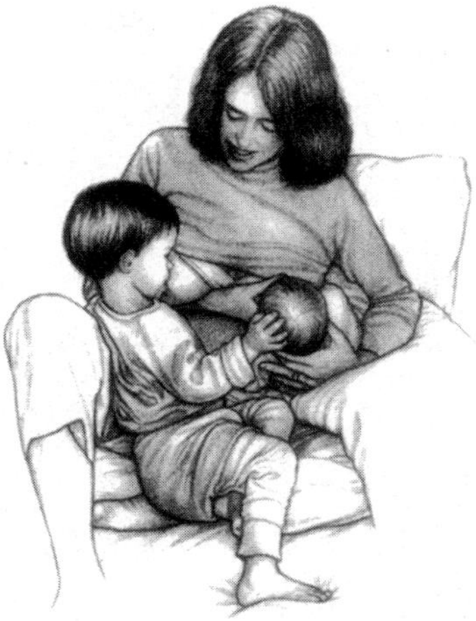

同时给不同龄孩子喂奶

夜间断奶

不拒绝孩子的任何吃奶要求是不现实的，特别是对于筋疲力尽的妈妈来说，会希望夜间能断奶。很多时候，对这样的妈妈，我们会直截了当地建议"就说不行"。听到我们这么说的时候，那些不惜一切也要母乳喂养的父母会一下子愣住，就像听到了外星语一样，随即他们会露出如释重负的表情。当你开始觉得睡觉不是休息而是喂奶工作，因此讨厌上床睡觉时，你就必须改变夜间哺乳方式了。你可以限制夜间喂奶，例如告诉孩子："我们以后只在太阳公公出来的时候和太阳公公下山的时候吃奶。"对孩子说"不"并不代表你就不是一个好妈妈。

爸爸的作用

爸爸在孩子幼儿时期的角色会更加精彩。和爸爸一起玩耍会成为孩子生活中重要的一部分，母乳也会随之变得不那么重要了。孩子大一些后，许多爸爸接管了哄孩子睡觉的工作。妈妈可能还需要睡前喂奶，但可以由爸爸给孩子洗澡、讲故事。最后，孩子可能不用喂奶就能睡着，这时爸爸的看护技巧非常关键，例如爸爸可以和孩子一起看一部慢节奏的录像，或者给孩子讲个比较长、但没那么振奋人心的故事。

成功断奶

“断奶”不是贬义词，也不是你“强加”给孩子的东西。它是一段历程，从一种母子关系转变为另一种母子关系的过程。《圣经》中希伯来语的“断奶”一词gamâl，是“成熟”的意思。未“成熟”就断奶的孩子还没有做好独立的准备，也没有充分准备好进入成长的下一个阶段。而“成熟”后断奶的孩子就能很好地顺应成长的进程。《旧约·诗篇》中有提及断奶的内容：“我的灵魂平静安稳；就像断奶的孩子在妈妈怀中。一如断了奶的孩子，是我内心的灵魂。”(Ps. 131：2）你可以感觉到这段文字描绘的那种平和与宁静。

孩子断奶是家里的大事，你可以安排一次家庭庆祝活动来纪念一下：可以是聚会、出游，或是送礼物。你要让孩子真正明白长大的意义，让他了解自己可以独立做更多的事了。

孩子成功断奶也会让你感到淡淡的伤感，你可以将伤感的部分原因归咎为体内荷尔蒙的转变，虽然循序渐进的断奶并不会对母体有什么影响。其实，真正让你伤感的是时间的流逝；你的孩子不再是婴儿，而你也慢慢变老了。你和孩子今后还要共同经历更多这样的历程。伴随着孩子成长带给你的骄傲与快乐，你也许会热泪盈眶，也许会哽咽难言。为人父母，就是这样的吧。